博学而笃志，切问而近思。

（《论语·子张》）

博晓古今，可立一家之说；
学贯中西，或成经国之才。

博学·博学·博学·博学·博学·博学

博学·社会工作系列
医务社会工作分系

顾东辉　季庆英　总主编

医务社会工作督导

MEDICAL SOCIAL
WORK SUPERVISION

范明林　张一奇　主　编
付　芳　阎玮婷　副主编

复旦大学出版社

总　　序

　　社会工作（social work）是国际社会已逾百年的利他专业，是我国 20 世纪 80 年代后期恢复重建的专门学科，也是我国 2006 年以来国家治理的重要战略。

　　社会工作以实境中个人、家庭、团体、社群和组织（尤其是弱困人群）为工作对象，由受过专训的人员协同工作对象等行动主体，基于"以人为本、助人自助、公平正义"等价值伦理，协助工作对象改变，推动外在场境优化，预防、舒缓和解决工作对象的困境，并在工作过程中助力其增能成长，最终促进社会公正。问题舒缓与协助增能的目标融合、助人自助与促境美好的方法兼顾是社会工作有别于其他专业、职业和行业的利他特性。社会工作者是社会工作的灵魂，可以称为社会健康工程师。

　　社会工作有其社会品性，即必须关注工作对象的所在场境。首先，睦邻运动（settlement movement）与慈善组织会社（charity organization society）都是社会工作的发源，前者主要促变外在场境，后者主要协助个人解困。可见，促变场境的利他实践是社会工作的起源之一。其次，社会工作要素蕴含社会品性。社会工作的工作主体即社会工作者及其机构属于与国家、市场并存共生的社会场域；工作对象及其基本需求主要源于政治、经济、社会、文化、自然等方面的恶化，社会所生需要（social caused needs），因此特别值得业界关注；工作伦理强调醒觉社会问题，注重社会关怀，彰显社会意识，促进社会幸福；工作目标最终旨在促进社会公正；工作方法，无论是临床社会工作还是宏观社会工作，都具人境共优策略。再次，社会工作理论和模式均含社会品性。如，生命模型之交互性适应，增能理论之政治层面行为，个案社会工作之心理社会模式，小组社会工作之社会目标模式，社区社会工作之社会行动模式。业界专家 F. 埃伦·内廷认为，如果社会工作者不愿从事某些与场境相关的宏观实务，那么，他干的就不是社会工作。因此，社会品性是社会工作的重要本性，也是其有别于他者的关键特性。

社会工作有其专业属性。社会工作经历了个别化慈善（individual charity）、组织化帮助（organized help）和专业化服务（professional service）等发展阶段，专业化服务已成其主流。关于专业，前人众说纷纭。弗莱克斯纳（Flexner）认为专业标准包括伴随个人责任的智慧操作，素材来自科学和学习，这些素材逐渐变得实用且轮廓分明，拥有可传授的与人沟通技术，朝向自我组织，逐渐在动机上体现利他特性。格林伍德（Greenwood）认为，专业属性体现在系统理论体系、专业权威、社区认可、伦理守则、专业文化等方面。加文和特鲁普曼（Garvin & Tropman）认为，专业品性包括知识体系、理论基础、大学训练、产生收入、对实践者的专业控制、对专业活动的内在道德或伦理控制、可测量或观察的结果。夏学銮认为，专业应该有系统化的知识体系且被正式大学认可和接受，有志以振兴伦理法典来约束从业者行为，有地方、国家或国际性的专业协会组织，有一系列与案主打交道的技能，有独特的人文情怀和人本文化作为其价值理念的根基。整合多方观点，专业至少具有伦理守则，拥有理论体系，经过规范训练，体现特殊权威，建立自我组织，得到社会认同。社会工作自1917 年被视为专业以来，上述属性无论在外域还是在我国均已得到体现，并在不同时段呈现相应形式。

社会工作有多维功能。一是于工作对象有正面功能。社会工作可以协助其疏解问题和满足需求，从而体现外显功能；可以在此过程中助人增能，从而展现内潜功能。二是于宏观系统有积极价值。从经济维度审视，社会工作因助人自助而表现为人力资本投资和家庭教育投资，因专精协助而降低社会发展成本，因践行服务而促进内需消费；从政治维度审视，因利于诉求表达、资源整合、问题疏解而促进稳定和谐；从社会维度审视，因助力重致人境平衡而利于个人恢复常态生活；从文化维度审视，因关注弱困而体现人情温暖和提升精神文明。三是于工作主体有增能效果。社会工作因工作双方动态互动而不断激发施者潜能，使社会工作者较其他工作者易获取更多社会养分，从而利于提升其综合素养，为成功、幸福和价值提供良好基础。

医务社会工作（medical social work）是社会工作在医务领域的具象呈现，起源于 16 世纪的英国。在此领域，社会工作者运用社会工作的知识与技术，为病人、家属、医务人员、相关社群提供专业服务，协助其恢复和发展社会功能。1905 年，美国麻省总医院设立医院社会服务部，是医务社会工作在国际上正式推行的标志。

医务社会工作与医疗体系紧密相关，涉及法律依据、医疗机构特性、医疗团队分工等领域。前者关乎国家福利制度和地方卫生健康政策等方面，中者包括医院的公私品性、内部架构、运行体制等方面，后者涉及医疗团队分工、社会工作部门定位等方面。

医务社会工作是社会工作一般经验的特殊表现，是融汇服务人群、问题需要、方法技术、行动场域的知行合一系统。协助工作对象应对因病而生需求（如疾病适应和医疗依从）、助力医疗系统优化管理（如环境、流程和政策改善）、促进工作对象与医疗体系的良性互动（如医患沟通）是医务社会工作的三大任务。

医务社会工作者是医务社会工作的灵魂。悟行专业伦理是医务社会工作者的工作基础之一。医务社会工作者应该认可利他哲学，认同社会工作专业价值，基于专业要求对待工作对象、社会和工作；应该接受工作伦理训练，真切体现专业使命，切实维护对象利益，客观对待同事及其当事人，热心推动职业进步，致力促进社会幸福。拥有服务能力是医务社会工作者的工作基础之二。医务社会工作者应该学习社会工作学、心理学、社会学-政治学-经济学、社会治理-公共管理-商业管理、法律-政策等方面的知识，熟悉医疗体系和医务社会工作的特定知识；应该积极提升实务能力，优化团队素养，具有管理智慧，融总设计师与总工程师角色于一体；应该不断向书本学习、向他人学习、向自己学习，注重跨域互动，走向整体融通。

教材是医务社会工作者"向书本学习"的重要载体，也是助力其获得"赞同性知识"即间接经验的核心途径。教材建设在中国社会工作"教育先行"中作出过特定贡献。社会工作在我国恢复重建以来，社会工作学界、业界的仁人志士付出了辛勤劳动，编撰翻译了若干专业教材。这些举措促进了社会工作的学科建设，助力了社会工作的整体发展，扩大了社会工作的社会认同；但是，与学界业界的紧迫需求相比，与先发地区的既有发展相比，我国的社会工作教材和教学资料依然总体短缺。其中，医务社会工作的教材、案例、手册、指南类著作尤其稀少，有本土特色且成系列的医务社会工作教材更是尚未出现。教材建设的如此状况显然与我国医务社会工作实践的既有基础和未来要求不相呼应。

出版本系列医务社会工作教材既有特殊价值，也有编撰特色。

特色之一，弥补了我国医务社会工作教材的总体不足，丰富了我国社会工作的教材系统。

特色之二，成系列、递进式介绍了医务社会工作者应该掌握的知识和能力。本系列是复旦大学出版社的社会工作系列教材医务社会工作分系，由初级、中级、高级和督导四个层级组成，有近40个主题；教材内容经编撰团队多年来若干次讨论，已覆盖了本域诸多细项，其知识和能力要求也拾级而上并呼应了不同年资医务社会工作者的成长需求。

特色之三，兼顾了专业要求与中国特色。医务社会工作虽然发源于英国，但是，基于"社会工作在场境"（social work in environment）的内涵，医务社会工作必须适应本地状况。本系列呼应"当时当地"，在初级教材之开篇介绍了我国卫生系统状况，在中级教材之前部说明了健康上海与医务社会工作，在高级教材之起首描述了新医改与医务社会工作制度建设。如此布局，有利于读者熟悉我国卫生健康体系及其最新态势，为学习相关知识和技术指引了方向。在其他版块，作者们还介绍了我国内地医务社会工作的发展，说明了中国文化与医务社会工作的关联。基于中国大地、解析专业技能因此成为本系列教材的重要特性。

特色之四，体现了案例引领的写作风格。鉴于我国医务社会工作总体还在专业化之中，学界、业界对医务社会工作的细节悟行还不十分专精，本系列教材各章多以此域案例开篇和展开，后续内容也尽量与此呼应。如此安排应该有利于读者链接理论和实践，提升知识学习的愉悦感。

特色之五，呈现了"教学研产用"的融通成果。组织一批既领悟中华文化又了解专业内涵的同道进行教材编写，显然是一种理想安排。本系列教材由居于上海、兼具理论训练和实践经验、参与医务社会工作实践-管理-教学的近40位在业专业人员撰写，不少作者还受过国际认可的社会工作学位课程训练。在写作过程中，作者们既传输外来技术，又提炼本土经验，其过程互动、动态切磋和恰当微调是本系列教材得以高质量完成的不二法门。当然，完成文稿仅是本系列教材建设的任务目标（task goals），协助作者们在写作中实现自我成长和集体增能则是本系列教材建设的过程目标（process goals）。

综上所述，本系列教材是上海医务社会工作团队对医务社会工作及其中国实践进行研究梳理的集体成果，既具有医务社会工作的一般架构，又包含中国社会文化的重要特性；是对医务社会工作的归纳，也可在未来专业行动中演绎。本系列教材的出版既会协助医务社会工作者的成长，又会推动医务社会工作部门和机构的增能，还会促进医院及卫生健康系统进一步走向人文医疗进而提升组织整体能级。

本系列教材适合医务社会工作领域的师生和从业人员、社会组织-企业社会责任部门的相关人员、卫生健康系统的行政管理干部、社会工作体系的党政管理干部以及其他有兴趣人士学习和践行。

本系列教材的作者们虽多有国际化和专业化背景，也常参与医务社会工作实践、教学、研究、管理和倡导，并在编写过程中力臻完美，但是，人非圣贤，疏漏之处难免。对此，切望读者能基于长项视角（strengths perspective）提出建设性意见，以促进我国医务社会工作乃至社会工作的高质量发展。

社会工作是文明进步的重要载体，在当代中国和未来中国的功能地位极其重要。参与社会工作建设、中国式现代化建设和人类命运共同体建设是我们的应有使命。面对远道重任，让我们自我增能，美美与共，在共建中共迎我国社会工作的美好明天。

顾东辉　季庆英

2023 年 4 月于上海

目　录

前　言   I

第一章　导论   001
  一、医务社会工作督导的内涵   002
  二、医务社会工作督导的历史   004
  三、医务社会工作督导的意义与对象   019
  四、医务社会工作督导的功能   025
  本章小结   038
  思考题   039
  推荐阅读   039

第二章　医务社会工作督导：伦理与价值   041
  一、医务社会工作督导的伦理责任和困境   042
  二、医务社会工作的伦理议题及其解决   053
  本章小结   074
  思考题   075
  推荐阅读   075

第三章　医务社会工作督导者的综合素养　077

一、合格的医务社会工作督导者的能力　078

二、医务社会工作督导者的个人成长　094

本章小结　107

思考题　108

推荐阅读　108

第四章　医务社会工作督导的理论模式　111

一、督导的理论体系和模式　113

二、中国医务社会工作的督导模式及实践策略　128

本章小结　138

思考题　139

推荐阅读　139

第五章　医务社会工作督导的对象与议题　143

一、医务社会工作的督导对象与特点　144

二、医务社会工作督导的主要议题　147

本章小结　167

思考题　168

推荐阅读　168

第六章　医务社会工作督导的方法与技术　171

一、督导工作的技巧和方法　172

二、督导技术与科学督导　197

本章小结　207

思考题　208

推荐阅读　208

第七章　医务社会工作实务过程督导　　211

一、督导的过程　　213

二、不同督导方式的特点　　220

三、医务社会工作督导运行机制　　228

四、医务社会工作实务与项目的督导　　235

本章小结　　245

思考题　　246

推荐阅读　　246

第八章　医务社会工作督导的挑战与展望　　249

一、医务社会工作督导的本土化过程　　250

二、医务社会工作督导的未来展望　　258

本章小结　　268

思考题　　269

推荐阅读　　269

后　记　　271

前　言

自党的十六届六中全会提出"建设宏大的社会工作人才队伍。造就一支结构合理、素质优良的社会工作人才队伍，是构建社会主义和谐社会的迫切需要"号召以来，党中央和国家在许多重要会议和重要文件中一再强调发展社会工作的重要性，国务院相关部委及各级地方政府也出台了众多有关促进社会工作发展的政策措施。党的二十大报告中更是明确提出，增进民生福祉，提高人民生活品质，健全社会保障体系，强调"完善社会治理体系""健全分层分类的社会救助体系""保障妇女儿童合法权益""完善残疾人社会保障制度和关爱服务体系，促进残疾人事业全面发展"，等等，为社会工作进一步发展提供了广阔的空间。二十大提出的"把保障人民健康放在优先发展的战略位置，完善人民健康促进政策""推进健康中国建设""重视心理健康和精神卫生"等战略思想，为国内医务社会工作更迅速、更健康、更完善的发展提供了强大的推动力。

医务社会工作萌芽和诞生于西方社会，早在16世纪的英国，施赈者在医院做济贫的工作；1895年，伦敦皇家医院设有免费医疗，施赈者以个案工作方法解决患者问题。1893年，美国纽约亨利街贫民区有邻居探病，提供护理救助；1894纽约研究所医院首聘社会工作者；1905年，麻省总医院在卡博医生提倡下，正式成立"医院社会服务部"，聘请专业社会工作者提供服务，催生美国现代医疗社会工作制度的诞生；1918年，芝加哥诊所设立社会工作部，全美医院社会工作人员协会成立；1951年，全美社会工作人员协会为医务社会工作下定义。在经过"医务社会个案工作""医院社会工作""健康照顾社会工作"等多个发展阶段，目前西方已经形成了在医务及相关领域为服务对象提供专业服务而产生的一套相对规范化的价值理念、服务模式、服务流程和工作方法，即医务社会工作实务模式。

中国医务社会工作萌芽和产生于1921年的北京协和医院，但在中华人民共和国成立之后的50年里医务社会工作发展有所中断。2000年，上海东方医院成为国内首家挂牌成立医务社会工作部的医院。2004年，上海市儿童医学中心成立了医务社会工作部，之后徐汇区中心医院、复旦大学附属肿瘤医院等医院的社会工作部也先后设立。2007年，卫生部人事司在有关研究报告中提出，全国所有二级以上的医院都应该设置"社会服务部"或"社会工作部"，而设置的方式则可以根据医院的实际情况（新建、合并、重组或是改造），这一举措推动了越来越多的医务社会工作部的成立。2012年，上海市卫生局颁布一项具有里程碑意义的文件——《关于推进医务社会工作人才队伍建设的实施意见》，部署"十二五"期间医务社会工作的相关工作，提出建立一支专业化、职业化的医务社会工作人才队伍，并在一些综合性医院和专科医院进行医务社会工作试点，由此推动上海医务社会工作逐渐开始向制度化、规范化的方向全面而深入地开展，并逐渐形成多种不同的医务社会工作实务模式。

截至目前，上海所有三甲医院、大部分二甲医院以及一部分社区医院均设有社会工作部门或社会工作岗位，同时，北京、广州、深圳等地都逐步开展医务社会工作服务，湖北省也自2019年开始推动医务社会工作试点。医务社会工作的开展对于医疗卫生制度的完善、救死扶伤精神的进一步弘扬、医疗人文环境的营造、病患现实问题的缓解和生活质量的改善、社会成员健康教育和健康促进的氛围倡导，等等，都具有非常重要的促进作用。

任何一个助人的领域里，助人者有效助人的经验都需要通过实践、反思等过程逐渐积累起来，社会工作者包括医务社会工作者亦是如此。在这个过程中，督导和督导制度的建立与实施是助人者有效、快捷累积专业服务经验的极其重要环节。通过督导，能够更快地促进医务社会工作者成长，能够为服务对象提供更具针对性的专业服务，能够避免对案主带来的可能的再次伤害，因此，医务社会工作督导是医务社会工作发展的重要保障。

　　本书的撰写和出版正是基于上述情境的思考，面对不断增加的医务社会工作者的人数以及新人的加入，协助相关人员更清晰地了解、掌握和运用医务社会工作督导的价值理念、理论模式、方法技巧以及督导的一般过程，是一件刻不容缓的事情。希望以本书为媒介，能够使教育界和实务领域的社会工作者更加紧密地结合起来，共同推动我国医务社会工作快速、健康发展。

第一章

导 论

本书从基础知识到理论与实践的知识，多层面论述社会工作督导发展的过程，以期给读者以感悟、启发和行动的动力。本章介绍了医务社会工作督导的基础知识，为本书后续内容的学习奠定基础。具体内容主要包括医务社会工作督导的内涵、历史、意义、对象及功能。

情景一：医务社会工作部督导张老师发现新进的4位医务社会工作者在实际工作中都遇到了相似的问题：与小儿患者沟通时感到困难，从而难以与小儿患者建立关系。根据这一情况，医务社会工作部督导张老师决定为他们定期进行小组（团体）督导。督导张老师制定了督导计划，确定了不同主题和内容的活动，以提升他们的实务能力，从而有效地解决问题。

情景二：住院患者的家属向医务社会工作者小李借钱为14床患者治病，小李感到非常为难，向医务社会工作部张老师求教。张老师分享了自己遇到类似问题时的处理方法。

情景三：医院社会工作部督导张老师反映医疗机构领导设定的工作量标准不合理，造成一线员工压力较大，影响了服务质量，督导张老师一方面就医疗机构规章制度及绩效考核标准与医疗机构领导沟通反映一线医务社会工作者的意见；另一方面，与一线医务社会工作者协商，获取一线医务社会工作者对医疗机构管理制度的理解。

一、医务社会工作督导的内涵

（一）医务社会工作督导的基本内涵

你所在的医疗机构是如何定义"督导"的？你能否回忆起某个场景：作为一名医务社会工作者，你感觉所接受的督导对你服务他人产生了直接、正向的效果吗？

"督导"一词在医务社会工作领域中有两种词性，一种是名词，一种是动词。当其作为名词出现时有两种情况，一种情况是指督导医务社会工作的主体，即从事督导医务社会工作的人；另一种情况是指督导工作本身，如"我的督导今天为我做督导"，第一个"督导"是名词的第一个含义，第二个"督导"即名词的第二个含义，指督导工作本身。当督导作为动词出现时，是指督导的工作、行为、活动、过程等。

医务社会工作督导是医务社会工作间接服务方法的一种，在专业医务社会工作领域中扮演重要的角色。督导是专业训练的一种方法，它是由医院内资深的医务社会工作者（督导者）对医院内新进工作人员或实习学生（被督导者），通过定期和持续的督导程序，传授专业服务的方法与技术，以增进其专业技巧，并确保医务社会工作服务的质量。"医务社会工作实习督导"属于医务社会工作专业教育的一个重要内容，即指让学生体验参与医务社会工作的专业实习活动，在实习过程中指导学生体验如何运用课堂上学习过的理论、工作原则，如何体现专业服务态度，如何选择有针对性的方法、技巧等。整个过程就是督导学生把在教学中知晓的专业价值观内化为指导其自身实习活动的意识，成为符合社会期待和需求的专业人才。医务社会工作特殊的专业价值理念和专业技能是区别于其他助人专业的重要标志。

从狭义上看，医务社会工作督导是督导者与被督导者之间的互动；从广义上看，医务社会工作督导不仅仅是督导者与被督导者之间的二元互动，更是一种涉及医院、同事及其服务对象多主体的互动过程。

（二）督导者与被督导者

医务社会工作督导中有两个重要的角色，即督导者与被督导者。督导者即医务社会工作督导的主体，分为医院内部督导者与医院外部督导者。医院内部督导主体为医院内部员工，通常，督导者必须受过充分的专业教育，同时还需要具有丰富的实务经验。由于我国医务社会工作起步较晚，还处于初步发展阶段，内部督导者通常由行政领导、资深护士长转岗或是医院资深的医务社会工作者担任。外部督导者是由医院聘请外部人员担任，大多数医院通常聘请高校社会工作系的教师或境外资深社会工作人士担任。

根据美国社会工作者协会的解释，社会工作督导者承担着三个重要的角色：传授临床知识与技能的教育者、直接服务的实践者和服务机构的行政管理者。澳大利亚规定，成为社会工作督导者必须具备至少两年的相关领域的实践经验和学生实习的督导经验。此外，还需完成协会规定的最低时限的课程培训、高层次的教育培训以及拿到高层级的社会工作学位。近几年，我国一些省市也出台了督导者资质认定标准，比如，深圳市相关文件规定初级督导者至少需具备 3—5 年的一线实践经验，中级督导者要求有 2 年以上初级督导经验。虽然不同国家和地区对社会工作督导者的要求不同，但是有一点是一致的，都要求督导者具备一定专业领域的教育和实践经验。

被督导者通常指接受督导的人，一般指医院里参与临床服务的医务社会工作者，也可能包括医务社会工作专业的实习生或非专业的志愿工作人员。在不同的医院，根据不同的情况，督导者对被督导者进行督导的频率、时长都会有所不同，被督导者的需求也不一样。目前，尚没有出台统一的标准。

二、医务社会工作督导的历史

社会工作专业督导有着很长的历史，但其着眼点常随着时间的推移而发生变化。这种情况其实也映射出社会工作专业在过去百年历史中角色和功能的变迁。你所在的机构中，有什么因素会影响到你的督导工作？你所从事的医务社会工作实践中，有多大程度上受到你所接受的督导工作的影响？

"督导"一词是一个"舶来品"，因此要分析我国的医务社会工作督导，就必然先从国外说起。医务社会工作督导作为医务社会工作专业实践的一部分，其发展脉络与医务社会工作的发展息息相关，而医务社会工作作为社会工作专业的一个分支，其发展也离不开社会工作[1]。从社会工作专业发展的历史进程中可以看到，我国社会工作的建构既借鉴了西方社会工作专业知识作为养分，又因社会文化的差异而有不同的社会工作专业发展路径。因此，我们先回顾西方医务社会工作专业发展背景下社会工作督导的发展历程，之后再介绍中国医务社会工作督导的发展状况。

（一）西方社会工作督导实践的演变

20 世纪 20 年代以前，美国社会工作界并没有讨论社会工作督导的文献。督导一词最初是指对项目和机构的督导，而不是对项目内社会工作者的督导。第一次将督导作为书名的作者是杰弗里（Jeffrey）与布拉克特（Brackett），他们在 1904 年出版的《慈善中

---

[1] 童敏：《社会工作督导基础知识》，中国社会出版社 2019 年版。

的督导和教育》一书中指出，督导是由公共委员会对福利机构和组织所进行的督导。到了1929年，在米尔福德（Milford）会议的报告中则提到督导的作用。此后不断有作者在这个领域的发表相关文献，比如维吉尼亚·罗滨逊（Virginia Robinson）的《社会工作督导》，伯莎·雷诺（Bertha Reynold）的《社会工作实践中的学与教》，夏洛特·托尔（Charlotte Towle）的《人的一般需求》与《专业教育入门》等。自20世纪70年代以来，关于社会工作教育与督导的书籍数量有了显著的增加。借助上述文献的梳理，可以简要呈现西方社会工作督导的发展历史[①]。

1. 从行政管理起家的社会工作督导（1878—1910年）

西方社会工作督导起源19世纪后期的慈善组织会社运动（Charity Organization Society, COS），社会工作督导的行政、教育及支持的三大功能皆溯源于此。不过，学者对当时社会工作者督导功能是如何衍生的争议较多。据卡斯罗与怀特曼（Kaslow & Whiteman）的观察，在早期的慈善组织会社时期，因COS员工多为咨询而非督导，使得行政督导的科层关系难以建立，那时并没有教育或行政督导。直到20世纪初期COS雇佣中产阶级或劳动阶层担任访问员开始，由于机构需要维持稳定的专职访问员所组成的人力资源并由此监控志愿者，督导者才成为服务机构的高层管理人员，以确保行政责信。之后，一些访问员因不知如何提供服务以及人员流动率较高等，实施职前与在职训练的教育督导开始产生[②]。

然而，资深员工的主要职责是行政督导，比如方案规划、分派工作给志愿者、评估服务输送的结果。尽管对遭受挫折的访问员提供情绪支持，但是早期社会工作专业的督导模式还是行政管理督导，并且此模式一直贯穿整个20世纪。

2. 社会工作督导脉络向教育功能的转变（1911—1945年）

1898年，纽约慈善组织会社为27名学生提供一个为期6周的

① 徐明心、何会成：《社会工作督导脉络与概念》，香港基督教服务处2003年版。
② Kaslow, F. Whiteman, *Supervision, Consultation, and Staff Training in the Helping Professions*, San Francisco: Jossey-Bass Publishers, 1977, p.24.

暑期训练计划，开启了正规的社会工作者教育。1904 年，纽约慈善学院（即哥伦比亚大学社会工作学院的前身）成立，提供了包含实习的一年训练。此后其他州也有越来越多的大学正式讲授社会工作教育的课程。至 1910 年，美国共成立了 5 所社会工作学校，承担着为社会工作专业培养督导者的主要任务[①]。

同时，1911 年，在玛丽·埃伦·里士满（Mary Ellen Richmond）的领导下，首个实习督导的训练课程在罗素·塞奇基金会下的慈善组织部开设。20 世纪 20 年代，社会工作训练由机构转移至大学，实习督导成为正规教育课程，学生的个别督导则成为日后督导普遍采用的形式[②]。

不过，20 世纪 20 年代以前，没有相关的社会工作者督导文献，仅仅是实习督导成为社会工作者教育的一部分。1936 年，弗吉尼娅·罗宾逊（Virginia Robinson）出版了《社会工作督导》一书，成为第一本有关社会工作者督导的专著。之后，在很长一段时间中，学生督导与员工督导被视为相同的概念。直至 20 世纪 80 年代，学者才开始认识到两者在理念、方法与实务上的差异，这些分野包括目的与使命、活动、时序观念、着眼点、激励行为及监察方法等。比如，学生督导是纯粹的教育过程，学生从中学会理论与实践的结合，并为将来工作做好准备[③]；而员工督导则包含行政问责的部分，员工通过督导向机构与案主负责。

3. 实务理论与方法的影响（1936—1950 年）

从 20 世纪 30 年代开始，受精神分析理论的影响，督导过程被视为由督导者为员工进行的治疗历程。依照精神分析的概念，社会工作者深信自己对案主的思想、感情及行为会产生潜意识的影响。相应地，督导被视作督导者为社会工作者提供精神分析的

---

① A. Kadushin, D. Harkness, *Supervision in Social Work (4th ed)*, New York: Columbia University Press, 2002.

② C.E. Munson, *Handbook of Clinical Social Work Supervision (3rd ed)*, New York: The Haworth Press, 2002.

③ M. Bogo, "The Student Field Instructor Relationship: The Critical Factor in Field Education", *The Clinical Supervisor*, 1993, 11(2).

过程，以此提升社会工作者的自觉，这也是督导的个人化与情绪支持的原因。直到 20 世纪 50 年代，个案工作对督导的形式及结构仍有巨大的影响，部分督导者甚至将督导看作一线社会工作者实务的平行过程[①]。

其中，"督导者—员工"的双向关系、督导过程内容的保密等原则影响至今。不过，这种特殊的督导方法引起了很多社会工作者的反感，如"个案工作者是案主"的做法就侵犯了社会工作者的隐私。其实，个案工作的介入与个人督导是不同的，前者的主要目的是提升案主的个人成长、能力建设及社会功能，社会工作者为达成这些目的应进行社会心理诊断；后者的主要目的是促进专业成长、促使员工获得稳定的专业身份认同等，为此，督导必须进行教育评估，引领员工发展。

4. 无休止的督导与专业自主的争论（1956—1970 年）

早期的社会工作督导是管理志愿者的一种方法，之后发展演变为在大学成立正规的社会工作训练课程，其中包括实习督导。其后再引进精神分析概念，把督导转化为一个治疗过程和一线社会工作者的终身学习过程。直到 20 世纪 50 年代，有人开始怀疑"持续冗长的社会工作督导对于受过专业训练的社会工作者的价值和必要性"之时，则开始了专业自主权（如"独立执业"与迈向实务自主运动）与无休止的督导（如"持续学习"与情绪支持）的争论。由此，督导的治疗色彩日渐消退。之后，1956 年美国社会工作者协会成立，社会工作者迈向成熟的专业阶段。数年的专业实践之后，部分社会工作者认为应摆脱无休止的督导，并且应具有一定的专业自主性及持续学习[②]。

5. 重返行政问责的年代（1980 年至今）

20 世纪 80 年代，管理主义与专业主义兴起，服务机构必须向政府、捐赠者、公众及案主保证善用资源，以达至"成本效益"的

---

① L.N. Austin, "Basic Principles of Supervision", *Social Case-work*, 1952, 33(12).
② L.N. Austin, *Supervision in Social Work: Social Work Year Book*, New York: National Association of Social Workers, 1957.

指标。而资源分配与资助金额的多少也取决于服务的成效及效率。相应地，服务品质也由资助者（如第三方专业机构）与案主评定。这样，政府和机构十分重视成本、效益和问责，机构的督导者甚至整个专业重拾了督导的行政功能，强调工作绩效、任务导向、标准化、文书化及成本概念，以此提高服务机构的品质与生产力。这样，社会工作者与案主之间则变成了一种处理行政事务的关系而非生命改变的关系。之后，督导对教育功能与行政功能的重视逐渐有糅合的趋势[1]。

总之，西方社会工作督导是随着慈善事业的产生而形成，并随着社会工作实践和社会工作教育的发展而变化，也随着社会学和心理学等理论的发展而走向专业化。可见，西方社会工作实践的环境与社会工作专业化的过程形塑了社会工作督导的历史。

6. 结合医务社会工作的起源

医务社会工作服务的雏形可以追溯到更早时期。在16世纪的英国，施赈者在医院进行济贫工作。1895年，伦敦皇家医院设有免费医疗，施赈者以个案工作的方法解决患者问题。

医务社会工作是在社会工作发展过程中逐步独立出来的一个分支，是专门为协助医护人员解决与患者相关的社会、经济、家庭、心理问题的新兴职业，并且在协调医患关系上有着不可或缺的作用。其起源于18世纪到19世纪的英国和美国。1905年，美国麻省总医院正式推行医务社会工作，并成立了社会服务部。20世纪20年代，美国开始了医务社会工作的专业培训，这一时期的社会工作还局限在医院内部，直到20世纪40年代，医务社会工作走向医院外部，走进了社区，服务对象的覆盖面更广。20世纪70年代，随着世界卫生组织对健康概念的深化，医务社会工作的服务内涵扩大到了健康保健的范畴，覆盖了健康指导的领域。经过近一个世纪的发展，很多发达国家的医务社会工作已经形成了一套成熟的运行体系，比如，医务社会工作者已经遍布美国的医院、社区，为促进居民健康发展、协调改善医患关系发挥了重要作用，成为社会健康体系不可或缺的一部分。医务社会工作督导的发展也在上述纵

---

[1] Tsuims Cheungfch, "Gone with the Wind: The Impact of Managerialism on Human Services", *The British Journal of Social Work*, 2004, 34.

向时间的序列上进行着横向职能的演变。

（二）当今西方医务社会工作督导发展的议题与挑战

进入 21 世纪之后，新管理主义对公共服务行业的影响依然十分明显，行政功能与教育功能之间的平衡仍旧是督导工作的讨论焦点。但业内已经达成了普遍共识，认为虽然独到的行政管理旨在监督服务品质和维护社会工作者的工作状态以避免工作压力过度方面发挥了重要作用，然而在督导的过程中还需要注重一线社会工作者的情绪和教育需求，尤其需要关注新入职的社会工作者和开展高风险临床服务的社会工作者在这两方面的需求。越来越多的服务机构（包括医疗机构）和社会工作者倾向采用合作互补的督导方式，如让外部督导与内部督导进行搭配；或者将正式督导和非正式督导结合起来，相互支持；或者采用个人督导和团队督导等不同督导方式。

20 世纪 90 年代之后经济全球化的发展，来自不同文化的社会工作者、服务对象、督导者间的接触成为越来越常见的现象。

不同国籍、种族和文化间的交流变得越来越频繁，这促使西方医务社会工作专业实践和督导出现新的议题。近十年来，西方社会工作学界对专业实践中多元文化议题的关注呈现出持续增长的趋势，作为对专业实践的回应，多元文化议题也成为社会工作督导领域无法回避的内容。西方学者对社会工作督导中多元文化探索涉及种族、性别、宗教、学习国际经验等多个不同方面，主要讨论了如何提升督导中的文化意识和文化敏感性以及督导者对文化问题的关注对督导实践产生的影响等，这也提醒督导者在面对不同文化背景下的督导对象时，需要关注文化的差异性[1]。

（三）中国医务社会工作督导的发展与挑战

中国医务社会工作督导的发展与挑战，可以结合中国社会工作督导的发展来加以讨论。

1. 国内社会工作督导的发展

像西方社会工作督导的发展一样，中国社会工作督导的发展同

---

[1] 童敏：《社会工作督导基础知识》，中国社会出版社 2019 年版。

样深深扎根于中国社会工作的专业发展中。不同的是，中国社会工作督导的发展因为受制于 20 世纪 50—80 年代专业发展的停滞出现了空白，改革开放之后，特别是 2006 年中共中央召开十六届六中全会，作出了建设宏大的社会工作人才队伍的战略部署，中国社会工作督导才逐渐走向前台，成为中国社会工作专业发展中的重要组成部分。

由于中国社会工作教育的发展历史较短，社会工作专业实务的发展处于起步阶段，所以，中国社会工作督导的研究文献十分稀少。检索中国期刊网数据，以"社会工作督导"为主题的文章最早出现在 1998 年 9 月的《中国社会工作》，邹学银翻译了徐明心关于社会工作督导历史的文章①。最初社会工作督导研究内容关注的是社会工作教育中的实习督导制度建设②。直至 2010 年，随着社会工作的发展，社会工作督导的研究有所增长，督导研究内容增加了运作状况、功能分析等方面的实践研究。2011 年，以社会工作督导为主题的专著开始出现。2012 年，中共中央组织部、民政部等 19 部委联合发布的《社会工作专业人才队伍中长期规划（2011—2020）》提出，到 2020 年，我国计划培养 8 万名专业督导人才。随后，广东、福建、四川、安徽、浙江、北京、上海等地先后开展了督导培育工作，一些地方（如广州、深圳等）还发布了关于社会工作督导人才资质认定以及薪酬体系等的相关制度。

2. 国内医务社会工作的发展

与社会工作督导的发展相似，我国医务社会工作制度诞生于 1921 年，各地医院纷纷建立社会服务部，开始了国内医务社会工作的萌芽和初步发展。1950—1978 年，由于政府囊括了所有的社会福利制度，此项工作销声匿迹。2000 年，上海东方医院成立了

---

① 徐明心、邹学银：《社会工作督导的渊源：历史检示》，《中国社会工作》1998 年第 5 期。

② 樊富珉：《社会工作教育中的督导制度与实施》，《1999 年社会工作教育专刊——中国社会工作教育协会第二届年会暨"面向 21 世纪的中国社会工作教育"学术研讨会论文集》1999 年第 6 期。

新中国首个医务社会服务部，此后全国各地医院纷纷跟进，形成了各地医务社会工作的"星星之火"。2009年4月6日，新医疗改革意见中正式提出了要在全国开展医务社会工作。2012年，卫生部公布的《全国医疗卫生系统"三好一满意"活动2012年工作方案》提出，探索建立医务社会工作者制度，深入开展"志愿服务在医院"活动，逐步完善志愿服务的管理制度和工作机制，积极探索适合中国国情的社会工作者和志愿服务新形式、新内容、新模式，促进医患关系和谐。2015年1月，国家卫计委公布的《进一步改善医疗服务行动计划》指出："加强医院社工和志愿者队伍专业化建设，逐步完善社工和志愿者服务。"随着国家卫生和计划生育委员会发布《进一步改善医疗服务行动计划（2018—2020年）》，明确指出要建立医务社会工作和志愿者制度，医疗机构设立医务社会工作岗位，有条件的三级医院可以设立医务社会工作部门，配备专职医务社会工作者，协助开展医患沟通，提供患者支持服务。这些政策制度引起了众多省市的各级医院和医疗机构对医务社会工作和志愿者服务的重视，为医务社会工作制度建构提供了保障。

我国医务社会工作的发展路径是自上而下推动的，政府通过顶层设计，促进医务社会工作发展和志愿服务的规范化建设。与此同时，还在社会层面加强了医务社会工作和志愿服务的宣传力度，通过发展高校力量、志愿者团体，提高医务社会工作的影响力，让更多的人了解医务社会工作的重要性。

3. 对国内社会工作督导实践的反思

我国社会工作督导在21世纪初刚起步，在广州、深圳、上海、北京等地已开展了一些前瞻性的社会工作督导实践。社会工作督导作为间接"使能"过程，在很大程度上决定着社会服务品质、社会工作专业发展及工作的满意度。根据中国深圳等地的社会工作督导历史经验，应对中国本土的社会工作督导实践进行批判性反思。

第一，中国社会工作督导模式在价值建立上应是一个多元的价值体系，由价值的地位、多元价值体系构成（如由专业价值、机构

在推进社会工作督导的过程中，强调批判性反思，目的在于更进一步确保社会工作的专业服务质量，提升人才队伍建设水平，创新社会工作督导过程中的知识产生，恰当地处理服务的价值与伦理冲突问题等。

价值、含有中国社会文化元素的价值和个人价值等组成了多元价值体系）。同时，由于督导者的价值观对社会工作者的为人处世、专业发展以及个人成长都是非常重要的，因此价值在社会工作督导的过程中处于基石和灵魂的位置。从这个角度看，中国社会工作督导的价值既是专业的、机构的，也是文化的、个人的，并随着专业的发展和时代的变迁而发展变化。

第二，中国社会工作的督导目标、督导方式、督导角色和权威、督导关系应是一个多元的动态的体系。比如，"多元性"的督导内容主要体现为专业性、行政性、支持性、文化性、学习性以及个体脉络性的内容；"动态发展性"指督导的内容由开始的"经验性和行政性的内容"发展成为"专业性的督导内容"，而专业性的督导内容也是由开始"注重技巧"发展到后来的强调理论价值基础等。不过，中国社会工作督导内容的多元性应比上述论述更加丰富，除去专业、行政和情绪支持之外，还应增加如何学习的元素，以及更为重要的具有特色的中国文化元素。比如，做人、做事与一些"特有的文化现象"的解读，如人际关系、餐桌文化等。这种多元性还应增加学习性和个体脉络性等方面的督导内容，特别要加强专业价值、专业理论、社会政策分析以及针对服务对象、服务质量等内容的督导。又如，从中国多元督导方式体系看，中国社会工作督导的方式也是一个多元的体系，其多元性包括专业性的督导方式和本土性的督导方式。然而，督导者如何将社会工作督导的国际经验和当地特有的文化制度相结合，保持"文化敏锐"视角，是一个很大的挑战。同时，根据深圳、上海等地社会工作督导的历史演进可以发现，所谓的"文化敏锐"视角，就如同社会工作者与案主"共舞"的过程，其实也是督导者与社会工作者"共舞"的协同发展历程。

第三，中国社会工作督导是一个多元、多重的脉络体系[①]。其中有

---

① 张洪英：《中国社会工作实习督导模式的发展——以山东济南为例》，山东人民出版社 2012 年版。

"多元"的物理场域、文化和知识体系脉络，同时包含个体、机构、社会大环境、国家政策制度、国际专业话语等"多重"脉络。个体脉络包括督导社会工作的教师、机构督导者以及社会工作者的个体脉络；机构脉络指社会工作机构脉络；社会大环境的脉络包括专业社会工作的发展程度、社会对社会工作专业的认同程度、专业的发展空间、就业环境、政治体制环境等；国家政策脉络主要指国家的重视和支持，如职业资格证、督导资格认证、国家人才培养的投资方向等政策和制度元素；国际脉络主要指国际专业话语对中国社会工作督导产生的重大影响，其影响的途径包括直接和间接两种。直接途径是海外专业人士进入中国"直接"影响督导，以及学校督导教师和机构督导者通过各种途径直接到境外和海外接受专业教育或者参观考察、交流学习国外专业性的知识和实务经验；间接途径包括在中国情境中学习国外专业性的知识，借鉴国外专业性的标准以及利用远程教学对中国的实习督导者和社会工作者进行督导。

　　总之，中国社会工作督导是以多元的督导价值作为基石和灵魂，通过多元的督导方式、内容和动态的过程，经督导者多元的角色承担和关系建构，最终达致多元的督导目标。

（四）中国医务社会工作督导的挑战

　　医务社会工作督导面临的挑战与目前我国医务社会工作面临的挑战息息相关。医务社会工作发展虽有一定的机遇，但医务社会工作者如何与医护人员高效配合、融入多学科诊疗团队，如何在较短的住院期间和患者高流动率的情况下开展服务，如何坚守社会工作伦理和专业价值观等，都是面临的现实困境。

　　1. 专业角色困境

　　医务社会工作者的角色困境主要是角色认同和角色期待的两难困境。如今，很多医务人员单纯地将医务社会工作者看成是志愿者或者是提供经济救助的慈善者，医院也将医务社会工作者直接划归为行政人员，医务社会工作者行政事务繁多、行政角色扩大等问题影响到临床服务的质量。医务社会工作者最该承担的是情绪舒缓者、政策链接者、资金帮扶者、心理支撑者等角色，其专业角色未受到充分正视和肯定。

2. 伦理困境

能否恰当处理实务中的伦理困境，影响着医务社会工作者能否顺利融入医疗服务体系。医疗机构分为医疗体系与行政体系，前者是以医师为主体的治疗权威体系，后者是行政管理的权威体系，两者相互调和、交互作用。医务社会工作者既要开展临床服务，又要协调和倡导相关工作，在实务过程中必然面临与两大权威体系的融合和冲突。在现实环境下，医务社会工作者一旦进入医院，就成为医疗团队的一分子，代表医院的形象，也应维护医院的利益，但依据社会工作专业价值观，患者的利益必须放在首位，此时医务社会工作者会陷入伦理两难困境。

伦理困境还包括督导者为被督导者或案主提供服务时因两重关系或多重关系的产生而带来的困境和挑战。如何处理因专业关系带来的伦理困境，非常考验医务社会工作督导者的专业素养和实践智慧。

3. 绩效困境

在绩效考核方面，专业化程度高、多元绩效分配为导向的医疗环境使得医疗机构在管理过程中关注和审视各专业人员的贡献度，而医务社会工作者的专业服务不似其他技术型学科，不能单纯地以解决问题或发展技术为目的。医务社会工作服务成效有许多是难以量化的，医务社会工作者带来的效益可能在短时间内不易"被看见"。

总之，虽然近几年来我国医务社会工作督导的发展逐渐受到重视，但是相较于西方来说，还处于起步阶段，不论是从本土化督导者的实践经验，还是有关本土医务社会工作督导的研究和理论模式探索方面，都有待突破和提升。尤其是在专业服务机构的数量和一线社会工作者人数不断增加的情况下，有关中国本土医务社会工作督导的知识体系、制度体系和资质认定等方面都需要进一步的开拓和完善，都需要依赖社会工作学界和实务界的共同探索。

（五）中国医务社会工作实习督导的困境及模式创新

正如上述提到的，医务社会工作督导很大一部分是督导学生实习，这是医务社会工作专业教育的一个重要内容，即让学生体验参与医务社会工作的专业实习活动，在实习过程中指导学生体验如何运用课堂上学习过的理论、工作原则，如何体现专业服务态度，如何选择针对性的方法、技巧等。当前，医务社会工作实习督导存在一些困境，有学者针对这些困境提出了模式创新的办法。

1. 医务社会工作实习督导的困境

（1）学生角色定位不清

在角色理论中，"角色不清楚"是指角色的扮演者对于某一角色的行为标准不清楚，不知道这一角色应该做什么、不应该做什么和怎样去做。由于行动角色的形成和扮演是在互动过程中完成的，如果没有另外一方参与互动，角色本身就失去了依存的条件，就无法实施实际的角色行为[①]。在任何环境中，社会角色都需要互动才能够完成，其依据社会规范对于角色者的一种期待；作为医务社会工作者也一样，他们会被社会人群认为是帮助医疗领域内解决任何医疗、心理、社会等相关问题的角色。

医务社会工作方向学生的实习一般安排在医院进行，这些医院的医护人员、患者及其家属都会是其服务对象，但是，目前我国除了上海的三甲、二甲以及部分基层医院，北京协和医院、广州部分医院等单位设置了专门的医务社会工作部以外，全国大部分的三甲、二甲以及基层医院都没有专门的社会工作服务部，因此，绝大部分医务社会工作方向的学生实习被安排在医院内的不同科室。由于医护人员对医务社会工作专业缺乏充分的认知，所以，各科室对该专业学生实习缺乏足够的重视，不能合理安排学生与其专业有关的实践，使得这一专业学生角色定位不清，在具体实习过程中显得无所适从。具体而言，医务社会工作专业学生在实习中不知道自己真正的角色是什么，既不是医务社会工作者，也不是医院的一般工作者，又不是勤杂人员，因而即便是在医院看到需要帮助的患者，没有医院授予其明确的助人身份，也不便于直接介入具体服务中。由于社会及医护人员对医务社会工作认知程度低，缺乏应有的重视，进而导致医务社会工作专业学生在实习过程中存在角色混乱不清的问题，严重阻碍了医务社会工作专业学生专业实践能力的培养。

---

① 郑杭生：《社会学概论新修》，中国人民出版社 2008 年版。

（2）学校督导实践指导能力不足

卢曼的系统功能主义认为，社会分化为不同的功能领域，权力是政治领域的沟通媒介，真理是科学的沟通媒介，不同的功能领域有不同的沟通媒介[①]。同样，在学生实习过程中，实践技能成了督导中的沟通媒介。

长期以来，我国高校对实践教学中实习督导工作重视不够，实习督导老师一般多选择高校专业老师，但是由于其一直忙于教学工作，专业实践相对缺乏经验。同时，我国高校很少外派督导老师到发达国家或地区学习先进的教学督导经验，也较少举办关于实习督导类的学术交流会议。总体而言，学校实习督导老师的实践指导能力普遍不足，指导素质有待提高。虽然督导老师会在实习开始之前，向学生详细介绍一些关于医院或者保健机构的情况、各实习科室的工作任务、实习计划和实习要求等内容，但当学生进入医院实习后，会不可避免地受到医院内不同科室具体工作任务及要求的影响，打乱原有的实习计划。当实习学生在实习期间面临诸多具体问题时，尽管实习督导老师会分阶段地通过面对面谈话、邮件、电话的方式与学生们沟通，但由于其缺乏过硬的督导实践技能和指导素养，对实习学生的此类问题也常常感到力不从心，无法完满解决，因而必然影响医务社会工作专业学生的实习效果。

（3）机构督导专业素质欠缺

一部分医院（机构）督导原本对医务社会工作认知较少，加之缺乏兴趣，进而对实习学生缺乏指导性的专业素养。机构督导是医院或者健康领域方面负责指导学生实习的负责人，其职责更多的是行政性工作或医务性工作。在机构督导看来，医务社会工作是一个缺乏技术性的工作，医务社会工作专业学生在医院很难发挥其应有的作用。因此，机构督导对医务社会工作专业学生的工作分派、工作指导、工作检查、工作协调以及工作评估等不太重视，难以体

---

① 乔纳森·特纳：《社会学理论的结构》（上），邱泽奇译，华夏出版社2001年版。

现医务社会工作的专业要求，无法实现医务社会工作专业实习的目标。

例如，当面对医院内常见的医患纠纷时，这原本可以是医务社会工作专业学生锻炼的好机会，但由于医院督导对医务社会工作专业缺乏认知或对此专业不重视，对医务社会工作专业学生的专业能力不太信任，故很难将参与处理医患纠纷的机会给予实习学生。可见，机构督导虽然具有丰富的医务实践经验，但由于其对医务社会工作服务专业知识和素养的缺乏，在督导过程中，对于医务社会工作专业学生所遇到的专业性、理论性较强的问题不能给予较全面的指导，因而影响了实习学生专业理论在实践中的灵活运用，进而妨碍医务社会工作专业学生专业实践能力的提升。

2. 医务社会工作实习督导模式的构建

（1）培养学生的优势视角

优势视角着重于挖掘案主自身的优点，帮助案主认识其优势，从而解决案主外在或潜在的问题。相信人们天生具有一种能力，即通过利用他们自身的自然资源来改变自身的能力，是优势视角的核心理念。医务社会工作实习生如果具备这样的优势视角，一方面可以发现和发挥自己的优势和内在潜能，调动其实习的主观积极性，运用自己的优势和内在潜能解决实习中的困难；另一方面还能让实习生与患者及其家属达到一种"感同身受"的情境，以此视角更好地引导服务对象，使其发现自身优势，发挥自身内在潜能，运用内外环境的各种资源，在获得各种机会资源的支持下克服遇到的困难，从而提高服务对象对医务社会工作的满意度。

（2）与学校督导建立沟通式督导模式

在沟通式督导模式中，学校的督导老师和实习的学生都是独立的个人。专业实习是在学校督导老师指导下，实习学生与督导老师进行沟通，具体分析问题、解决问题的过程。在实习督导的过程中，负责督导的老师会在督导工作初期与实习学生分享实习的督导理念：一是实习学生是真正与服务对象直接接触的，其感觉会更加真实，而非督导老师与服务对象直接接触；二是实习要求实习学生国内也有一些学校在这方面已经具有成功合作的经验，尤其是学校和医院在沟通式督导方面建立起了一系列制度，包括联席会议制度、实习手册制度、评价制度、督导分享制度等。

全身心的投入，而不仅仅是拿专业理论来生搬硬套；三是实习学生必须要相信自己，敢于在合理考虑范围内不断尝试自己的想法和预期计划；四是当专业价值观和所采用的工作方法出现冲突时，要有责任相互对话，协助两个方面处理所出现的矛盾。在实习督导过程中，督导老师应该力求以"再学习和再创造"的态度与学生进行对话和交流，这种对话方式主要体现在实习学生的实习日志和过程记录中。实习日志和过程记录是实习学生吸收和掌握材料的独特方式和有效窗口，是督导老师了解和掌握每一位实习学生的学习风格和学习需要的工具，也是督导老师在实习中进行有针对性督导的重要依据[1]。

医务社会工作实习过程中，实习学生所面对的服务对象不仅仅是患者及其家属，还有医护人员。因此，实习学生需要通过恰当的方式及时地与学校督导老师进行沟通，实现信息的共同分享与处理，突破各自固有的传统见解，拓宽视野，共同讨论与探索，以便促进医务社会工作专业学生制定科学的阶段性目标，有效推进专业实习进程。此外，学校督导老师应重新对自己的角色和沟通方法进行认识和定位，提升自我专业价值认知能力，通过与实习学生的沟通，积极启发、引导实习学生运用自身专业知识与个人优势潜能，发挥实习学生的探索精神，提升实习学生的专业实践能力，促进实习学生的成长。

（3）与机构督导建立民主式督导模式

"赋权"是社会工作理论的一个重要的概念，具体指赋予或者充实个人或群体的权力。机构督导对象不仅仅是服务对象，也针对实习的学生，引导其采取乐观的态度，提升自我的权利和能力。在机构督导过程中，民主式督导模式具备明显优势，具体表现在：一是督导赋权给实习学生，让其开阔思路，理论联系实际，积极反思实习中所出现的问题，随时提出自己的建议与对策；二是通过实习

---

① 库珀、莱塞：《临床社会工作实务———一种整合的方法》，库少雄译，华东理工大学出版社 2005 年版。

学生反思，总结实习过程中由解决问题而获得的经验，促进机构督导专业素质的提高。因此，在医务社会工作实习过程中，机构督导一方面应尽可能采取民主方式与实习学生进行交流，鼓励他们应该有自己的想法，促进专业实践方法的实施，让实习社会工作者分阶段、分场域地进行介入；另一方面应尽力向实习学生提供专业的指导性意见和建设性的回馈建议，引导实习学生积极反思自身的实习工作，主动地调整实习心态，增进医务社会工作专业学生的实习效果，提升专业实践能力。

总之，医务社会工作实习督导是实习学生、学校督导、机构督导三方共同努力将专业价值观、专业方法运用到实践中的动态过程。在此过程中，实习学生、学校督导、机构督导缺一不可，都必须积极参与到实习过程中，发挥各自的潜能和创造力，共同解决实习督导实践中所出现的诸多问题，共同推动医务社会工作专业学生的成长。

三、医务社会工作督导的意义与对象

虽然督导不是医务社会工作专业所特有的，但是，医务社会工作自身的特点决定了专业督导对各个环节、各个方面都有深远的影响。督导作为一种社会工作间接方法，始终是社会工作重要的一环。美国《社会工作百科全书》认为，督导是通过实务工作传授知识和技能的教育过程。我国学者陈为雷认为，社会工作督导是专业训练的一种方法，是由机构内资深的社会工作者，对机构内新进入的工作人员、一线初级工作人员、实习学生及志愿者，通过一定的程序进行持续的监督、指导，传授专业服务的知识和技术，以增进其专业服务技巧，进而促进他们成长并确保其服务质量的活动。该活动可以在一个小组中实现，也可以在一对一的基础上实现[1]。

---

① 赵静：《社会工作督导实务手册》，中国社会出版社 2019 年版。

（一）医务社会工作督导的意义

在医院或其他医疗机构中，医务社会工作督导在培养、发展医务社会工作者过程中发挥着重要作用，以确保医务社会工作的专业性。目前在医务社会工作领域基本上已达成这样一种共识：督导对于医务社会工作者、医疗机构、医务社会工作专业发展和服务成效改善有积极的影响[①]。一些相关经验研究也从不同层面证明了督导的积极意义，如有效的专业督导是促进医务社会工作者继续留在医务社会工作岗位工作的重要影响因素之一；由可信赖的督导关系所提供的情感支持有助于缓解工作压力，提高工作的满意度；督导过程中的问题解决（problem-solving）与服务对象的目标实现之间存在直接因果关联[②]。综合来说，医务社会工作督导对医务社会工作专业实践的意义主要体现在以下四个方面。

1. 提高医院服务质量

现代医学模式的转变及人们多方位医疗需求的产生，都导致患者到医院不仅仅寻求生理意义的健康，还有享受顺畅的医患沟通、多渠道的社会支持、个性化的临床诊疗等需求。这就需要医院采取多手段、多途径，利用和创造条件顺应上述趋势，而社会工作督导可以通过缓解患者和医护人员情绪压力、提高医患双方的沟通效果、建立患者社会支持网络等手段来帮助医院提高服务质量。

良好的医务社会工作服务不但要保证服务对象得到恰当有效的帮助，并且要保证服务对象在整个过程中不受伤害。虽然医务社会工作督导者在整个服务过程中不直接与服务对象接触，但是其教育、支持、行政的功能可以直接提高医务社会工作者的专业工作能力，也能为其营造良好的工作环境，保障和提升服务质量。另外，医务社会工作者在服务过程中不可避免地需要做出某些决策，如对服务对象问题的评估以及在问题背后原因的推理、干预过程中对相关理论与技巧的选择和运用、面对伦理困境时的抉择等。这些影响

---

① 童敏：《社会工作督导基础知识》，中国社会出版社 2019 年版。
② 王卫平、郑立羽：《医务社会工作》，西安交通大学出版社 2015 年版。

服务对象权益和服务品质的问题，在督导过程中就成为督导者和被督导者一起探讨的议题。在督导者的专业督导过程中，双方一起对服务过程中出现的问题进行回顾与审视，使被督导者能够厘清自己在服务过程中做出某种决策的原因以及自己看待问题的角度，从而更好地提高专业服务质量。

2. 促进医务社会工作者能力的提升和专业知识的积累

现代医院或医疗机构大都建立科层制管理体系，以保证不同部门和个人的工作能够充分地协调和整合。医院可以通过建立督导制度，赋予督导者以行政上的权威和责任，从而帮助医院服务工作顺利开展。如刚进入医院工作的社会工作者，除了在行政科层这个角度由医院对其进行管理外，其专业技术及心理支持等相关工作则可以由医院的督导者来促进实施。

在我国目前的现实情况下，很多真正在一线从事服务的医务社会工作者并没有接受过正规的专业训练，他们在专业投入、专业知识、技巧及各个方面都存在不足，特别需要督导者的帮助。即使那些接受过正规专业培训的新入职的医务社会工作者，学校专业知识的教育和短期的职前教育也不能使其拥有足够的工作能力。定期、持续的督导能够帮助他们结合服务体验掌握专业知识与方法；协助他们适应工作环境；克服服务过程中所遭受的挫折等。这些措施均能促进被督导者专业自我和真实自我的同步成长，增进专业投入。

3. 促进医护人员及其他工作人员成长

从工作的任务取向来看，医疗机构或社会工作机构中存在着专业系统和行政系统两大子系统[1]。专业系统的运作逻辑以服务对象为导向，目的是满足服务对象的需求；而行政系统的运作逻辑以任务效率为导向，目的是保障服务的成效。当两者产生冲突时，就会让被督导者产生压力，影响被督导者的情绪，削弱被督导者的工作动力。作为两个系统之间缓冲的督导，可以从整体的角度去识别问题的潜在原因，了解两个系统之间的相互影响，及时调节不良的互动

---

[1] 王卫平、郑立羽：《医务社会工作》，西安交通大学出版社 2015 年版。

状态，进而促进机构专业服务与行政工作之间的平衡，为一线社会工作者创造积极良好的氛围。可见，医务社会工作督导有利于维持医务社会工作部门各系统间的良性互动。

同时，围绕在患者身边的医疗团队所接受的专业知识教育和短期的职前教育，往往不足以满足患者的需求，只有通过定期、持续的督导，才能结合具体服务经验和实践，提升专业知识和方法。目前，医务社会工作者本身的实践经验并不丰富，尤其需要督导者的帮助。

4. 促进专业发展

专业成立和发展的必要条件之一，是能够获得社会大众的肯定，树立专业权威。要获得这种肯定与认可，唯一的途径就是为服务对象提供其他专业或未受过任何其他专业训练者所提供的不同且有效的服务。一方面，督导制度可以帮助被督导者提升工作能力和服务质量；另一方面，督导可以使被督导者获得评价学习和自我探索的训练机会，使其尽快成为一个独立、成熟的专业工作者。

医务社会工作在我国逐渐起步发展，将来也是一个持续发展的事业，医务社会工作者必须适应这种现状。医院可以通过建立科学合理的督导制度，帮助医务社会工作者获得相关知识和技能的训练，更好地开展服务，从而提高进行医务社会工作的专业水平。

（二）医务社会工作督导的对象

在医务社会工作领域，医务社会工作督导的对象主要有以下几类。

1. 新进入医院的医务社会工作者

新进入医院的医务社会工作者除了在临床技能上需要提高之外，更需要有效的人际沟通技巧、应对新职业的各方面准备、突发情况下的心理调适等多方面的培训，这些都可以通过督导达到很好的效果。

2. 服务年限较短、经验不足的初级社会工作者

社会工作者对患者、医务人员及医院的帮助取决于其专业技巧是否熟练，新入职的社会工作者在项目管理、与服务对象的沟通、特殊医务领域的了解等方面都需要督导者的帮助与辅导。

如果你是医疗机构的督导者，你正在计划编订一本督导对象的指导手册。根据不同的督导对象，你认为这本指导手册应包含哪些主要的部分（说明各部分的逻辑及其对被督导者的重要性）？

3. 在医院实习的学生

学生在实习过程中需要了解大量医院的服务流程、管理机制、自己的角色定位、实习期间的任务管理、与服务对象的沟通技巧等方面的知识与能力，而督导者的权威性与专业性能够很好地帮助学生解决这些问题。

4. 医院系统的非正式工作人员

医院系统的非正式工作人员，主要指社会志愿者。医院的志愿者是医院管理与服务中很重要的一支柔性力量，对其进行的管理与使用更离不开专业社会工作督导者的引导。

志愿者督导是指医院的行政人员指导、协调、增强和评估志愿者的工作过程[1]。在医务社会工作中，对医院社会志愿者的督导常见且非常重要。其工作内容主要有以下几方面：

（1）确保志愿者的服务价值

一般而言，志愿者参与服务的动机分为自我取向和利他取向。自我取向的志愿者是希望在服务过程中满足个人的兴趣，能够学习和成长、获得经验、增加社会交往、让自己的人生更有意义等；利他取向的志愿者希望在服务中可以帮助他人、促进社会关怀与社会公正等。因此，志愿者督导要了解志愿者的基本需求，才能在志愿者出现问题或者产生服务倦怠时，给予必要的协助与回馈，以便维持其继续参与的动机，从而逐步提升其对志愿服务的投入程度，建立对医院和社会的使命感和责任感。

（2）建立与志愿者的关系与角色

有些志愿者认为医务社会工作者督导、管理他们，是因为不信任他们可以做好服务，进而产生抗拒督导的心理。因此，医务社会工作者在督导志愿者前，需要尽早明确志愿者的角色职责和期待。志愿者督导不能假设志愿者都了解督导的功能和必要性，而是要尽快让督导者和志愿者双方共同确认志愿服务目标和督导工作的目标——为服务对象提供最佳质量的服务，帮助志愿者肯定督导工作

---

[1] 王卫平、郑立羽：《医务社会工作》，西安交通大学出版社 2015 年版。

的价值。

志愿服务的督导工作虽然在形式上具有上下从属的关系，但实质上，志愿者不是医院正式员工而不必负行政责任，因此正式工作中的授权并不能发挥有效的作用。因此，志愿者督导主要依靠督导者平时与志愿者相互的信任关系，让志愿者对督导的专业能力产生信心，相信督导的判断，进而愿意听从督导的建议和调度。志愿者督导更看重督导者法定权力之外的专业力量，以弥补传统权威不足的问题。

（3）做好志愿者和医院的沟通工作

志愿者督导有责任协助志愿者了解医院政策与规则，并遵守规定。不过，为了激励志愿者积极参与并获得成就感，督导也可以适当让志愿者在符合医院政策和行政程序的范围内进行讨论，以确定其服务方式，并在有必要时进一步提出修正意见。

志愿者督导要做好医院与志愿者的沟通工作，要经常向医院的上层行政管理人员反映志愿者在服务中的情况，建议修改医院不适当的志愿者政策和决策，制定更合适的志愿者服务方案和规则。另外，志愿者督导也要向志愿者传达医院最近的动态和发展状况，使志愿者感受到自己是机构的一分子。

（4）提升志愿者的人力资源

志愿者督导在安排工作过程中，不能理所当然地认为志愿者都会接受安排的工作，征询志愿者的意见是十分必要的。另外，适度地让志愿者参加工作安排，让他们有充分意愿去做，才能够在服务中获得更大的成就感。

志愿者督导在日常服务中，要以支持和鼓励的态度审视志愿者在服务过程中发生的问题，并在必要时安排志愿者接受更进一步的专业训练。另外，志愿者督导也要持续给志愿者提供信息，教导其提高工作效率的技巧、改善服务质量的方法。

（5）建立志愿者工作的激励机制

虽然志愿者在开展志愿服务时是处于自愿的状态，但他们很期待得到服务对象或督导的肯定，除了年度正式的奖励与表彰外，志愿者督导要重视日常服务中及时和非正式的表扬与肯定。志愿者督导应该配合医院，客观、明确订立志愿者奖励标准，并印刷成书面资料发给所有的志愿者参考。

如同对志愿者的肯定一样，对志愿者的处罚也要及时，但因为志愿者管理不同于一般正式员工的管理，而参加服务的又是自愿加入的爱心人士，所以如果志愿者督导对那些工作表现不良的志愿者给予建设性的批评，效果会比正式的惩罚要好。

（6）处理志愿者的冲突问题

尽管大家都是从事志愿者的服务，但并不代表相互之间不会存在冲突。志愿者之间的冲突分为"意见性"和"情绪性"两种。意见性冲突有时可以通过争论达到对问题认识的明确与清晰，而情绪性冲突容易导致更严重的误会。因此，志愿者督导在处理冲突过程中，一定要立场公正并针对具体问题，要注意是否确实掌握冲突的焦点，是否了解双方的立场，只有这样才可能在双赢的情况下解决冲突。

四、医务社会工作督导的功能

（一）医务社会工作督导的功能

关于社会工作督导功能的理解，根据取向、视角不同而有所不同。一般有规范性、经验性、实用性三种取向，在这三种取向中，学界通常定义的社会工作督导功能有三种，即行政性的（administrative）、教育性的（educative）和支持性的（supportive）三个方面。这是卡杜山（Kadushin）在1976年前后通过大规模问卷调查和反复验证得出的结论[①]。曾经有学者还提出过社会工作督导的治疗性功能，它的提出受到了精神分析等理论的影响，强调社会工作者作为一个个体，也会产生个人和家庭的种种问题，这时他们作为受助者是需要接受帮助的。但是，督导的主要目的是帮助员工的专业性成长，因此当员工出现严重个人问题时应该寻求专业治疗

在一次督导面谈中，被督导者告诉你，其在医疗机构中正面对着患者家属的阻力、患者的消极反应、被督导者缺乏动力以及由于繁重的行政工作没能更新个案工作记录等问题。作为一名医务社会工作的督导，你会如何处理？如何发挥督导的作用？如何发挥督导的功能？

---

① 童敏：《社会工作督导基础知识》，中国社会出版社2019年版。

师的帮助,而非督导的治疗①。在医务社会工作领域中,医务社会工作督导的功能也是主要集中在行政、教育和支持三个方面:行政性督导所提供的是医务社会工作者开展实务工作的组织架构和相关资源;教育性督导所提供的是有助于开展医务社会工作实务所必备的知识和技能;支持性督导是通过营造一种有利的心理氛围和人际关系环境,使得医务社会工作者焕发精神,有动力、有成就感、有效率地开展工作。

1. 教育性功能

医务社会工作督导是一个教育的过程,其教育性要求督导者对被督导者完成任务时所需的知识与技能给予指导,协助被督导者达成专业的发展。教育是医务社会工作督导活动和职责中的重要方面。教育的目的在于协助社会工作者自我及专业发展,包括专业知识和技巧的传授、专业伦理的培养、帮助员工增加知识和提升理解能力,从而端正他们的专业态度。

督导者不仅要提供被督导者完成工作所需的知识,并且要协助社会工作者由"知"转为"做"。督导者通过个别督导或团体会谈,发挥知识能力学习与自我觉醒反馈的效能。督导通常涉及六个方面的内容,教导有关服务对象群的特殊知识、医院及相关部门的知识、社会问题的知识、工作过程的知识、工作者本身的知识及专业性建议和咨询。

教育性督导的功能主要包括:解答具体困惑或疑难;引导和澄清对问题的认知;为社会工作者创造一个分享的平台;促进医务社会工作者的个人成长;帮助探索与服务对象的关系;提供具体的医务社会工作服务手法。

具体来说,医务社会工作教育性督导可以包括但不限于以下内容。

一是督导者需要把医务社会工作部以及医院的情况作为教育的内容,包括组织情况、行政管理情况、与其他部门的关系、工作目

_____

① 赵静:《社会工作督导实务手册》,中国社会出版社 2019 年版。

标、可以提供的服务、部门内部的规章制度及其制定过程和修改程序等。系统了解这些信息，对于社会工作者整合资源、为服务对象提供帮助非常重要。

二是督导者需要把专业服务和医务社会工作的主要问题作为教育的内容，包括医务社会工作目前存在的问题及产生的原因，不同患者的需求和问题，所提供的服务与医院整体之间的关系如何等。

三是督导者需要把医务社会工作者面对的特定群体作为教育的内容，比如癌症患者、慢性疾病患者、儿童患者和老年患者等，让被督导者了解特定的个人和群体会面临哪些问题，会产生哪些生理心理反应，从而更有针对性地进行干预。

四是为被督导者提供帮助的技术和方法，使得被督导者能够更好地帮助服务对象解决问题，为其提供心理支持，尤其是引导其把所学知识运用到实际工作中去。同时督导者也需要促进被督导者强化专业意识，帮助被督导者建立起尊重、自决、保密、接纳的社会工作价值观，对被督导者进行专业伦理教育。

2. 行政性功能

行政性功能要求督导者在被督导者的招募与选择、引导与安置、工作计划与分配、工作监督、回顾与评估、工作授权与协调等方面担负指导责任。行政性督导主要在于如何正确、有效和恰当地贯彻实施医院社会工作部的方针，并按照程序办事，着眼于为被督导者提供高效率和高技能的服务。其意义在于妥善地执行工作，维系社会工作部的操作及问责，监督和保障服务项目执行的进展和质量，主要涉及医院社会工作部的相关政策、计划和任务、服务质量以及与医院等相关机构的联络。具体任务如下：

a. 社会工作者部员工的招募与甄选（通过面试选择）；

b. 引导和安置社会工作部员工；

c. 拟定医院社会工作部工作计划；

d. 为医务社会工作者分派工作；

e. 工作授权；

f. 工作监控、检查，总结和评估医务社会工作进展和质量；

g. 协调工作和沟通，包括医务社会工作者之间、医务社会工作者与服务对象之间、社会工作部与医院之间三个方面。

在医务社会工作督导过程中，督导者所担任的多种角色如下：

缓冲器角色。其任务包括处理服务对象申述；接受那些不满被督导者的决策而要求与更高层级谈话的服务对象的申请；保护被督导者，使其不必处理服务对象对其错误决策的强烈情绪；保护被督导者，使其不必承受行政管理者不合理的工作量标准而产生的负担等。

倡导者角色。一方面，督导者积极代表被督导者的利益，作为行政中间人，帮助医务社会工作部主任或分管院领导清楚地了解被督导者的利益、问题，提出改善建议；督导者有时也会采取理性的辩论、迎合，或是以某种形式的谈判来倡导可被接受的建议。另一方面，督导者也积极参与医务社会工作部的规划工作。

医院社会工作部发展推动者角色。督导者一方面积极地影响医务社会工作部主任或分管院领导进行改变，另一方面也影响被督导的工作者接受这些改变。

3. 支持性功能

支持性功能在医务社会工作的督导中意义重大。支持性功能在于鼓励员工完成任务，建立积极和谐的工作关系，对直接服务者进行情感支持。支持性功能的基本问题在于社会工作者的士气和工作满意度。督导者要负责维持社会工作者的士气，帮助他们解决与工作相关的情绪低落和不满问题，给予社会工作者作为专业人士的价值感，增强其对医务社会工作部的归属感以及工作中的安全感。督导者能够用自己的相似经验和对专业的了解，给予被督导者情感上的支持。支持型督导的短期目标是帮助工作人员热爱工作，并获得工作的满足感。

支持性功能要求督导者向被督导者提供心理和情感的支持，促使被督导者感到自我的重要性与价值感，让被督导者能轻松面对工作。医务社会工作者最常面临的压力来源，主要来自社会工作部、患者及家属、督导评价、工作任务、薪资以及对医务社会工作者认知度不高等方面。概括而言，医务社会工作者的压力主要来源于三个方面：一是服务对象的压力；二是工作的压力；三是服务机构的行政压力。所以，社会工作督导必须发挥其支持性功能，帮助被督导者增强自我功能，平衡和安抚工作情绪，缓解焦虑，增强其工作信念，提高工作效能，从而呈现出良好的工作表现。

医务社会工作督导不同的功能让督导者为被督导者树立了立体而多维的社会工作者典范。行政性督导树立的是高效率的社会工作者典范；教育性督导树立的是能力强、知识丰富的社会工作者典范；支持性督导树立的是富有同理心和善解人意的社会工作者典范。每个功能都有自身的一套工作任务和目标，三种功能互相补充和完善，才能发挥社会工作督导最好的作用。

尽管督导的三大传统功能得到普遍认可，但是也有学者认为，行政、教育和支持这三种功能并不能完全涵盖社会工作督导的所有功能，实际上，督导具有四种功能：行政功能、发展功能、支持功能和调节功能[①]。显然，前三个督导功能分别对应三大传统督导功能，而调节功能则反映出督导者在协调人事、管理服务和澄清团队角色分工方面的职责。针对医务社会工作督导功能来说，调节功能其实可以包含在行政和支持功能里面，因此，我们仍然从行政性功能、教育性功能和支持性功能来进行分析和探讨。

4. 医务社会工作督导功能的本土化探讨

目前，在我国医务社会工作发展本土化的过程中，医院与学校合作，建立实习基地，输送学校社会工作专业学生前往医院进行实习，是医务社会工作人才培养的重要途径之一。在这其中，医务社会工作的行政性督导、教育性督导和支持性督导均发挥着重要作用，形成了医院机构督导与学校教师督导相联动的督导机制[②]。

第一，行政性督导应建立有效的沟通机制，明确行政性督导流程，为医务社会工作实习生进入医院环境开展实习创造有利条件。

由于文化、制度、意识形态等各种要素不同，医务社会工作督导的本土化探讨就显得十分重要。而且可以进一步探索下去，因为督导场域的具体规范、气氛、人际关系、条件等因素的差异、督导的"在地化"探索与思考同样重要。

---

① 童敏：《社会工作督导基础知识》，中国社会出版社 2019 年版。
② 黄艳、郑立羽：《功能视角下的医务社会工作实习联合督导实践》，《福建医科大学学报》2019 年第 4 期。

督导双方应根据专业实习不同阶段的工作内容确定不同的沟通重点。

首先，在实习初期，建立联系，相互了解。实习初期，医院督导与学校督导应就医务社会工作者实习任务与目标达成共识。学校督导需要在实习初期向医院督导详细介绍医务社会工作者实习的时间、人数、内容与要求，提交实习教学大纲，协助医院督导提前了解实习的目的与具体任务，进而协助医院督导按照大纲要求提前规划实习生的工作内容。医院督导在实习初期需将科室的基本信息反馈给学校督导，通过学校督导将医院的有关信息传递给实习生，为实习生在实习初期比较快熟悉医院工作环境奠定基础。

其次，在实习过程中，保持全程沟通，动态调整实习内容。实习开始后，学校督导应通过电话、面谈等方式与医院督导保持沟通，了解医务社会工作实习生在实习过程中遇到的具体问题，并根据不同科室的情况、实习生的意愿、督导的工作形式，探讨工作中需要注意的事项以及需要更改的工作内容等。由于实习督导不是医院督导的本职工作，在沟通的过程中，学校督导还应建议医院督导为实习生提供固定时间和次数的院内督导，以保障实习生在医院内有足够的督导机会与时间。

最后，在实习结束后，收集反馈信息，评估实习情况。实习结束后，学校督导应主动搜集医院督导的反馈信息。这些信息包括本次专业实习情况的整体评价、实习生工作态度的评估、实习生工作完成情况的评估、实习需要改进的地方、医院督导自身的需求等内容。通过对信息的分析、评估与总结，为未来的医务社会工作实习合作、医务社会工作督导培训奠定基础。

在教育性督导的过程中，高校和医院应细化教育性督导内容，以便在专业实习督导中为实习生提供具有可操作性的督促与指导。首先，开设医务社会工作实习的高校应当借助自身的医学学科优势和社会工作学科优势分别为学校督导、医院督导开通相关的培训渠道。通过跟班听课、参加校内培训等方式，学校督导可以学习与医院管理有关的知识，医院督导可以学习与医务社会工作相关的知识，提高实现教育性督导功能的理论水平。其次，联合督导的双方可以通过参加全国性或地区性的医务社会工作督导研讨会、医务社会工作督导实务培训等方式方法积累医务社会工作督导的实务经验，为实现教育性督导功能夯实社会工作实务基础。教育性督导可依据卡杜山提出的地点（place）—问题（problem）—人（people）—过程（process）—员工（personnel）的"5P"督导要素进一步细化具体的内容①。

第二，围绕医院情境，划分知识类别，分工合作。在"5P"督导要素中，"地点"关注机构的组织架构、服务目标、政策、社区服务网络等内容。医院督导应利用自身对医院和科室的了解向实习生介绍医院内部的行政结构与工作政策。学校督导则可以通过布置实习作业、团体讨论等方式指导实习生调查、了解、整理医院拥有的社区服务资源。通过共同指导，实习生能够较为全面地了解医院所处的内外工作环境与资源状况，以便顺利开展具体的实习服务。"问题"要素聚焦医务实践情境中普遍存在的现象或问题。在对此要素进行教育性督导时，联合督导应引导实习生了解和熟悉医务实践的群体性特点，如患者在住院治疗期间的一般心理变化、医患沟通过程中出现的一般性问题等，引导实习生从社会学、心理学等角度思考产生问题的原因。在服务对象"人"的督导中，教育性督导应关注具体服务对象的特殊性需求与行为反应，引导实习生结合医务工作情境与服务对象的情况，展开针对性的分析。具体而言，医院督导以自身的临床工作经历为基础，指导实习生学习与患者及其家属进行沟通的通用技巧，观察不同病种的病人行为特征，提高实习生在医院工作环境中的观察和沟通能力。学校督导以案例为切入点，引导学生以问题为导向，全面分析患者及其家属的一般性与特殊性需求，为实习生在科室中开展具体个案工作或小组（团体）工作提供指导建议。

围绕服务过程，划分工作要点，进行技术指导。"过程"的督导主要集中于提供专业服务、资料搜集、资料处理、服务干预等专

---

① 陈锦棠：《社会工作督导：经验学习向导》，华东理工大学出版社 2018 年版。

业技巧方面的内容，这是学校督导擅长的部分。因此，学校督导应发挥自身优势，指导实习生思考和整理不同服务阶段的工作重点，通过情境模拟指出实习生的不足之处，引导实习生改进服务方式，提升实务能力。医院督导因工作的特点决定了其督导形式的随机性，因而有必要在每一次督导中聚焦一个特定服务问题，进行高效的互动与探讨，并约定一周一次的固定督导时段，以便就具体问题进行深入探讨。"员工"关注实习生在工作中发展更多的自我意识。联合督导的双方应在进行教育性督导的过程中，有意识地引导实习生探索自身的工作模式、沟通方式、技术使用偏好，促进实习生在实习过程中发掘自身的优势并克服不足之处，获得专业成长。

第三，在支持性督导中，应强化表达—支持—领导性督导的目标，降低专业实习生在实习过程中感受到的压力，提高实习生的工作热情与效率。督导双方应在充分发挥各自行政性督导与教育性督导作用的基础上，协助实习生清楚地了解专业实习要求、医院对自身的期待、自身对实习的期待，以便实习生在实习初期就能够尽快融入医务工作环境。在实习过程中，医院督导和学校督导可以通过以下三个方面实现表达—支持—领导性督导。

① 建立良好氛围，鼓励实习生表达感受。医院督导在日常工作中可将社会工作实习生介绍给医务人员、患者及其家属，邀请实习生为科室医务人员介绍社会工作专业知识，为实习生营造支持性的工作氛围，降低实习生的工作压力。学校督导应订立小组督导与个别督导的规则，建立安全、轻松的督导氛围，提升实习生主动表达实习感受的意愿。联合督导双方还可以通过倾听和及时反馈来表达自身对实习生的关注，通过口头鼓励、赞许等方式表达对实习生完成任务的认可。

② 了解压力来源，支持实习生完成实习。督导双方需要了解实习生在实习过程中可能面临的工作压力，如工作的完成情况、理论知识与技术的应用情况、服务对象的情况、医院的实务情境等。在实习开始前，联合督导可以与实习生探讨工作中可能的压力征兆

与应对方法，为实习生进入实务场域做好应对压力的心理准备。在实习过程中，联合督导应当注意实习生的情绪与行为变化，根据每一位实习生的具体情况，增加或减少实习工作量。

③ 审视自身督导行为，领导实习生开展工作。医务社会工作实习生除了工作内容压力外，与行政性、教育性督导者的关系也会成为其压力的来源。因此，联合督导的双方在进行督导时，需要时时检视自身督导的工作方式、技术偏好等方面的内容，了解自身行为可能对实习生造成的影响，并根据实习情况，动态调整督导的具体方式，降低由自身督导行为引起的工作压力，有效引领实习生开展专业服务。

医院督导与学校督导相结合的目的是为医务社会工作实习生创造一个高效完成工作的实务环境，提升实习生的专业能力。由于医院是以医学诊疗服务为主，社会工作服务并非主要业务，因此，学校督导与医院督导双方应通力合作，建立有效的沟通模式，利用各自的专业优势充分发挥行政性督导、教育性督导和支持性督导的作用，以保障医务社会工作者实习的质量[①]。

（二）医务社会工作督导的类型

从督导与被督导的关系出发，可以分为师徒式督导、训练式督导、管理式督导和咨询式督导。在师徒式督导中，医务社会工作督导者的角色是教导者，被督导者是学生，接受有关医务社会工作教育训练。训练式督导强调被督导的学生或受教育者的角色，不同的是，在具体医务社会工作实务服务中，医务督导者负责部分工作，而且督导者必须对服务对象所做的决定负起部分责任，有明确的行政角色。在管理式督导中，医务社会工作督导者是被督导者的上级或主管，具有"上司与下属"的关系，而非训练者与受训者的关系。从专业角度看，督导者也必须承担起更多的责任。但管理式医务社会工作督导强调的是医务社会工作实务的完成及其服务质量，

国内一些医务社会工作实习与督导开展得较好的医院与学校还有一个很成功的经验，即在实习结束之际定期举办实习和督导的工作坊或分享会，由医院社会工作者、督导者、被督导者（主要是实习学生），甚至包括服务对象一起参加分享和讨论，由此，将具体经验、反思观察、理论思考等因素联结起来，从而提高专业素质。

---

① 李晓凤主编：《社会工作督导——理论与实务及本土经验反思》，中国社会出版社 2016 年版。

焦点集中于特殊议题。在咨询式督导中，医务社会工作督导者与被督导者是纯粹的实务咨询角色。与管理式督导较为一致，咨询式督导也强调医务社会工作实务的完成及其服务质量。但从专业角度看，被督导者主动寻求帮助和支持更为重要，需要自己承担更多的责任。

从督导的工作焦点来区分，可以把医务社会工作督导分为临床督导和行政督导。临床督导的工作焦点是在医务社会工作专业实践技能的提升上，而行政督导的关注焦点则是在日常行政事务的运作、医务社会工作部政策制度落实和绩效考核的跟进上。

从督导者的来源出发，可以把医务社会工作督导分为内部督导和外部督导。内部督导是指医院机构直接雇佣本医疗机构内部的员工作为督导者，为院内的医务社会工作者或者其他服务提供者提供督导服务。外部督导又称为外聘督导，是由医疗机构或医务社会工作者本人聘用医院以外的督导者提供督导服务。它与内部督导的区别是，内部督导可以行使医院赋予的权力和责任，而外部督导则提供教育指导和专家意见[①]。目前，我国外部督导一般由高校社会工作专业教师担任，将医务社会工作者的培养从学校延伸到医院机构，使得人才的训练体系更加完善，有利于促进医务社会工作服务的专业化及本土化发展；不足之处在于，外部督导可能面临实务经历的复杂性、工作时间和精力的限制性等。

关于医务社会工作督导类型，在本书第四章将有更进一步的阐述，本处仅稍作提及。值得注意的是，任何一种督导类型的划分都有其优势和弊端，这就需要督导者、医务社会工作者和医疗机构的管理者通过对机构和督导参与方的了解，制定出预订情况、预期成效与不同督导类型的适配方案。同样，只有医疗机构、医务社会工作者和督导者都认同医务社会工作督导的作用与价值，并且能够将医务社会工作督导置于机构事项的正式议程中，督导的最大效用才有可能得到实现。

---

① 童敏：《社会工作督导基础知识》，中国社会出版社 2019 年版。

（三）医务社会工作督导的工作范围及主要任务

医务社会工作督导的工作范围和任务与服务机构采取的督导类型有一定的关系，一定的督导类型也在某种程度上决定督导发挥的功能、工作范围和关注的焦点。在西方一些发达国家的社会工作督导实践中，有的服务机构采取临床督导与行政督导相分离的设置，以保障督导临床功能的发挥，并且对临床督导工作的范围与任务有较明确的规定。

在医务社会工作督导中，以临床督导和行政督导为主要的工作范围和任务，其中，临床督导的任务更重，内容包括：① 直接实践的临床督导。主要任务涉及对一线医务社会工作者开展的专业服务过程进行指导，具体包括预估、干预的指导，服务措施的评估，以及相关伦理议题的确定和解决。② 治疗团队合作的临床督导。以服务对象为导向、关注服务对象的治疗与干预，需要指导一线医务社会工作者与服务环境中的其他专业人员进行有效沟通。③ 继续学习的临床督导。指督导者指导一线医务社会工作者发展终身持续专业学习的能力，掌握所需要的技能。④ 工作管理的临床督导。处理焦点是与一线医务社会工作相关的事项，涉及临床实践中记录、报告的撰写和伦理问题的解决等主题。

总的来看，医务社会工作督导的范围以医务社会工作专业知识与技术为主，同时考虑医院社会工作部的理念、功能、目标的实现及工作效率的提升，一般而言，医务社会工作督导的工作范围及主要任务包括以下几个方面。

1. 医务社会工作专业知识体系的实际运用

医务社会工作者的一切实务工作都要以社会工作相关的理论知识为基础。督导者的工作目标之一在于帮助被督导者将已有理论与实践相结合，能够科学化、艺术化地应用于实践工作中。督导者需要特别注意的是：

① 被督导者是否遵循当前社会和社会工作的理论；

② 被督导者是否注意人类关系、人际关系及人与环境之间的关系；

③ 被督导者是否运用不同的理论观点和方法广泛验证；

④ 被督导者是否遵照医务社会工作部功能和规范行事；

⑤ 被督导者运用专业五大原则的程度；

⑥ 其他相关专业助人工作技术运用的适切性。

2. 专业服务综合程序的应用

社会工作的基本工作程序是大体一致的，为了使被督导者养成专业的工作习惯，并在每步工作中能够自我检视和自我负责，医务社会工作督导者需要通过各种方式引导和监督被督导者按照专业的工作程序进行工作。需要特别重视的专业社会工作程序有以下几个方面。

① 认清所期待的内容。了解和认清服务双方对各自的期待是一切工作的基础和前提，督导者必须保证被督导者确实完成了这一任务，包括是否了解以下内容：第一，服务对象对医务社会工作部的期待是什么；第二，医务社会工作者对服务对象的期待是什么；第三，服务对象对医务社会工作者的期待是什么。

② 接案与收集资料。这是医务社会工作者与服务对象初期接触的主要任务。通过最初的探视，充分地收集各种与患者有关的资料。督导者应该帮助被督导者把握资料过程中的重点和容易被忽略的方面。

③ 心理社会性诊断的确定。为满足服务对象的需要、审查服务对象的问题是否属于医务社会工作部的服务范围，必须对服务对象进行心理社会性的诊断。医务社会工作督导者应特别注意帮助被督导者运用适当的诊断程序和方法，以避免诊断偏差的出现及其对服务效果的不良影响。

④ 专业关系的建立。从与服务对象的首次接触开始，被督导者就应致力于建立良好的工作关系。虽然建立关系的具体技巧因为服务对象的不同会各有不同，但基本态度都是一致的。督导者应该注意引导和监督被督导者在此过程中严格秉持专业理念和态度。

⑤ 服务方针或治疗目标的确定。这是制订与实施医务社会工作计划的开始，督导者应特别注意帮助被督导者分清轻重次序，科

学地确定主要目标和次要目标。

⑥ 服务过程中的经常性评估。医务社会工作的工作过程是动态的、充满变化的，因此，在服务过程中要经常对各方情况进行评估，随时修订具体的工作计划。督导者应确保被督导者对评估的重视和评估工作的科学进行。

⑦ 专业关系的终结与处理。由于双方都在服务过程中投入感情，而且已经形成了良好的工作关系，所以，在工作任务完成时会有一些离别情绪，甚至有时会出现服务对象对医务社会工作者的依赖而不愿结束关系的情况。因此，督导者应帮助被督导者及早准备，使工作关系能在合适的情况和正向影响下结束，使服务对象能够实现由被助到自助的转变。

⑧ 随访工作。医务社会工作服务结束之后的定期访问或会谈。

3. 对医务社会工作部理念的遵循，对医院及相关政策资源的运用及专业精神的表现

医务社会工作督导者需要随时督促被督导者在医务社会工作部的理念指引下工作，这是对医院及相关政策资源的运用及专业精神的表现。如果服务对象需要的服务已经超出医务社会工作者的服务范围，则应在征得同意的情况下为其提供适当的转介服务，而且确保转介工作遵守相关专业的规定。与此同时，督导者应督促被督导者的工作，遵循和运用当前相关的医疗政策和社会政策，以强化医疗社会福利的功效。督导者还须监督被督导者遵行医务社会工作专业伦理和专业精神。

4. 医务社会工作范围的本土化探讨

在我国本土化医务社会工作的专业实践中，医院督导的主要工作范围和任务以专业服务为导向，同时增加社会志愿者督导的相关内容，而且本土化督导也较少有临床督导和行政督导的明确职责区分。一般来说，本土督导的工作范围包括项目督导、个人发展督导和工作管理督导三个方面，其具体任务如下。

① 项目督导。涉及项目服务的规划与设计的指导、项目实施技术的指导、提升服务团队的专业能力、协调团队合作过程中的配

合问题等。特别是在多学科团队合作中，涉及医护人员、社会工作者、专家学者等第三方的加入，项目督导发挥着重要作用，目的在于协助项目团队中的工作者掌握服务项目任务的分配、落实以及项目进度和项目成效的评估等方面的技能。

② 个人发展督导。协助被督导者处理个人的职业生涯规划、压力调节、工作管理等相关议题，包括为项目工作团队的一线医务社会工作者提供持续的情感支持，以协助他们处理实务场景中可能出现的压力、无助感和倦怠感等困难。目的是通过提升一线医务社会工作者的专业能力，促进一线医务社会工作者的思维方式转变，从关注社会工作专业服务技术的掌握转向专业思维方式的学习，进而提高一线医务社会工作者实务问题评估和问题解决的能力。

③ 工作管理督导。主要包括行政任务的安排、授权、委派和跟进，相关文书的审阅，工作绩效的评估，相关政策的落实，专业伦理议题的处理，以及制定服务原则的把控。其目的在于协调、平衡专业技术工作与事务性工作的安排，进而保证医务社会工作的服务品质、效率和效益。

本 章 小 结

医务社会工作督导作为医务社会工作专业实践的一部分，其发展脉络与医务社会工作的专业发展是息息相关的，而医务社会工作作为社会工作的一个分支，其发展也离不开社会工作。

在专业发展脉络的影响下，中西方社会工作督导的各个时期的实践情况和知识发展状况以及中西方督导发展状况存在明显的差异，这些差异体现在发展路径、实践状况、工作范畴及任务等不同方面。中国社会工作的建构既借鉴了西方社会工作专业知识作为养料，又因社会文化的差异使得专业发展的路径有所不同。

通过检视不同发展阶段中督导的焦点和主题，可以发现有一个对社会工作督导功能概念的转变过程。督导实践既是对专业发展过程中面临的困境与挑战的回应，也是推动专业反思和知识创造的过程。这样的认识有助于我们通过对西方已有知识的批判、反思，探寻适用于中国本土社会工作专业发展处境的督导模式。

思考题

1. 概述社会工作督导的历史发展过程。

2. 说明督导的重要性及意义。

3. 概述医务社会工作督导的工作范畴及主要任务。

4. 阐述各种督导方式的优点和局限。

5. 结合实际，作为一个医务社会工作者或是一个医务社会工作督导，你在工作中遇到的最艰难或者最关键的问题是什么？对此，谈谈你认为何种类型的专业发展行为可以帮助你成功地处理和解决这些问题。

推荐阅读

尤哈·哈马莱宁：《社会工作实习与督导：理论与实务》，赵芳等译，社会科学文献出版社 2021 年版。

黄红、李晓凤：《社会工作督导实务案例分析》，中国社会出版社 2019 年版。

吕新萍：《为服务一线社会工作者而来：13 位社会工作督导者的心路历程》，中国社会出版社 2019 年版。

马丽庄、吴丽端、区结莲：《社会工作跨境专业督导——山东经验》，社会科学文献出版社 2013 年版。

李晓凤主编：《社会工作督导——理论与实务及本土经验反思》，中国社会出版社 2016 年版。

王卫平、郑立羽：《医务社会工作》，西安交通大学出版社 2015 年版。

Ming-sum Tsui：《社会工作督导：脉络与概念》，陈秋山译，台湾心理出版社 2005 年版。

M.S. Tsui, W.S. Ho, C.M. Lan, "The Use of Supervisory Authority in Chinese Cultural Context", *Administration in Social Work*, 2005, 29(4).

主要参考文献

童敏：《社会工作督导基础知识》，中国社会出版社 2019 年版。

王思斌、曾华源：《社会工作督导：经验学习导向》，华东理工大学出版社 2018 年版。

Jane Wonnacott：《社会工作督导》，赵环、魏雯倩等译，华东理工大学出版社 2016 年版。

李伟梁、库少雄：《社会工作实习与督导》，华中科技大学出版社 2012 年版。

侯钧生：《西方社会学理论教程》，南开大学出版社 2002 年版。

张洪英：《社会工作督导理论与方法》，中国社会出版社 2018 年版。

莫藜藜：《医务社会工作：理论与技术》，华东理工大学出版社 2018 年版。

王思斌、曾华源：《社会工作督导：经验学习导向》，华东理工大学出版社 2018 年版。

M.S. Tsui, "The Supervisory Relationship of Chinese Social Workers in Hong Kong", *Chinical Supervisor*, 2004, 22(2).

第二章

医务社会工作督导：伦理与价值

小 刘是刚入职不久的医务社会工作者，在与服务对象接触的过程中，服务对象提出要小刘的微信和电话号码，方便以后联系。小刘觉得这涉及自己的隐私，不愿意提供，但是又怕拒绝服务对象的话，会影响和服务对象的信任关系，以后的工作不好开展。他不知道该怎么做，因此向资深的督导请教。督导回应，这是涉及个人信息安全的伦理困境。督导建议，让小刘和服务对象解释一下社会工作者的伦理守则和单位的相关制度，不允许社会工作者将私人的信息透露给服务对象。但是，可以将单位的办公室电话告知服务对象，如果有必要，可以专门开一个工作的微信号给案主，但是这个微信号和办公电话只能在工作时间使用，下班时间可能会回复不及时。服务对象表示理解，并接受了社会工作者的服务。

社会工作督导是社会工作服务过程中不可或缺的重要环节，是指社会工作者在有经验的督导者指导和帮助下，实践社会工作技巧、改进社会工作服务、提高自身专业水平的过程。换句话说，督导是在控制情形下去观察、监督并提供指导的活动。督导存在所有参与者的专业成长与个人成长的情境脉络中，是一种专业人员间的学习关系：一位期望被带领的专业人员（被督导者）与另一位专业人员（督导者）的一段关系。督导者提供有关治疗、督导、学习以及一般生活的知识与经验，设法满足被督导者的需要，并在被督导者获得实务经验的过程中，聚焦他们的学习与发展历程[①]。督导者与被督导者有一个共同的目标，就是在确保个案服务质量的同时，提升被督导者的临床与专业能力。这种关系是专业情境中训练的关键部分；督导者是导师，是评估者，也是专业社群的守门人。

一、医务社会工作督导的伦理责任和困境

督导者本身需要受过良好的培训，具有广博的理论知识、娴熟的技能和丰富的实践经验，确保有能力指导被督导者为患者提供有效的服务；需要有教学培训和临床实践经验，能够融会贯通、深入浅出，启发被督导者的思考、理解以及技巧的实际应用等。督导者需要具备六项特质，即反省能力、持续开放的学习态度、以历程为导向、营造健康的关系、建立联结的能力，以及培养内在的自

---

① C.L. Storm, T.C. Todd, D.H. Sprenkle et al., "Gaps between MFT Supervision Assumptions and Common Practice: Suggested Best Practices", *Journal of Martial and Family Therapy,* 2010, 27(2).

我[①]。担任督导角色的人不仅要把握和调节社会工作服务的进展，对服务对象负责，同时还要评估、指导和监督被督导者的工作，甚至会影响受训社会工作者日后的工作和职业发展。

督导者在协助新手工作者中扮演了重要的角色，要帮助他们成为称职且可靠的专业社会工作者。督导是一个多层次的过程，督导者要注意被督导者面对个案时所展现的临床技术、社会行动倡导和伦理行为，同时也要关注督导者与被督导者关系上及伦理上同质异形的议题。

此外，所有系统取向的治疗师和督导者都会留意并区辨治疗与督导关系交互影响的背景因素，他们也会注意治疗介入或督导回馈可能产生的系统性影响。

督导者有助于确保服务对象获得有效且符合伦理的服务，促进被督导者的成长与技术的发展，并同时维护专业社群整体的声誉及公众的利益。无论如何，督导者都会对服务所涉及的群体和被督导者产生一定的影响。这些影响也可能波及更广泛的利益相关群体，包括社会大众、专业工作人员所在的社群，以及其他相近的行业人员。

专业伦理将某一专业工作者群体（此处为社会工作专业社群）所信仰的价值和态度转化成实践场域中的行动，造福所有相关的人，因此每一次的督导会面和每一次的服务实践都必须符合相应的伦理与做法。

为了履行伦理责任，督导者首先要具备必需的知识、技巧和接受必要的训练，以指导被督导者获得胜任临床工作的能力及合乎伦理的做法。拥有资深临床经验并不等于掌握督导技巧，督导者必须接受特定的训练，从而建立有效的督导关系，并在临床、专业、伦理疑义出现时，可以有技巧地去处理。这样一来，被督导者便可以整合在督导中得到的回馈并发展成为专业的社会工作者。就像社会工作者在与服务对象进行互动时，必须慎重使用他们角色中所隐含

---

① 赵静波、季建林、程文红等：《心理督导师的从业基本状况及伦理行为》，《中国心理卫生杂志》2010 年第 10 期。

的权力和影响力那样，督导者也必须以相同的方式，小心地处理每段督导关系本身所存在的权力和利益关系。因此督导者会维持适当的专业界限，并创造出尊重、合作的氛围供被督导者学习。

督导者必须言行一致地示范终身学习及深刻地认识到持续接受同伴督导的重要性。定期回顾督导者提供的督导导引（supervision mentoring），是督导者开始了解自己的盲点、不断学习知识与技巧的重要途径（若需进一步了解督导导引的信息，可以查阅美国婚姻与家庭治疗学会相关方面的资料）。

由于在国际上尚未形成统一的、规范的、通用的社会工作督导伦理标准，因此，此处暂且列出"社会工作的专业伦理标准"，以作为专业督导的参照标准。

（一）社会工作的专业伦理标准

社会工作专业伦理标准包括：社会工作者对当事人的伦理责任、对同事的伦理责任、对工作机构的伦理责任、社会工作者作为社会工作专业人员的伦理责任、对社会工作专业本身的伦理责任以及对社会的伦理责任。

1. 社会工作者对当事人的伦理责任

社会工作者对当事人的伦理责任主要包括对当事人的承诺，帮助当事人解决问题；尊重服务对象的自决权；尊重服务对象知情后同意的权利；在自己的能力范围内提供服务；妥善处理工作过程中可能发生的利益冲突；尊重服务对象的隐私权并加以保密；尊重服务对象记录的权利；谨慎对待与服务对象的肢体接触，不得对服务对象进行性骚扰；不使用诽谤性的语言；确保服务收费公平合理；采取合理步骤协助缺乏行为能力的服务对象；努力确保服务中断后的持续服务；遵守服务终止的原则等。

2. 社会工作者对同事的伦理责任

社会工作者需要对合作的同事负责。应该尊重同事，遵守共有资料的保密责任；妥善处理跨学科的合作与可能引发的伦理议题；妥善处理发生在同事与服务对象间或同事间的争议；寻求同事的建议与咨询；必要时将服务对象转介给其他同事；不得对同事进行性

在美国、加拿大、欧洲各国以及中国香港与台湾地区，均颁布有《社会工作人员守则》或《社会工作人员协会伦理守则》，其中对社会工作的专业伦理标准都有明确的阐述。

骚扰;帮助同事妥善处理个人问题;协助同事提高工作能力;妥善处理同事有悖伦理的行为等。

3. 对工作机构的伦理责任

社会工作者应该信守机构的守则,它们包括:致力于执行服务机构的政策与提升服务品质的过程,以及促进服务效率和功效;应该防止并消除雇佣政策与工作分配的歧视;工作记录须正确、讲时效、重保密和妥善储存;担负行政工作责任以确保资源的充足和公平分配,并且只有在基于达成机构的目标的前提下才可使用机构资源;强化继续教育与员工发展等。

4. 社会工作者作为社会工作专业人员的伦理责任

社会工作者作为社会工作专业人员的伦理责任主要包括:社会工作者应注重自身能力的强化,提高服务技能;个人行为不干扰专业任务;诚实、不欺诈和不诱骗,不诱导或操纵服务对象;不让个人问题影响专业判断和专业表现;言行不得超越自身能力与机构授权的范围;不邀功等。

5. 社会工作者对社会工作专业的伦理责任

社会工作者应致力于对专业廉正(知识、技巧和价值)的追求,促进专业与廉正的发展;应对其他专业人员的不道德行为,需采取适当的行动予以遏制;应避免未经许可与不合标准的实务措施;应在专业实务上担负起认定、发展与充分运用知识的责任;坚守评估和研究的相关伦理原则,促进和提高评估与研究的能力等。

6. 社会工作者对社会的伦理责任

增进社会的一般福利,是社会工作者对社会的伦理责任,它具体包括:要致力消除歧视(包括种族、肤色、性别、年龄、宗教、婚姻状况、政治信仰、精神或身体残障或其他个人喜好、个性、地位等差异);应确保人人可平等获得所需要的资源、服务及机会;应为增进每个人的机会和选择而努力,尤其是对残障者或受压迫的个人或团体;应鼓励人们尊重社会的各种不同文化;应倡导在政策及立法上的改变,促进社会状况及促进社会正义;应鼓励公众参与社会政策与制度的制定。

（二）社会工作督导对服务对象的责任和督导资质

基于上述对社会工作者一般专业伦理责任的阐述，本章在此可以展开社会工作督导对服务对象伦理责任及相关议题的进一步讨论。

受训中的或资质较浅的专业人员需要有练习的机会，才能获得一定的成长与改进。一般情况下，服务对象能接受这些人员在经验较资深者的指导下提供的服务。这种服务与受训过程，能够帮助他们成为合格且具备临床经验的专业社会工作者。

因此，督导者的首要任务是要借由维护并支持服务对象及其所在系统的福祉、权利、利益等，让服务达到最佳效果。如果是处在复杂的结构与脉络处境中，督导者及被督导的社会工作者不仅要考虑到服务对象的福祉，也要考虑到他们所属的家庭或人际网络的健康状态。督导者无论在法律还是伦理方面都有责任确保服务对象充分被告知，并得到适当、足够的照顾，保护他们的隐私，保障他们的自尊和自主权。当被督导者的技巧及伦理行为表现低于最低标准，服务对象有可能受到伤害时，督导者要立即介入；在一些极端的情况下，要提议停止被督导者的训练与实践，甚至采取行动让被督导者不再继续执业，督导者借此担任"守门员"的角色，维护服务对象的福祉。

此外，督导者也要确保被督导者如实地告知服务对象他们的资质与受训经历，他们正在接受的督导，以及督导者的姓名和资历。公开透明地说明，以及积极主动地签署书面的知情同意措施和程序，能够确保服务对象做出有依据的决定，让他们对正在接受的专业服务保有信心①。

1. 社会工作督导者对被督导者负责

督导者协助被督导者发展知识、技巧、态度，这些是构成良好的人类与社会服务的要素。

首先，在建立督导关系之前，督导者要先评估被督导者的理

---

① 雪诺·史东、汤马斯·陶德：《系统取向督导完全指南》，洪志美等译，心灵工坊 2011 年版。

论、实务技巧、伦理价值坚守情况、从事临床实践的能力及准备程度[1]，并要积极主动地指出他们明显的不足之处。

其次，一旦他们同意对某位被督导者进行督导，要让被督导者和他们保持联系，并为他们提供适时、充分的督导，确保被督导者在需要的时候获得支持和指导。

再次，督导者协助被督导者诚实且明确地向服务对象及其环境系统、其他专业人员、整个社会展现他们的能力（也就是他们的资质、训练、经验、和价值等）。

从次，督导者们需要特别注意在督导过程中以及被督导者提供的服务框架中出现的多元议题。督导者和被督导者一起探讨某种特定跨文化互动中权力的作用，并了解同一文化中及不同文化之间的差异性、相似性、变异性，如此，被督导者才能提供适合该文化的实务工作，督导者也能提供有文化依据的督导。

最后，随着督导关系的进展，督导者要充分发挥守门员的作用，给予被督导者适时、详尽的回馈和评估。督导者要建立一套可以处理临床紧急状况的程序、解决被督导者在专业或个人方面遇到的困难，并采取积极主动的措施以解决督导中出现的分歧。身为守门员，督导者在评估过程中要中肯、直接。如果被督导者的表现无法达到应有的水平（合格的或最低标准的），或者因为个人的因素面临执业上的困难，督导者应该采取特定的补救方式，包括让被督导者接受个人治疗或采取其他方法。

就像知情同意原则描述的一样，督导者要告诉被督导者他们偏爱的督导和临床实务模式，以及督导情境的本质，包括相关的策略和程序。根据这些信息，被督导者可以选择符合其偏好的督导者。督导者不能因为个人的偏见或喜好而歧视某些工作者并拒绝提供督导。督导者应该要尊重被督导者的独特性、尊严，以及拥有不同价值观、态度、信念的权利，他们要了解并拥有足够的敏感度去觉察多元文化的影响（如种族、文化、性别、宗教等），包括影响他们

---

[1] *American Association of Marriage and Family Therapy*, 2017.

与被督导者之间的关系，以及被督导者的临床实践与模式选择。

虽然很多人不鼓励督导者和被督导者建立多重关系，即督导者与当事人除了专业关系，还可能会有一些社会上的、生意上的、经济上的、宗教上的或者其他方面的角色关系，但是多重关系是普遍存在的现象。多数的督导者总会在某些时候遇到这种状况，有时被督导者和督导者签约并直接付钱给督导者，这样便同时存在督导及财务上的关系。针对这些重叠的角色，主动、清楚划分界限能够给彼此的关系带来安全感、可预测性以及信任的感觉，这是有效督导的基础。置身于多重关系的督导者要设法将服务对象及被督导者的利益最大化，同时最小化他们可能遭受到的剥削。

督导者和/或被督导者有可能同时身兼多种专业身份，像是牧师和治疗师或督导者，此时小心谨慎地处理界限问题显得特别重要。大多数督导者都同意有些多重关系是禁止的，包括与被督导者产生性关系[1]，或者督导自己的家庭成员或亲近的朋友，这些都有可能影响督导者和被督导者的判断，也会限制督导的范围和效力。

督导者通常会触及被督导者个人经历中的困难和障碍，这些本质上有可能是情境造成的暂时的问题，也有可能产生广泛且久远的影响。在督导中所收集到的信息，无论是有关被督导者的专业还是个人生活，都需要遵守保密原则。除非遇到一些特殊状况，这些状况包括：督导是训练课程的一部分，而授课老师和督导者会互相咨询；被督导者反映服务对象或他们自己有可能伤害自己或他人；或法律中明确规定对保密原则的限制。除此之外，督导者需要请被督导者签署一份书面的请求才能透露信息。

2. 督导的资质

从词源看，"社会工作督导"是由英文"supervision in social work"翻译而来。国际上通行的美国社会工作协会（NASW）和社会工作委员会协会（ASWB），以及澳大利亚社会工作协会（AASW）制定的社会工作督导标准或指引，都极其详细地规定了

> 专业关系中的多重关系是指，专业人员在同一时间与当事人可能会有不止一种关系。由于居住和工作的社区性质，社会工作者与当事人除了专业关系，还可能会有一些社会上的、经济上的、宗教上的或者其他方面的角色关系。

---

① NASW, *Code of Ethics of The National Association of Social Workers*, 2008.

督导者的资质、能力及督导的过程、方法等多个方面的要求，但并没有对社会工作督导者注册做强制规定（见表2-1）。

表2-1 不同社会工作督导规定对比

国家（城市）资质标准制定机构	从业（实务经验）	学 历	准 入 规 定
香港/香港社会工作者注册局	至少有五年相关领域的实务经验	一般至少有社会工作者文凭	无注册规定，由香港社会工作者注册局提供指引
美国/NASW&ASWB（后者包括加拿大十省）	至少有三年与受督导社会工作者从事领域一致的实务经验	本科及以上	无注册规定，由NASW和ASWB共同制定社会工作者督导标准
澳大利亚/AASW	至少有三年相关实务经验	学习过受AASW认可的专业课程	具有AASW的会员资格
深圳/深圳市社会工作者协会	有四年以上社会工作者实务经验或等同于该经验的其他公益或管理实务经历	社会工作或相关专业本科及以上	选拔考核
广州/广州市社会工作协会	有三年以上实务且参加督导培训班；教学年限足够高的高校教师；或香港社会工作者	一般要求社会工作专业大专及以上	督导资格认证

从表2-1中可以看出，美国、澳大利亚，中国香港、广州和深圳都规定，作为社会工作者督导，需要有3—5年"实务经验"（广州对高校教师要求除外）以及拥有社会工作或相关专业本科及以上学位。不管国外还是国内，业内公认，要成为督导，前提是必须具备"实务经验"和接受社会工作专业教育。

（三）医务社会工作实践中的价值观冲突

在医务社会工作中发挥作用的价值观包括社会、专业和个人价值观，这些不同层次的价值观构成医务社会工作的价值体系。当代社会的价值观具有开放性、多元性和矛盾性等特点，在实践中，不同层次的价值观问题纠结在一起，不可避免地会产生伦理困境。

1. 社会价值观和医务社会工作专业价值观的冲突

一般而言，医务社会工作的专业价值观是以社会价值观为基础的，是社会价值观的反映，表现为：奉行人道主义；维护患者的尊严并尊重其价值观；患者有自我决定的权利；发挥患者的潜能；充分利用各种资源为患者提供服务；患者有接受全面医疗照顾的权利；提高患者的生活质量而不仅仅是延长其生命；重视影响健康的社会因素等。医务社会工作的专业价值观对患者这一特殊群体的利益和权利给予高度关注。而当今社会崇尚效率意识、竞争意识、自主意识，有时会将比较健康、聪明和有创造力的人列为优先考虑的对象，并赋予他们更多的利益和权利，而身患疾病者可能被视为在社会竞争中的弱者，进而可能被社会淘汰、抛弃。这一价值观可能会导致人们为了追求效益而忽视弱势群体的利益，为了追求个人权益而不顾他人利益，甚至不承担社会责任。

2. 医务社会工作的专业价值观与医学专业价值观的冲突

医务社会工作者作为协调者和合作者，必须遵循医学专业的宗旨，在遵循医疗团队共同价值观的同时还必须维持自身专业的价值观。比如，医学专业的价值观重视最大限度地使疾病好转、减轻病痛和重视患者机体的康复；医务社会工作的价值观则关注如何减轻疾病对患者心理层面的影响，重视患者存在的意义、价值及其社会功能的发挥。再者，如今医疗服务行业为满足日益增长的社会需求，面临各方面的挑战，医生承受着来自患者、院方和卫生行政部门等多重压力，这使得他们更多专注于自身知识和技术水平的提高，可能很多时候无暇顾及患者的个体差异。医生作为专家、权威人士，在整个诊断治疗过程中，希望患者完全听从他们的意见。而医务社会工作者强调情境对个人的意义，通过患者的参与促进问题的解决。他们尊重患者的权利，尊重患者的选择，帮助患者发挥自己的潜能，但不替患者做最后的决定。可见，这两个专业在面对复杂的工作情况时，有时难免产生价值观的矛盾和冲突。

3. 医务社会工作专业价值观与医务社会工作者个人价值观的冲突

专业价值观是指导医务社会工作者在实践活动中进行价值判

断的基本原则。医务社会工作者理应以专业价值观为重,但作为一个社会人,医务社会工作者的个人价值观还不可避免地受到所处社会环境和文化背景的影响。医务社会工作者的专业价值观要求工作者全心全意为患者服务,维护患者的最大利益。但是由于社会上新出现的各种思想观念和行为方式的影响,一些医务社会工作者不认同、否定甚至违背专业价值观,他们在实践中根据自己个人的价值观念决定遵循或违背,或在一定程度上遵循或违背某些专业价值观,通常表现为个人的自我价值至上,以个人为中心,过分强调等价劳动换取等额报酬,过分强调个人的利益得失,对待患者往往缺乏责任心和诚恳的态度等。

4. 医务社会工作者的价值观与患者价值观的冲突

医务社会工作者与患者建立专业关系的前提是双方有着基本相同的价值观,至少双方在价值观上有着某些共同之处,但是由于两者在个人背景、生长环境、遗传禀性、个性特征以及个人受教育的程度等方面都存在差异,在实际工作中可能会出现价值冲突。比如,医务社会工作者将患者作为一个独特的人并且尊重他,但是当患者的疾病是一些令人产生恐惧或误解的疾病,医务社会工作者也可能出现偏见,不能完全价值中立地看待患者。

（四）医务社会工作实践中的伦理困境

价值观的冲突直接引发伦理困境,当一个从业者面临两个或两个以上相互冲突的价值时,伦理困境就可能会产生。所谓伦理困境,是指当专业核心价值中对专业人员要求的责任与义务发生相互冲突的情形,社会工作者必须决定何种价值要优先考量。由于医务社会工作的专业价值观和伦理守则是在静态的、抽象的层次起指导性作用,而医务社会工作者常常会遇到很多变化的情况,因此,他们可能会在实际工作中陷入伦理抉择的两难境地。

1. 由忠诚的冲突引发的伦理困境

医务社会工作者是医疗机构的工作人员,代表医疗机构的利益,必须站在医院的立场考虑问题,同时又代表患者的利益,要为患者的权益着想。当医疗机构与患者之间的利益发生矛盾时,医务社会工作者应当站在哪一方呢？比如，为了某项医学研究，医院延长病人的住院时间；医生带着一群医学院的实习学生去查看一个女性患者的病情使其感到难堪并产生心理压力等。怎样做才能既保证医院的教学任务和研究，又保障患者的权益？当出现类似情形时，医务社会工作者应当首先忠诚于患者还是医疗机构？优先考虑患者的利益还是医疗机构的利益？这些问题需要医务社会工作者在具体实践中经过周密考虑后做出抉择。

2. 由"患者有知情权"导致的伦理困境

学术界多数学者将"知情同意"作为一个权利来考虑，然而有学者也提出"知情同意本身应当指代的是两个完全不同的权利——知情权和同意权"的观点。从理论上来说，"患者有知情权"是指患者有权从医疗机构获得有关自己疾病的诊断、治疗和预后的所有资料，但是这一点在实际工作中却难以把握。比如，目前住院患者可能无法得到医院提供的记载自己病情的完整病历，只能在出院时得到摘要性、总结性的病历，因为一些患者对疾病的某些重要的环节和结果的误解，有可能会造成医患关系紧张，甚至导致医疗纠纷，而且如实告知病情有可能使患者丧失治疗的信心或引发不良后果。因此，对患者适度隐瞒病情有时也是有必要的。从某种程度上来说，"强调知情权实质上是患者家属的权利，特别是在对一些重症、绝症的知情上"。但哪些是不宜向患者说明情况的情形呢？究竟应该让患者知道多少有关其病情的资料？在何种情况下可以掩盖部分病情的资料？医务社会工作者一方面要完成自己的本职工作，协助医疗机构提供高质量的服务和各方面的医疗服务信息，另一方面要尊重患者对医疗过程的参与，维护患者对自己病情的知晓权，而这些都有可能将医务社会工作者置于伦理选择的两难困境之中。

3. 由辅助生殖技术引发的伦理困境

人工授精、试管婴儿、代理孕母等辅助生殖技术在给不孕夫妇带来福音的同时，也给人类现有的社会规范、法律制度、伦理道德和亲属关系等带来巨大的冲击。比如，代理孕母是当女方无法怀孕分娩时能够得到有血缘关系子女的唯一方式，但是也有可能引起各

知情同意是国外社会工作伦理中非常重要的原则之一。然而在中国文化背景下，这一点通常比较难做到。尤其是涉及癌症之类的严重疾病时，一般都是家属先知道病情，而患者本人往往最后一个知道。社会工作者需要尊重患者家人想法，如果家人决定不告知的话，社会工作者一般也不能干涉。案主知情同意这个原则需要本土化。

种伦理争议。这种生殖方式破坏了传统家庭伦理，将第三者引入生殖过程，破坏了爱情和婚姻，还可能出现辈分不清以及亲戚关系错乱的现象，而且难以确定母亲的身份和地位。再者，有可能"使妇女沦为生育机器，贬低了女性的尊严"。随着将来医务社会工作服务领域的扩展，医务社会工作者都不可避免地要面对诸如此类的伦理困境。

4. 专业价值理念与专业敏感度差异导致的伦理困境

医生的主要职责是对患者的生理疾病进行诊断和治疗。医生组成治疗小组进行例行查房、执行手术、门诊问诊和制定治疗方案等工作，护士需要落实医生的治疗方案并进行导管管理、打针、生理指标监测等，负责住院所需的各种照顾。医务社会工作者则主要负责其心理、家庭和社会关系层面的问题。医护人员与社会工作者共同合作，为患者提供服务，最终达到改善其身心健康状况并提高生活质量的效果。但是，由于医护人员与医务社会工作者关注的焦点不同，仍会出现一些偏差。例如，患者出现幻觉疼痛的状况，家属希望社会工作者能够缓解其焦虑情绪，而医生和护士的反馈却是患者身体状况逐渐恢复，心理状况良好，无明显焦虑情绪。这可归因为医护人员与社会工作者专业敏感度的差异。医护人员转介给社会工作者时可能会加入个人判断，更多地关心患者的身体情况，忽视其心理和社会支持状况。二者的关注焦点不同，应对方式存在差异，但在医院场域，医生权威性远高于医务社会工作者，医务社会工作者在处理个案的过程中也会遭遇伦理困境[①]。

二、医务社会工作的伦理议题及其解决

在医务社会工作的理论和实践领域，伦理困境一直是研究和讨论的重点。服务于一线岗位的医务社会工作者在面对难于抉择的伦

① 吕秋丽、陈虹霖：《医务社会工作实务中的伦理困境及对策研究——以癌症患者为例》，《社会工作》2018 年第 3 期。

理困境时，需要与本土环境相适应的社会工作伦理为其提供指引和帮助。然而，目前国内对社会工作伦理的研究尚未成熟，既有研究以直接引进和借鉴国外社会工作发展经验居多，内容局限于理论层面的探讨，基于本土化实践的研究不足。这对国内社会工作的试点和推广十分不利，也给医务社会工作研究和实践提出了更高的要求。

（一）解决医务社会工作伦理困境的指导原则

对于医务社会工作实践中可能面对的价值观冲突和伦理困境，可以运用以下原则和方法作为行动的指南。虽然，这些原则是一般意义上社会工作实践的指南，但是它也同样适用于医务社会工作的服务领域。

1. 雷默提出的指导原则 [①]

西方学者雷默在《社会工作实务的伦理难题》一文中提出解决伦理困境的指导原则：① 获得个人行动的必要先决条件，如生活、健康、食物、住所、精神平衡等是最重要的；② 获得个人行动的必要先决条件的权利应优先于获得个人自由的权利；③ 个人自由权利应优先于个人幸福的权利；④ 个人幸福的权利应优先于团体规则。这些原则在做出伦理抉择时所起的指导作用在于，其决定着选择过程中的行为倾向性和最终的选择结果。

2. 社会工作价值序列

这一原则是将医务社会工作的道德伦理原则按照其重要性的程度排成序列，当出现在两个价值之间难以取舍的情形时，医务社会工作者应该首先服从其重要性排在前面的那个价值原则，这一序列为：① 保护生命（个人于社会的基本生存需要）；② 维护独立性、自主性和自由；③ 营造平等的机会；④ 提高生活质量；⑤ 保护每一个社会成员的隐私权；⑥ 讲真话，并开放所有信息；⑦ 根据自愿接受的原则行动。

上述解决社会工作伦理困境的指导原则，是西方学者在西方社

---

① F.G. Reamer, "Ethics and Values", in Edwards Richard et al., eds., *Encyclopedia of Social Work*, NC: National Association of Social Workers Press, 1994, pp.897-898.

会价值观的理念框架下提出的，或许对中国社会并不完全适用，但却有许多合理成分值得借鉴。目前，在我国（除了港澳台地区）还没有制定出医务社会工作的专业伦理守则。在医务社会工作实践中，应当注重将西方社会价值观的合理因素与中国社会的特性相结合，至少要特别重视以下几个伦理原则：① 适应性的原则，即医务社会工作者要具备专业知识背景和个人能力；② 知情的原则；③ 保密的原则；④ 尊重患者的原则；⑤ 理论联系实际的原则。

　　总而言之，医务社会工作实践中的伦理抉择是一个复杂的过程，因医务社会工作者知识和能力、实践环境、患者情况等的不同而呈现出不同的状态。这就要求医务社会工作者在做出抉择时不仅要从价值观、理论原则、参与者以及效率和效益等方面进行考虑，还要参考有关文献中的成功案例，请教有关专家并与同事共同商讨，最终做出更科学的抉择 ①。同时，医务场域中的伦理抉择受到很多因素的影响，所以要结合具体的场景、具体的事件和人物进行分析和整理。其中，督导和同事的作用必不可少。当遇到自己无法决定的问题时，要及时与同事、督导商量，依靠集体的力量一起解决问题。

（二）医务社会工作伦理困境的应对模式

　　在伦理决策的过程中，一些具体的处理步骤可以帮助社会工作者做出审慎评估。以下几个模式都可以为我们提供参考。

1. 约瑟夫（Joseph）的伦理决策模式

　　美国社会工作伦理守则起草人约瑟夫认为，处理伦理决策时可以先从实务环境或机构分析实务情境存在的两难或困境。就情境的事实，相关的实证资料或是伦理研究等来源，收集完整的背景资料，并从事实面、实证资料面、伦理面、法律面与伦理守则分析，提出赞成或反对的观点进而做出价值判断。他指出，在做出价值判断时，应同时界定出个人价值观，将这些价值观的评量排出优先级，检视其中是否有偏误和什么样的偏误。如此，社会工作者才能

---

① 孙建丽：《论医务社会工作中的价值观冲突和伦理困境》，《医学社会学》2008 年第 9 期。

选择原则，利用这些原则提出赞成与反对两方的证明，或者辨正其选择合理性的说明 ①。这种架构尚有些待厘清之处。首先，如何排定价值优先级？例如机构的政策、督导的意见、社会工作者的判断以及案主的意愿，究竟要以何人的价值优先排定？是以案主为重，还是以社会工作者的判断为先？抑或是以机构行政裁量权的介入为最优先？这不仅与案主的权益有关，同时也涉及社会工作者的专业职责，甚至是机构的专业责信。

其次，正反意见（或者优劣势）的归整有助于检视价值观，但是价值判断往往也涉及判断者的个人价值取向与立场，那么决策者是否已经明了自己的价值取向与依循理性（即事实面、实证资料面、伦理面、法律面与伦理守则等资料）所作出的价值判断之间有何差异？也就是说，社会工作者要做到约瑟夫所主张（表明评量价值偏误）的能力如何？同样的情况，也极可能产生在选择阶段，决策者的选择原则必定依循着前面所做的价值优先级设定。因此，当社会工作者不了解自身所处的情境和其中反映出的价值取向时，将有可能会以自己的价值观作为价值判断的基准，或者必须为一个自己不完全了解的决策背书。

2. 马蒂森（Mattison）的伦理决策模式

马蒂森 ② 由实务情境的种种情形，建构了另一个伦理决策模式。她认为，伦理决策的第一个步骤开始于社会工作者了解个案资料所汇集的全貌（包含个人与环境）。第二个步骤则是从社会工作者的角度，将分析推展至仔细地区辨个案的实务面与伦理的考虑因素。然后再进入第三个步骤，即明确地指认对立的价值。例如，在一个未婚怀孕的案例里，对立的价值可能包括案主自我决定的权利相对于父母知道他们女儿怀孕的权利；抑或是未成年者的自主权相对

---

① V. Joseph, "A Model for Ethical Decision-Making in Clinical Practice", in C.B. German, eds., *Advances in Clinical Social Work Records*, Belmont: Wadsworth, 1985.

② M. Mattison, "Ethical Decision Making: The Person in the Process", *Social Work*, 2000, 45(3).

于未出生婴儿的健康与安全需求;以及其他与此有关的一些对立的价值,必须要被明确地指认出来。然后,第四个步骤是社会工作者必须参酌伦理守则来指认与评鉴哪些义务是伦理守则所提出的,以及确定社会工作者一定要履行的特定义务。第五个步骤是进行伦理的评估。决策者将那些看似合理的与具有潜在影响效果的行动方针标定出来,并做衡量与加权。马蒂森曾举前述未婚怀孕的案例,提醒社会工作者要去思考,当其违背未成年案主所表达的意愿而揭露讯息,那么将会对案主、家人或是社会工作者有何影响性的后果?如果因为在个案处遇上应遵守的相关法定义务的疏忽,社会工作者的权益又会以哪些方式而被影响? 不同的行动选择所需的投入与利益,将会因为每一个涉入的个体而有不同。在经过这些审慎的评估之后,社会工作者才能选定如何行动。伦理难题的解决最后意味着以比较义务或价值的优先级所做的决定。马蒂森认为在决策过程中,决定一直受到个人偏好、专业角色、对法律和政策的承诺、实务经验、动机、态度和一些个人其他的期待所影响。因此,自我觉察的工作在每一个工作步骤中都必须好好地去执行。

3. 莱姆(Reamer)的伦理决策模式

不同的伦理决策模式各有其不同的特点。但莱姆[①]所提出的伦理决策过程,却将这些模式中的不同阶段所执行的步骤,做了较完善的处理与提示。他认为系统性的伦理选择过程可以包含以下七个步骤。

(1)厘清伦理议题:包括冲突的社会工作价值与职责。

(2)找出所有可能被伦理抉择影响到的每一个人、团体、组织。

(3)尝试找出各种采取的行动以及参与者,并评估每种行动的利弊得失。

(4)审慎地检视赞成或者反对每一种行动的理由,考虑相关的伦理守则与法律援助;伦理理论援助与指导方针(例如义务论与目的论,效益主义的观点及其衍生出来的伦理守则);社会工作者实

---

① F.G. Reamer, "The Evolution of Social Work Ethics", *Social Work*,1998, 43(6).

务理论与原则；个人价值观（包括宗教、文化、种族、政治），尤其注意可能与自己价值观相冲突的部分——机构政策。

（5）征询同事及专家意见。

（6）作决策并记录抉择的过程。

（7）监督评估与记录伦理决策所带来的影响。

（三）关于患者知情同意权与中国本土价值观的冲突

知情同意是生命伦理学的基本原则。从《纽伦堡法典》到《赫尔辛基宣言》，自主权理念被广泛接受，知情同意获得了在生命伦理学领域的合法性，并成为开展临床实践与医学研究的指导原则。

在我国，医院是医疗机构的主要组成部分，一个正规的医院往往根据患者的就医流程设置不同部门。在患者就医的整个过程中，在不同阶段会接触不同的医务人员，要了解的医疗信息也相当广泛。患者知情权，就是患者在医疗机构接受就诊和治疗过程中可以要求了解所有必要的相关信息的权利。依据医疗信息所涉及的内容，可以分为以下几类：① 涉及医疗机构资质和环境的信息；② 有关医疗设备的信息：③ 医务人员方面的信息；④ 医疗服务方面的信息（如门诊服务咨询、投诉服务、预约服务等）；⑤ 直接与患者的病症和治疗有关的具体信息；⑥ 医疗费用方面的信息；⑦ 其他医疗信息。患者的知情同意权强调的是患者的医疗自主决定权，仅涉及治疗环节中患者对医方提供的带有侵袭性医疗行为的"知情同意"问题。患者知情同意权包括"知情"和"同意"两部分。所谓"知情"，是指患者有权知悉做出医疗决定所必需的信息。由此可见，知情同意权中的"知情"与患者的知情权是有区别的。前者知情的范围仅限于患者做出同意决定所需的医疗信息，如医方欲采取的治疗方案的名称、具体实施步骤以及治疗可能存在的风险等信息。后者的范围较为广泛，只要与患者接受医疗服务有关的信息，患者均有知悉的权利。因此，患者知情同意权中的"知情"在范围上显然小于患者知情权，仅涉及与"同意"相关的医疗信息。所谓"同意"，是指在充分知情的基础上，患者接受或拒绝医方建议采取的医疗行为。任何医疗行为的实施都必须以患者的同意为前提，否则就是侵权行为。患者知情同意权中"知情"与"同意"是密不可分的统一整体。一方面，知情是同意的前提和基础。由于医学是一项专业性极高的科学，患者因不具备医学专业知识，很难理解相关医疗信息。这就要求医方以患者可以理解的语言和方式，告知患者做出同意决定所需的医疗信息。只有在知情基础上所做的同意才是有效的同意，才是医疗行为合法化的前提。另一方面，同意是知情的目的和价值体现。患者获取了必要的、足够的信息之后，要对这些信息加以分析、权衡利弊，最终作出最有利于自身健康的医疗决定——同意或者拒绝医疗行为。所以，"知情"与"同意"是患者行使知情同意权不可缺少的两个方面。

1. 知情同意在中国的伦理困境

（1）生命权优先还是自主权优先

知情同意意味着患者在充分理解医师披露医疗信息的基础上有拒绝某种诊疗措施的可能。当这种拒绝的后果是威胁患者生命或重大健康利益时如何解决权利冲突呢？我国法律并没有对此做出明确的规定。学者也因此分为鲜明的两大阵营：一派认为，知情同意事关人的尊严，生命的本质是自由，违背患者意愿、缺少患者有效同意的治疗行为是专断的医疗行为。另一派认为，生命之宝贵，是一个古老的命题。今日观之，生命权仍是第一人权，知情同意等其他一切权利，与生命权相比都是次要的，是可以放弃的。人作为具有社会意义的社会存在，注定不可能享有不受社会制约的绝对排他性的自我决定权。人的社会性联系以及由此决定的社会性制约，决定了人对自己的生命与身体注定不可能享有完全自主决定处分的权利。而医师的职责是救死扶伤，如一味听命于患者，置患者生命健康于不顾，有悖于确认患者知情同意权的初衷。

（2）患者同意还是近亲属同意

关于知情同意的主体问题，我国尚未有明确的规定。医师一般认为患者未经医学训练，难以真正理解医生告知的信息，告知只是徒增患者的心理负担，甚至加重病情，因而偏好采用保护性医疗措施。加上受传统儒家重亲情人伦关系、忽视个人主体性思想影响，

患者本人的知情同意在国外是有明确法律规定的，近亲的家属是否需要知情同意是由病人本人决定的。我们国家无论是在法律层面还是在文化层面都把近亲家属作为知情同意的"守门员"，尤其是在严重疾病的告知方面，家属往往是病人知情同意的决策人。

患者也习惯于将自己的权利交给近亲属。《中华人民共和国侵权责任法》规定，"不宜向患者说明的，应当向患者的近亲属说明，并取得其书面同意"。为了避免承担法律责任，医生更倾向于将"宜"与"不宜"之判断交给近亲属，家庭在医疗决策中有着重大的作用。但是这种做法逐渐受到人们的质疑，其理由有：第一，保护性医疗措施下患者的心态是不真实的；第二，患者知情后的心态并不都是坏的；第三，保护性医疗措施限制了患者的知情权，实际上剥夺了患者的自主决定权。

（3）保护患者还是保护医生

目前，我国社会正处于由传统的家长主义模式向现代的尊重患者自主权的知情同意模式转变的过程中，许多医生和患者仍习惯于以传统的家长主义方式来处理医患关系，认为知情同意只是正当法律程序的一个形式。但改革开放以来，我国患者的就医观念发生了较大的变化。医生们敏锐地察觉到了这一变化，为求"自保"而不得不更加小心翼翼。因此，视知情同意为患者"自冒风险自负责"的凭据而加以利用，患者的"保护伞"异化为医方的"护身符"，知情同意成了医患信任危机的导火索[①]。

2. 我国知情同意的实践特点

我国传统文化一直深受儒家思想的影响，在医学领域也有所体现。中国古代就有"医儒同道"之说。战国时期的《黄帝内经》强调医师必须"济群生"，《大医精诚录》要求医生拥有正直、诚实的品行，对待病人要一视同仁、皆若至亲。明代徐春浦的《古今医统》及清代喻嘉言的《医门法律》等著作也要求医生遵守其职业操守，不可做不道德的事。由此可见，我国古代医患关系是父权主义模式，这一时期的患者知情同意权尚未成为一项独立的权利，而是隐藏在对人身权的保护之中。到了现代，伴随医疗卫生体制改革的深入，医患纠纷日趋增多，传统的医疗父权主义模式难以为继，患者知情

[①]　钱丽荣、王伟杰、何利文：《患者知情同意在我国的困境与出路》，《中国医学伦理学》2012 年第 6 期。

权的合法身份逐步得到承认。我国的《医疗机构管理条例》《医疗机构管理条例实施细则》《职业医师法》等法律法规明确承认患者享有知情同意权，但与发达国家相比，有关知情同意权的规定仍然存在不足之处[①]。在当时的社会语境下，患者知情权以消极权利的形态出现，并不是以成文的形式明确规定病人知情同意权，而是通过规定医师的告知义务来确保患者知情权的实现。发端于西方社会的知情同意，进入我国法律视野已有三十年左右，然而基于传统文化与社会现实的差异，知情同意在国内的实践呈现出与西方不同的特点。

知情同意在中国的演绎与转变，时间短暂但发展迅速。目前，我国已初步建立了以告知与同意为主要内容的具有现代意义的知情同意制度。然而，在中国医疗领域，知情同意实践深深烙上了中国传统文化的印痕。

（1）主体间性凸显为信息告知的"权威主义"

主体间性是主体存在结构中的"他性"，一种主体之间的社会关系，范畴内的主体间相互联系并具有平等地位，同时保持各自的特性与彼此差异的张力，彰显了主体间的相互承认、交往、沟通、对话与理解。知情同意颠覆并解构传统医疗模式中医生的单一主体性，凸显了患者在医疗实践中的自主性。在知情同意过程中，医生与患者均以主体性身份参与医疗关系，医患间的统一性构成了知情同意的主体间性。从信息告知到理性决策的整个过程，均彰显了医患双方平等的主体性。但在中国当下的医疗实践中，医患关系呈现为一种传统与现代的断裂特征——权威主义。医患关系的权威主义范式表明，它既非传统中的家长主义模式，亦非现代意义上的民主平等模式。

在漫长的医学历史长河中，医患关系曾表现为医疗家长主义模式，医务人员以提升患者福祉或保护患者免受伤害的专业伦理为首要考量，有时甚至违背患者意愿而干预其选择。这种模式的可辩护性基于：第一，医务人员承载的专业性知识，医患双方信息不对称；第二，行善是医学伦理的古老传统，医务人员应当尽可能地维系患

① 李秋红：《关于患者知情同意权的初步探讨》，烟台大学硕士学位论文，2010 年。

者的健康福祉而避免不利于患者健康的选择。在家长主义模式下，医生处于绝对权威地位，而患者只能服从，医患世界是"沉默的"，但是医生必须履行治病救人的社会责任，知情同意的横空出世瓦解了医务人员在医疗领域中的绝对权威，抛弃了医患不平等的理念，树立并接受了民主平等的价值观。易言之，在知情同意模式下，医患之间应当相互尊重并彼此信任。但是，社会转型期，传统家长式医疗观念并未被完全抛弃，新的价值体系正在建构，而权威主义正是这一阶段医患关系呈现的一种范式。一方面，"医疗父权主义"思维对于医务人员的影响较深，部分医务人员缺乏对患者权利的尊重。医患信任资源不足，部分医务人员在功利主义的推动下，以治疗或研究为目的，忽视病人的知情同意权。而从患者的角度来看，患者的知识水平参差不齐，不少患者未能意识到权利的内在价值，这在一定程度上影响了知情同意的实行。更为重要的是，我国"对于患者自主权的绝对保护尚未得到法律认可"。另一方面，经过改革开放的洗礼，公民权利意识开始觉醒，但是总体而言，权利意识与自主观念还比较淡薄。这种境遇下，医患双方对于医务人员权威还具有依赖性，距离平等的医患关系模式尚有距离。医患关系的特殊性导致知情同意实践由传统的"沉默"向现代"沟通交流"模式过渡。

（2）决策主体表现为知情同意的家庭范式

发端于西方个体文化的知情同意，在中国语境下的实践表现为家庭主义范式。家庭作为知情的主体，做出临床决策，并由家属代表在知情同意书签字授权。家庭作为独立的社会主体参与知情同意的全过程，并承担知情同意过程中的绝大部分义务，从而遮蔽了病人作为知情同意主体的角色。医生首先要告知家属相关病情，病人的整个临床决策事务全部由他的家庭来承担。实际上，中国传统的医患关系并非医生与孤立的病人的直接关系，更多情况下是指医生与作为整体的患者家庭之间的关系。由这种家庭主导的关系模式所形成的医患关系被称为医生—家属—病人关系，医生与家属之间的关系构成一种比较简单的信任关系。

在告知环节，信息参与由医生、家属与病人构成，但告知对象是家属而非病人。是否告知病人及告知哪些信息，家属具有决定权。在告知的优先次序上，相对于医生对病人的告知以及家属对病人的告知，医生对家属的告知具有逻辑与时间上的优先性。即使家属对病人的告知和医生对病人的告知可能同时进行，甚至医生对病人的告知在先，但是医生的告知也是在同家属协商之后才进行的，并且医生的告知需征得家属同意。医生对病人是否告知以及在何种程度上告知，这都是同家属协商并由家属决定的。家属则是需要完全告知、充分告知，对病人只是部分选择性告知。对于信息的真实性问题，中国的临床实践一直是这样的：第一，在医生提供信息的基础上，由家属判断真相是否有利于病人；第二，家属有最终权威来决定是否告诉病人真相。如果癌症患者的诊断结果已经出来，医生往往是首先将结果告诉给患者最亲近的一位家属，由家属决定是否以及如何告知患者，如果家属决定不告诉患者真相，医生必须服从这个决定而隐瞒真相。在中国的临床实践中，医生甚至有配合家属对患者隐瞒真实信息的义务。

在同意方面，决策与授权作为知情同意的最后环节由家属做出。信息告知是同意的逻辑前提，决策与授权是知情的必然结果。同意并非患者对于医生推出的治疗方案的简单给予"是"与"否"的表态，而是患者综合自己实际情况后对各项方案的优劣进行判断并抉择。在西方，一个有完全行为能力的病人具有医疗决定的最终权威，每个人都要为自己的选择承担责任。但在中国，病人的临床决策由家庭做出，患者的家庭才是医疗选择的最终决策者。其目的是为了保护脆弱的患者，维护患者的最佳利益。因为在中国，亲子之爱是超越任何契约关系的。一个人的伤残与病痛不仅是个体的事情，更是整个家庭的问题。照顾病人是家庭事务的内容，也是家属的应当责任，而接受信息告知与决策是为病人分担责任的方式。若让病人自己签字接受手术是奇怪的，也是不人道的。因此，在临床实践中，如果患者拒绝治疗，而家属成员与患者意见不一致时，即使患者有行为能力，医生也往往会尊重家属的意见。当多个家属参与决策时，由家属代表最终在同意书上签字。家属代表由全体家庭成员同意并推选，通常能代表整个家庭的利益，其授权代表整个家庭，在做重大临床决策时，所有的重要家庭成员都要聚集起来召开家庭会议。这说明，决定与授权是由整个家庭做出的，家庭代表只是起到一个在同意书上签字的作用。

（3）程序性交流变为实践操作的形式主义

知情同意是对患者自主权、人格与自由的尊重。作为一种道德原则，形式与质料是知情同意原则的两个向度。保持形式与质料的内在统一是贯彻知情同意原则的基本要求。在中国语境中，基于根深蒂固的医患所属的上级关系，知情同意的实践很多时候走向了形式主义与律法主义，片面追求程序上的合法性，忽视了医疗行为的终极价值。一方面，由于知情同意外生于中国社会文化，中国对于知情同意的认知与接纳并不全面；另一方面，社会转型和多元结构的社会特点，在传统价值向现代价值转向过程中出现了利益冲突，医患关系紧张，信任缺失。知情同意的形式主义主要表现在两个层面：告知的程序性与同意的形式主义。

在告知层面，告知的形式主义简化为履行程序的完成。形式在知情同意的实践层面体现为一种程序性，在这种意义上，它（允许原则）是形式的：它为俗世的、多元化的社会中的人们提供了通过互相同意来产生的道德权威的程序。不管在临床实践还是医学研究中，纯形式层面的告知并不缺乏，但通常告知的语词、方式流变为晦涩难懂的专业术语，甚至是缺乏情感色彩的文字。病人（受试者）或因身体／知识的因素，或因陌生环境的因素，在复杂、过多的信息面前，失去了常有的判断力，而不能做出理性的选择。基于对专业人员权威的敬畏，患者（受试者）即使存有困惑亦不敢问，其典型性表现是将告知等同于"知情同意书"。为规避因疏忽带来的诉讼责任，医务人员尽可能告知病人所有信息，将重点放在"知情"层面。这造成了医务人员或研究者将决策责任转移到病人（受试者）身上，弱化了医务人员保护病人（受试者）的责任。从这个意义上说，这种告知不是在尊重病人的知情权，也不是"以病人为中心"，而是"防御性医疗"。

在同意层面，为追求程序的合法性而放弃了医生的告知义务，忽视了患者对信息的实质理解。同意本身是一个决策过程，但是在中国,同意经常简化为患者或家属的"是"与"否"的表态与签字。知情同意很容易异化为医患之间相互提防、保护自我的一种工具。这种形式主义,抽离了知情同意"行善"的质料规定与价值内容,既没有真正地尊重个体的自主,也违背了医务人员忠实于患者健康的社会承诺。

(4)中国知情同意制度的出路

理想社会的达成需要良好的制度保障和良善的公民,知情同意的制度建设也是如此。如果说完善的知情同意制度是现代和谐医患关系建构的基础,那么具有正确权利观与责任观的现代公民就是其良好实践的根本保证。知情同意的深层道德基础是个体权利保障。权利是实施知情同意的基础,权利话语缺席必然造成知情同意实践的空洞。

在当下中国社会语境中,医患信任危机对知情同意实践影响最大。信任既是医患关系形成的基础,也是自主个体"安全感"的防护机制。现代社会中,"时空的虚化"与"社会脱域"机制的形成,为不同地区、不同层次的人群交往提供了便利工具。人际交往更多地面对陌生人,医患关系已经演变为"道德异乡人"。如果说传统社会中,医患间的熟人信任模式凭借与行为者的特殊关系而认定对象身上的价值的至上性,那么现代医患信任易遭到医疗系统中的"官僚主义"的侵蚀而不太稳定。由于现代系统的信任比人际信任抽象,容易降低人们心理上的"安全感",为医患之间的良性互动构筑了一道无形的屏障,导致知情同意的可靠性大为降低。因此,需要加强信任制度的建立,形成知情同意主体间的良性互动。

如同器官移植、辅助生殖技术等伦理难题一样,知情同意也正在成为生命伦理学中的另一个难题。不管在理论中还是实践中,知情同意都面临一定的困难。要破解知情同意的难题,构建合理的干预模式是非常有必要的。这种模式应当包括三个层面的内容:一是从医院层面看,要发挥医院伦理委员会的伦理审查功能。伦理审查制度已经成为解决医学实践难题的重要举措,如器官移植、辅助生殖技术等,知情同意也可以借鉴。二是从社会层面看,可以引入社会治理模式，建立"第三方监督机制"。社会治理已经成为社会变革过程中解决社会难题的重要途径。在生命伦理学实践中，当知情同意出现问题时，医患双方各执一词，纠缠不清，而独立的、与医患双方利益无涉的第三方的存在，有助于解决医患信任不足情况下知情同意的实施。第三方承担的职能涉及建立专家信息库，制定知情同意的程序与方法；形成切实可行的操作规范，组建非专业人员监督组，协助专家监督组进行监督，从而发挥其对知情同意实践的监督功能。三是从政府层面看，要引入司法审查机制。其关注点不是决定本身的合法性，而是达成决定的程序的合法性。司法审查制度使法官作为中立的第三方对争议做出裁决，公众基于对司法及其程序性的信赖可以接受其结果。

在知情同意的伦理议题方面，需要立足我国的社会实践，结合中国文化土壤。不能只是对西方概念与制度进行简单移植，罔顾我国文化传统与现实境遇，否则会遭遇"消化不良"的困境。对于今天的中国而言，既需要与世界进行经济合作，又需要保持自己的文化传统，构建自己的理论视域。家庭主义与"仁爱"伦理是我国道德传统的核心，因此，如何在知情同意制度的建设中发挥家庭的作用与履行医生行善的义务，依然是需要思考的问题。

（四）医务社会工作"案主自决"原则与中国本土价值观的冲突议题

"案主自决"原则是医务社会工作的重要专业价值观，指的是在尊重案主的价值和尊严以及确信案主具有能够改变能力的前提下，帮助案主对当下情境做出分析，鼓励案主自我做主和自我决定。这一工作原则要求医务社会工作者将决定权完全交由案主，遵循案主的意见。但是西方文化下的"案主自决"原则有时会与中国的传统家庭伦理观念产生冲突，从而引发伦理困境。拉尔夫·多戈夫（Ralph Dolgoff）等[1]认为，出现伦理难题可能源自从业人员面临两

① 拉尔夫·多戈夫、唐纳·哈林顿、弗兰克·M.洛温伯格：《社会工作伦理：实务工作指南》（第九版），隋玉杰译，中国人民大学出版社2021年版。

个或更多的相互冲突的价值观。而罗肖泉[①]则认为，社会工作实务中的伦理困境有四个基本内涵：① 带有伦理特征的困难或问题；② 发源于价值观冲突的困难和问题；③ 诱发伦理抉择的困难和问题；④ 诉诸道德责任感的困难和问题。而源自西方社会并深受其文化影响的医务社会工作在中国本土化的过程中，会因为价值观差异而引发一系列抉择困境。其中，"案主自决"原则就是最典型的伦理困境。

梁漱溟在《中国文化要义》中指出，"家庭生活是中国人第一重的社会生活"。医务社会工作者在提供专业服务时，一定程度上并不止是针对患者一个人，而是为患者家庭服务。医务社会工作者时常需要为医院与患者及其家庭搭建沟通的桥梁，帮助患者与家属进行沟通，承担彼此之间的沟通协调工作。患者与医护人员、患者与家属之间可能存在意见不一致、观念相左的情况，这个时候医务社会工作者应该是遵循患者的意见，还是听医生的意见，或者是家庭成员的意见呢？尤其是患者与家属之间存在意见不一致时，案主自决的伦理困境更为明显。如果遵循"案主自决"原则，鼓励案主自我决定，也意味着将案主个人利益和权利置于家庭之上。但中国传统家庭伦理观念强调个人应配合家庭或家族的利益而行动，注重与家庭、社群的关系。在中国人的道德价值观中"家庭具有本体论上的优先性"。如果只是一味地强调"案主自决"，可能会忽略其他家庭成员的意见和感受，反而会加深家庭成员之间的矛盾与分歧，个人与家庭之间的关系也会出现问题。中国传统文化还强调"集体主义"，个人需要对集体负责任，不能只考虑个人的意见，要以大局为重。举例来说，在患者的治疗方案以及对患者医疗处置措施的选择方面，患者与其子女的选择可能有所不同。当患者作为案主，可能出于对家庭经济压力的考虑，希望放弃治疗或者终止某种疗法，但儒家的孝道观"百善孝为先"贯穿中国传统家庭伦理观念中，患者的子女为了要尽孝，希望倾尽全力救治父母。面对这样的

---

① 罗肖泉：《社会工作实务中的伦理困境》，《广西社会科学》2003 年第 9 期。

"案主自决"的实务原则在国内医务社会工作领域中实施的时候，除了考虑中国文化的特殊性外，还需考虑案主的个人因素，如案主有无自决的能力、案主的自决会否伤害自己或他人的生命及其他方面的安全、案主的自决会否导致犯罪和监禁，等等。

伦理抉择，医务社会工作者容易陷入两难境地。

"案主自决"原则要求医务社会工作者把决定权完全交给案主，尽量不要向案主建议应该选择的目标。这一原则在某种程度上规定了医务社会工作者不得影响案主的自我决定和干预案主的选择权，要求医务社会工作者保持自身价值观的中立，尽量避免在提供专业服务的时候有个人情感的介入。但在中国文化的特殊场域下，案主对于医务社会工作者可能有专业上的期待和依赖，案主对医务社会工作者给予充分的信任，希望医务社会工作者能够尽可能全方位地为案主的决定和执行的方案负责。因为在案主眼中，医务社会工作者被当作专业的权威，中国人比较倾向于相信和依赖权威。"案主自决"原则可能不会很好地被案主理解，他们希望依靠专业人士的帮助，解决自身面对的问题。如果医务社会工作者和案主提出"案主自决"原则，容易让案主打消求助的积极性，认为医务社会工作者不够真诚或者是在推卸责任，彼此难以建立相互信任的专业合作关系。如果医务社会工作者回应案主的需求，对其所面临的问题进行积极的干预，也就意味着医务社会工作者会有个人价值观的介入，做不到价值中立，由此陷入伦理困境。

医务社会工作本土化伦理困境产生的原因主要有以下几点。

1. 中西方医务社会工作起源与工作目标不同

西方医务社会工作起源于基督教会，以"博爱平等"为创建理念，许多社会工作者也是基督教徒。西方民众普遍拥有自己的宗教信仰，医务社会工作是在这样的文化背景下应运而生，其价值和伦理也是自发形成的。近代人文主义思潮及发展而来的个人主义是"案主自决"原则的直接思想渊源。而中国的医务社会工作作为国家辅助的社会治理手段以及政府的社会福利方式发展壮大，目前更是作为调节医患纠纷的重要途径。在当前医患矛盾仍然尖锐的社会背景下，民众认为医务社会工作是解决自身问题的行政化途径，而容易忽略其"助人自助"的人文成分。正是因为中西方医务社会工作起源与工作目标的不同，使中西方民众对医务社会工作的态度和预期也不同，因而在实务工作中对医务社会工作者有不同的要求，对"案主自决"原则的理解也会有所差异。

2.中西方文化价值观念的差异

西方医务社会工作价值观念的核心是对个体的高度关注。在西方社会价值和生活理念中,个人是决策问题的关键。西方医务社会工作重视服务对象的主体性和个体性,"案主自决"原则与西方"个人主义"一脉相承。而中国深受儒家家庭伦理观念的影响,对于个人来说,即使面对生死抉择的问题,都需要考虑家庭的意见。

个人主义的推崇易带来权利意识的强化,"案主自决"原则也深受西方权利观念的影响,强调个人权利神圣不可侵犯,人有自我选择和自我决定的权利,个人权利高于集体利益。而中国强调集体主义和整体观念,个人意识被弱化,同时强调个人对他人的责任,因而习惯于放弃对自身意志的释放,倾向于依赖医务社会工作者,从而使得"案主自决"原则难以很好地践行。

应对本土化过程中的伦理困境,可以从"案主自决"原则中家庭主义观念的嵌入以及在"案主自决"原则中适当介入医务社会工作者个人价值观两方面着手。虽然"案主自决"原则强调医务社会工作保持价值观中立,但医务社会工作者可以对案主所面临的问题积极干预。因为医务社会工作作为一项助人工作,其服务对象是患有身心疾病的病人,需要对具体实务有感性认识,因此,坚持价值中立、理性看待问题并不一定能够很好地分析和解决问题。另外,医务社会工作往往涉及医学、法学等专业知识,案主的自身水平有限,其自我决定并不一定正确。如果医务社会工作者对案主的决定不加以评判和干涉,案主的身心健康很有可能受到损害。在中国医患关系不够和谐、缺乏信任的前提下,患者对于医务社会工作者的期望颇高,一味地"案主自决"会让服务对象认为医务社会工作者"不作为",对医务社会工作者不信任,对其产生排斥心理。另一方面,目前中国的医疗制度相对不健全,患者在一定程度上处于弱势地位,承受着心理、生理、经济、生活等方面的压力,做决定的过程中会遇到一系列的问题和阻碍。医务社会工作者可以协助案主一起做决定[①]。

（五）社会工作价值理念下的医患纠纷议题

　　医务社会工作者通过自己的专业为病人提供帮助，它是医疗服务整体的重要组成部分，是改善医患关系、调解医患纠纷的基础。作为一种专业性、综合性的助人手段，社会工作具有利他主义、助人自助、专业伦理和专业方法，对于医疗纠纷和医患冲突的介入具备可行性，是构建和谐医患关系乃至和谐社会进程中一支不可忽视的力量。另外，医务社会工作者具有良好的心理危机和人际关系危机处理能力，可以通过专业的处理程序和方法，力求公正公平地处理医患之间的矛盾冲突，尽可能找到双方都能够接受的调解方案[②]。

　　专业的价值观是社会工作的灵魂。区别于其他的服务活动，专业的价值观是任何社会工作实践活动的前提，也是开展工作的指导方针。

　　首先，医患双方的地位是平等的。社会工作从诞生起，就一直提倡人道主义的价值观，认为任何主体生而平等，人的一切权利和尊严都应该受到尊重，因而平等化也就成了社会工作实践的基本原则之一。对于医患之间的矛盾而言，无论是患方还是医方，都是社会的主体，也都拥有自己的权利和尊严。尤其是作为弱势群体，患方本身就承受巨大的身心压力，他们更需要得到人格的尊重，以及合法权益的维护。不过，虽然社会工作者代表弱势群体说话，但是医方的正当权益也同样需要保护，例如"医闹"现象已经给医护人员带来很大的精神和社会压力，医护人员自身的健康问题也同样需要关注。因此，医患双方本身的地位是平等的。

　　其次，解决医患纠纷的基本原则是公正性。正是因为医患双方的地位是平等的，所以在解决冲突和矛盾的过程中也就需要讲究公

---

① 崔娟、王云岭：《论医务社会工作本土化过程中的伦理困境及对策——以"案主自决"原则与中国本土价值观冲突为例》，《中国医学伦理学》2014 年第 27 期。

② 郭永松、吴水珍、张良吉等：《医务社会工作价值与医患纠纷的调解》，《中国卫生事业管理》2009 年第 1 期。

平性，不能偏袒任何一方。而社会工作的利他主义精神在一定程度上保证了医患冲突问题解决的公平性。面对纠纷和矛盾，社会工作者在中间起到的是调和剂、润滑剂和缓冲剂的作用。一旦医患纠纷产生时，社会工作者会认真搜集资料、全面评估和分析问题产生的原因，并有针对性地计划和介入。

再次，解决医患纠纷的根本在于提高医患双方的自身能力。社会工作具有高度强调服务意识和奉献精神，直接目标是致力于帮助案主解决问题，间接目标是提升其自助能力，即助人自助，这也是社会工作的核心理念。一般来说，在医疗纠纷的问题中，医患双方往往都负有一定的责任，医患冲突发生后，双方也都会受到一定的伤害，因而他们都分别需要相应的辅导。只有涉及各自的问题解决了，才意味着医疗纠纷有可能得以最终解决，否则，仍会导致纠纷的再次发生。最重要的是，通过社会工作的介入，还能促使医患双方注重提高自身能力。尤其是，解决医患矛盾的关键在于医疗机构提高医院管理水平，增强医务人员责任意识、职业精神、职业道德和职业态度，这是改善医患关系最为客观公正、简单快捷的渠道。同时，患者的基本素养也需要通过社会工作者的专业辅导而逐步得到提高。

最后，医患纠纷的解决和预防离不开社会力量的参与。医患纠纷已经成为一个社会问题，因而解决力量除了涉及医患双方和第三方机构外，还需要动员更多的社会支持系统。从社会工作价值观来看，医患纠纷的产生离不开社会环境的影响，即使案主自身（包括医患双方）的问题得到了解决，也并不意味着医患纠纷问题的最终解决。因此，就医患纠纷而言，还应动员大众媒体通过各种途径予以正面宣传。一方面，大力提倡医学伦理；另一方面，致力于提高患方的医学知识，从而树立一个和谐的医疗氛围[1]。

医务社会工作处理医患纠纷的基本程序包括主要有以下几个方面。

---

[1] 安民兵：《社会工作价值理念下的医患纠纷》，《中国医学伦理学》2008 年第 21 期。

一是双方信息公开。大多数医患纠纷源于医疗机构与患者信息不对称。一方面，在发生医患纠纷前，很多患者及家属不了解我国医疗卫生制度方面的政策；另一方面，可能存在医务人员未向患者及其家属告知患者的具体治疗方案的情况，或者也存在部分患者及其家属有意或无意隐瞒患者病情的情况，从而意外造成医疗事故而产生医患纠纷。此外，医患双方还可能对同样的事物有不同看法，比较常见的是对于某些限适应症的药物使用条件的认识，患者或其家属通常倾向于认为符合限适应症条件，而医生从临床医学的角度看并不符合限适应症的条件，导致医疗费用、医疗保险无法报销而产生医患纠纷也很常见。因此，在处理医患纠纷前，首先要将相关信息公开透明化，这是医务社会工作者处理医患纠纷的首要工作。

二是进行有效沟通。患者及其家属与医疗卫生机构发生医患纠纷后，医患关系会急剧紧张。此时，医务社会工作者应及时组织患者或其家属与医疗机构在安全稳定的环境下进行沟通，尽量采用协商、调解的方式有效解决患者及其家属与医疗机构之间的矛盾。医患纠纷发生初期，若患者及其家属情绪波动较大，医务社会工作者要做好患者及其家属的心理安慰工作，缓和两者之间的冲突。在处理纠纷的过程中，医务社会工作者要秉承价值中立的原则，承担调查和协调的责任，综合医患双方所陈述的情况，公正合理地诊断双方纠纷所在。组织医患双方协调时，应站在第三方公平公正公开的角度，拟出解决双方纠纷的协调方案，引导患者及其家属与医疗机构解决矛盾和纠纷。

三是事后及时反馈。医患双方达成有效的纠纷解决方案后，患者及其家属与医疗卫生机构的关系在一段时间内仍持续处于紧张状态，医务社会工作者在跟随医患双方落实纠纷解决方案的同时，要及时向医患双方反馈对方的情况。同时，医务社会工作者需要持续调节医患双方的关系，给予患者一方心理上的开导和感情上的安抚。

目前，医务社会工作处理医患纠纷也面临一些困境。首先，最重要的是缺乏法律依据作为医务社会工作发展的指导。医务社会工作者在处理医患纠纷时，医务社会工作行为尚未有相关法律的保障，可能存在效力不足、得不到患者及其家属认可的情况，甚至会把医务社会工作者完全归为站在医疗卫生机构的一方，导致医患关系愈加恶化[①]。

其次，介入医患关系可能会使医务社会工作陷入伦理困境。医务社会工作介入医患纠纷往往需要承担沟通协调的工作，医疗卫生机构、医护人员、病患及其家属均对医务社会工作者抱有期待，但由于各自的出发点有所差别，医务社会工作者常常会陷入伦理困境。案主自决原则要求医务社会工作者鼓励案主自我选择、自我做主和自我决定。当医患纠纷尤其是医疗纠纷发生时，基于对权威的依赖，病患及其家属倾向于征询医务社会工作者的意见，甚至期望其代为判断或处理。若基于案主自决原则进行回避，患者及其家属会误认为医务社会工作者推卸责任，互相信任的专业关系难以建立；若进行积极干预，在寻找解决方案的过程中难免代入个人的价值观，难以保持价值中立，由此陷入伦理困境。保密原则要求社会工作者有义务保护在专业关系中获得的信息。在医务社会工作者介入医患纠纷时，既要为患方的个人信息、家庭状况等信息保密，又要为医方的诊疗过程、诊疗决定等状况保密。特别是当医护人员在诊疗过程中出现操作失误时，医务社会工作者碍于未被授权不能告知患者及其家属医疗过失的事实真相，难以捍卫患者及其家属的权利，从而陷入两难的境地。

最后，现有体制下医务社会工作介入医患纠纷作用有限。医务社会工作介入医患纠纷确实可以发挥一定的作用，这些也只能起到"柔和剂""润滑剂"的作用。医患纠纷在广义上是指病患及其家属与医疗卫生机构、医务人员之间发生的所有纠纷，在狭义上是指病患因购买、使用或接受医疗服务而与医疗卫生机构、医护人员发生的纠纷。一方面，医务社会工作无法触及导致医患纠纷频发的深层次体制方面的因素。从根本上缓解医患关系紧张的局面有赖于增加政府投入、均衡医疗资源配置以扭转广大群众看病贵、看病难的状

---

① 罗芳、徐芳芳：《医务社会工作面临的困境与发展对策——基于医患纠纷的视角》，《劳动保障世界》2019 年第 1 期。

就操作层面而言，根据国外的经验，医患纠纷的处理和介入，除了医生、社会工作者、医院的相关行政部门外，还需要与警察、司法、评鉴等社会力量或专业机构建立稳固和密切的联系。

况。此外，医患纠纷主要在医疗服务的提供与消费过程中发生，这就决定了医患纠纷的调节主要以医学和法律人士为主体。另一方面，医务社会工作在医疗卫生机构内受制于医疗与行政两大传统权威。在传统医疗模式中的医疗团队里医生占主导地位，医务社会工作者处于边缘化的地位。同时，医务社会工作介入医疗纠纷的调处仍然需要风险预防机制、利益协调机制、矛盾调处机制、检讨和改善机制等一系列的配套机制，而这些机制的建立需要消耗一定资源，有赖于医疗卫生机构行政系统的认可与划拨。

任何专业伦理都是讲究责任的伦理，因此医务社会工作者要对自己的行为导致的结果负起责任。基于伦理原则，当案主向医务社会工作者要求服务时，医务社会工作者本身或是机构在有能力的范围内必须提供所有可能的服务。伦理守则也促使着医务社会工作者先提高自己的能力，并对自己的专业行为做慎重的考虑，以免损及专业信誉和案主的利益。在遭遇伦理两难时，可以通过集体研讨的方式或者学术研究的方法，详细地陈述相关的现象与观点，协助医务社会工作者对伦理判断有更清晰的了解和掌握，进而依据当下特殊的情景，切入事件的核心，比较合理地将事情处理妥当。当今最权威的伦理守则是美国的《全国社会工作者协会伦理守则》，虽然我们在开展社会工作中也多以此作为伦理抉择的一个参考，但是正如其所讲"伦理守则也不能解决所有的伦理问题或争议，或者捕捉到在一个道德社会力求作出负责任的决定所涉及的诸多方面的、错综复杂的因素"，因此，在我国，一套完整的、本土的社会工作伦理体系或者守则仍有待探索。

本章小结

社会工作督导者的首要任务是借由维护并支持服务对象及其所在系统的福祉、权利、利益等，让服务达到最佳或良好的效果。督导需要对受训中的或资质较浅的专业人员进行指导，以保证其能够提供合格的专业服务。因此，作为社会工作督导，需要有严格的资质规定，例如以特定年限的实务经验以及社会工作者的文凭或本科学位以上专业教育等作为社会工作督导的标准。

医务社会工作者在实践过程中会遇到多种价值观的冲突，这种价值观的冲突直接引发伦理困境。督导需要掌握相应的伦理困境解决原则，当服务于一线岗位的医务社会工作者在面对难以抉择的伦理困境时，为其提供指引和帮助。目前的指导原则主要是在西方理论框架下制定的，需要结合本土化的实际情境进行考量。其中，知情同意和案主自决原则与中国本土化价值观的冲突最大，主要是由中西方医务社会工作起源与工作目标不同以及文化价值观不同而导致。

思考题

1. 一线社会工作者与督导的价值观和伦理原则存在哪些差异？

2. 如何结合中国的具体实践，提出符合中国独特文化的社会工作伦理原则？

3. 在遇到伦理困境的时候，哪些因素会影响医务社会工作者的选择？

4. 知情同意原则在中国如何本土化？

5. 国内的督导需要什么样的资质才能胜任？

推荐阅读

拉尔夫·多戈夫、唐纳·哈林顿、弗兰克·M. 洛温伯格：《社会工作伦理：实务工作指南》（第九版），隋玉杰译，中国人民大学出版社 2021 年版。

赵芳：《社会工作伦理理论与实务》，社会科学文献出版社 2016

年版。

张会平：《社会工作伦理案例分析》，中国人民大学出版社 2019 年版。

G. Lorraine, *Practical Social Work Ethics*, London: Routledge 2017.

D. Jonathan, *Social Work, Law and Ethics*, London: Routledge 2012.

主要参考文献

刘江、顾东辉：《"约束—内化 vs. 反思性认知——社会工作伦理守则与留职意愿关系研究"》，《社会学研究》2022 年第 2 期。

沈黎、吕静淑：《华人社会工作伦理守则的比较研究》，《华东理工大学学报（社会科学版）》2014 年第 3 期。

邵亚萍：《社会工作伦理教育困境分析及提升路径》，《社会福利（理论版）》2022 年第 8 期。

谢敏雨、毛宏龙：《把握社会工作伦理的"度"：促进社会工作本土化的弥合发展》，《社会福利（理论版）》2022 年第 6 期。

赵芳、孔春燕：《基于"关系"的社会工作伦理实践》，《社会工作与管理》2022 年第 4 期。

J. A. Anderson, "Matters of Life and Death: Making Moral Theory Work in Medical Ethics and the Law", *JAMA The Journal of the American Medical Association*, 2002, 288(7).

Hugman Richard, "Practical Social Work Ethics: Complex Dilemmas within Applied Social Care", *China Journal of Social Work*, 2013, 8(3).

L. G. Petkin-Katrova, *Essentials of Social Medicine and Medical Ethics*, Sofia: E-print, 2017.

第三章

医务社会工作督导者的综合素养

小郑是一名有三年工作经验的医务社会工作者，从今年起，她开始为社会工作部接收的高校实习学生提供督导服务。虽然她积累了一定的实务经验，也有一些培训与教学经验，但对于如何成为一名合格的医务社会工作督导，她还存在很多困惑，譬如自身的社会工作专业能力还有待提升，自我反思能力也需进一步增强。小郑也不清楚未来如何在督导的岗位上逐步成长，使自己能真正胜任医务社会工作督导的工作。

从临床医务社会工作者转变成为医务社会工作督导者需要具备一定的资质与能力，这不是专业临床实务经验和知识的简单积累，而是需要承担与临床医务社会工作者不同的角色，具备医务社会工作督导所需要的特定的综合素养，以确保能够真正发挥督导者的功能与作用。

督导是提高社会工作专业服务水平、培养具有实务工作能力的专业社会工作者的有效方法之一。专业的督导活动，不仅能够提高社会工作者实务的有效性，检验其将理论应用于实践的能力，而且能够保证社会工作服务的质量。被督导者通过接受督导，达到适应社会工作专业者的角色、内化社会工作的理论与知识、有效完成工作和为案主提供高质量的社会工作服务等方面的目标。

医务社会工作是在医疗这个特殊领域内进行，社会工作者作为医务人员中的成员之一，在医护与患者之间搭建了沟通"桥梁"，为了达到促进医患沟通、缓和医患关系的目的，给患者及其家属提供有关诊疗、生活、心理、法务等方面的援助，其在促进医学人文理念的传播上有着举足轻重的作用。对于这一特殊领域社会工作人才的培养，尤其对专业督导人才的培养，影响着医务社会工作者所提供的专业服务的质量。

作为医务社会工作督导者，不仅应具备相应的社会工作一般督导的素养，还应具备在医疗领域开展工作的特殊专业能力与敏感性。同时，督导者的自我成长也决定着专业发展的可持续性。

一、合格的医务社会工作督导者的能力

随着社会工作专业的发展及现代医疗模式的转型，为了更好满足患者日益增多的就医需求，作为社会工作领域重要分支之一的医务社会工作开始被广泛提及并得到重视。与此同时，社会各界对医务社会工作开展的质量也提出了更高的要求。医务社会工作督导者作为知识和专业能力的二次传授者，其自身的综合能力将直接影响医务社会工作者的实务能力，进而影响医务社会工作的开展质量以

及医务社会工作的人才培养体系建设。作为一名合格的医务社会工作督导者，具备多层次的个人能力是重要且必要的[①]。

（一）具备"通才"能力

1. 社会工作核心能力

（1）掌握社会工作专业知识

一名合格的医务社会工作督导者首先应是一名合格的医务社会工作者。目前的医务社会工作督导者大部分由医院有经验、工作时间较长的医护人员转岗担任，还有一部分由具有社会工作专业较高学历的高校毕业生担任。由医护人员转岗的医护社会工作督导者大多具有长时间的临床工作经验，其对医疗护理知识比较熟悉，相对于具有高学历的高校毕业生，其实务工作技巧也比较完备，但其往往由于没有接受过系统的社会工作理论知识培训而缺失必要的社会工作专业知识素养，导致不能有效地发挥督导者应具备的功能，使督导过程缺乏专业化。

可见，社会工作督导者自身掌握社会工作专业知识具有非常重要的作用。专业的理论知识是社会工作的基石，是社会工作者在长期的理论和实践中总结出专业所特有的理论、知识和服务模式。在专业理论知识的指导下，社会工作者可以更好地分析服务对象存在的问题以及问题产生的深层原因，并进一步明确服务的目标，制定有效的服务计划，采取正确的实务技巧及方法进行介入。社会工作专业理论知识的领域也是比较广泛的，它不仅包括社会工作本学科的理论知识，更广泛涉及社会学、心理学、人类学甚至是管理学、教育学等学科的相关理论知识。在医务社会工作领域，心理学知识也是非常重要的。首先，一定的心理学理论基础可以帮助医务社会工作者更好地与患者进行沟通，引导患者及家属说出他们的深层需求，尤其是在临终关怀领域，心理学知识有助于帮助临终患者减轻焦虑感和恐慌感，也有助于临床社会工作者帮助患者及对其家属进

---

① 刘斌志、谭坤成：《论社会工作核心能力的培育：基于实习与督导的反思》，《社会工作》2015 年第 5 期。

行哀伤辅导。其次，心理学知识也使督导者更好地帮助被督导者疏导不良情绪，实现督导的情感支持功能。因此，医务社会工作督导者也应注意掌握社会工作专业知识中的心理学知识。

社会工作专业知识是社会工作核心能力的重要组成部分之一，医务社会工作督导者尤其是由医护人员转岗的督导者，应明确自身作为一名社会工作者的身份，不断强化、增补社会工作专业知识，夯实自身基础，这不仅是为了使自身具备社会工作核心能力，更是为了在督导过程中可以向被督导者传递更多社会工作独有的理论知识，实现医务社会工作督导的教育功能。

（2）正确体会社会工作专业价值观

社会工作专业价值观作为社会工作的灵魂，也是社会工作核心能力的组成部分之一。从通俗的层面来讲，社会工作专业价值观即社会工作者的职业道德，也就是社会工作者是怎样看待自己、怎样看待服务对象以及怎样看待自己的助人行为的。具体到准则上，社会工作专业价值观主要包括平等、尊重、接纳、非批判、案主自决、保密等几大准则，这些准则约束着社会工作者的行为。同时，也正是有这些准则的约束，社会工作才得以自觉、持久地开展。

医务社会工作特殊的专业价值理念是社会工作区别于其他助人专业的重要标志之一。医务社会工作专业价值观包括对生命安全的保障，对残缺、死亡的态度，对"全人康复"理念的坚持，相信每个人的潜能和优势，促进社会平等与公正等。作为医务社会工作督导者，应该在正确体会社会工作专业价值观的基础上进一步明确医务社会工作专业价值观的特殊之处，感知其与其他领域社会工作专业价值观的差异。

医务社会工作专业价值观的特殊之处在于，它强调医务社会工作者在处理伦理困境以及医护人员与服务对象关系时的价值中立，即医务社会工作者自身具有的客观性。医务社会工作者的工作地点在医院，特殊的工作场所决定其会面临各种各样的伦理困境。例如，在患者走到临终期时，有的家属主张想尽一切办法全力救治，而有的家属则不希望患者再遭受治疗的痛苦，希望患者能安稳、有尊严地走完生命的最后一程。在这种对立的情境中，医务社会工作者就面临着比较复杂的伦理困境，无论支持哪一方，都会有一种无力感，甚至会造成家庭成员之间产生更大的矛盾，或是引发严重的医患纠纷。这时，医务社会工作督导者应该及时教导临床社会工作者如何秉持价值中立的专业价值观，对患者及其家属进行有效介入，而不是凭借自身对患者家庭成员的认知简单地作出判断，从而解决社会工作者当前面临的伦理困境。

其次，医务社会工作督导者还应教导临床社会工作者在处理医患关系时也要秉持价值中立的专业价值理念。医务社会工作者在开展服务时往往会在无意识的状态下较为主动地靠近服务对象及其家属，将精力用于与服务对象建立良好的关系，尽全力满足其需求。这虽然有利于服务的进一步开展，但是社会工作者与患者及其家属的专业关系有时在医护人员的眼中会被看作是一种联盟，容易引起医护人员的不安甚至是疏远，也会使得患者及其家属过于依赖社会工作者，更加回避与医护人员的沟通。医务社会工作的开展需要社会工作者与医护人员共同的努力，督导者要教导社会工作者时刻保持价值中立，在对服务对象开展工作之前应与医护人员进行足够的沟通，以充分了解服务对象的状况，避免单方面与服务对象"结盟"而忽略了其自身在医护人员及服务对象之间构建起沟通桥梁的重要作用。

由此可见，医务社会工作督导者自身应充分感知医务社会工作专业价值观，体会其特殊之处，以便在督导过程中有效的传导医务社会工作专业价值观，帮助被督导者在开展服务的过程中时刻秉持价值中立的专业价值理念，从而较好地解决伦理困境，处理好医护人员与服务对象及其家属之间的关系。

（3）熟练运用社会工作专业技巧

社会工作是一门比较注重实务性与操作性的专业，这也是社会工作的鲜明特色之一。对于医务社会工作者而言，既要在宏观层面倡导各种与卫生政策相关的行动，又要在中观层面呼吁社区对人类健康等相关知识的正确认识，还要在微观层面为相关机构、家庭及医务社会工作技巧种类繁多，在医务个案工作、医务小组工作以及医务社区工作各种方法中均需要运用多种技巧，随着整合的社会工作方法的发展，医务社会工作技巧的整合及综融，也越来越引起高度关注。

个体等提供专业服务。想要达成这种宏观、中观、微观系统之间的紧密联结，做到充分调动各级系统及其内部资源，就要求医务社会工作者必须掌握社会工作实务工作技巧。医务社会工作督导者的主要任务之一就是帮助医务社会工作者掌握实际助人工作的技巧和方法。因此，在医务社会工作实务技巧教授层面，医务社会工作督导者发挥着十分重要的作用。

要做到有效向被督导者传授医务社会工作实务的操作技巧，首先医务社会工作督导者自身要做到熟练掌握并运用社会工作专业实务技巧及方法。社会工作专业技巧是社会工作三大核心能力之一，也是社会工作核心组成部分，深入掌握并熟练运用个案工作、小组（团体）工作、社区工作三大实务操作方法更是社会工作发挥其作用的最终体现。身为医务社会工作督导者，要清楚了解并掌握社会工作三大实务工作方法及其流程，并将其与临床医务工作相融合，明确临床个案工作、小组（团体）工作以及社区工作的具体作用、适用的服务对象、策划历程、实务开展技巧以及开展过程中的注意事项，不断强化自身的实务操作能力，提升自身的实务操作水准，做到在实务层面上给予被督导者充分的技术支持，通过有效的督导，帮助其不断提升独立开展临床实务工作的能力。

2. 具备相关专业的知识储备

（1）具备医学及相关知识

特殊的工作环境决定了医务社会工作者在充分掌握社会工作专业理论、知识的基础上还必须掌握与医学相关的一系列知识。医务社会工作者对基础医学知识的掌握在实际工作中发挥着很大的作用。首先，医务社会工作者掌握医学知识有利于弥补医护人员对患者的疏忽。医生和护士在医院中的工作量都比较大，日常工作已经使医护人员非常繁忙，因此他们大多没有额外的精力向患者及其家属解释更多的医学知识以及一些国家的助医政策，这会造成家属在照顾患者的过程中无法完全弄清楚所有的注意事项（如饮食上该注意什么、药物有哪些副作用、如何帮助患者适当的按摩等），有些从外地来就医或有经济困难的家庭也会因为对助医政策、支持基金申请不了解而承受着巨大的经济压力。这时就需要医务社会工作者来补充医护人员的角色，补充其对患者的支持和帮助，为患者及其家属解释医学知识、日常照顾的注意事项，以及助医政策、支持基金的申请条件和流程。此外，在临终关怀领域，医务社会工作者清楚掌握医学基础知识有利于其了解临终患者身体恶化情况及临终迹象，从而更好地评估患者的需求。医务社会工作者应借助自身对医学知识的掌控，密切关注患者每日的身体状况，并及时与医护团队沟通患者的情况，根据患者的情况变化，跟进对患者的评估，不断修正服务计划。同时，医务社会工作者也要与患者家属及时沟通，教授家属如何应对患者的不良反应，以提升患者在临终期的生命质量。

医务社会工作督导者在督导过程中充当着教育者的身份，因此，督导者自身要对医学及相关知识具备一定的回应能力，要善于在多年的临床服务中总结必要的医学护理知识，熟知与就医有关的各项国家政策，并在督导过程中将知识有效地传授给被督导者，提升被督导者自身的医学知识储备，使其更好地开展医务社会工作服务。

（2）掌握基础的法律知识

医务社会工作督导者要掌握基础的法律常识，具备将法律知识运用于实践的能力。对法律基础知识的掌握及运用将主要在处理医患纠纷以及临终关怀领域中的预立遗嘱环节中发挥作用。

医务社会工作发挥的作用之一便是维系医护人员与患者之间的关系，在两者间充当起沟通桥梁的作用。医务社会工作在构建和谐医患关系中的独特作用，决定了其有效介入是解决医患冲突的良策之一。在发生医患纠纷时，传统的处理方式主要有协商、调解和诉讼三种方式，医务社会工作者在协商和调解中发挥着十分重要的作用，而诉讼则是处理医患纠纷效率最低的方式。在解决医患纠纷时，医务社会工作督导者要向临床社会工作者输送必要的法律常识，教授其在法律知识的支撑下正确判断医护人员和患者在这场纠纷中各自应承担的责任，并秉持客观中立的态度对双方展开有效的调解，争取通过协商、调解有效地降低医患纠纷带来的不良影响，缓和医患之间的矛盾。但是，当医患纠纷已经严重到不能通过协商和调解的形式得到解决时，督导者则应指导临床社会工作者借助法律手段为医患双方提供相应的服务，从而有效的解决比较严重的医患纠纷。

医务社会工作督导者具备特定法律知识对提升临床服务质量具有重要作用。以临终关怀为例，在临终关怀发展的过程中，预立遗嘱在许多国家已经成立法案，中国大陆地区也在进一步推进相关法案的建立。预立遗嘱已经被越来越多的患者及家属所了解，在患者步入临终阶段时，其有权利通过预立遗嘱来决定自己是否愿意再接受积极治疗，提出在临终时希望谁可以陪在身边以及对自己的身后事做出合理安排。医务社会工作督导者应充分整合自身的法律素养，准确教导临床社会工作者预立遗嘱的具体流程以及这种遗嘱所具有的法律效力，以便社会工作者更好地帮助患者安排临终及身后事宜。

（二）具备基础教学能力

1. 教导被督导者在实务中知行结合

医务社会工作督导是构成医务社会工作专业教育的一个重要内容。许多刚开始从事医务社会工作的社会工作者以及在校的实习生都会面临理论与实践难以融合的困境，在工作的初期不清楚如何独立策划、开展临床服务，难以将学过的专业知识运用起来，这时就需要督导发挥重要的教育及引导作用。在督导的过程中，督导者应提供充足的机会让被督导者体验、参与医务社会工作的专业活动，指导被督导者独立开展临床个案工作、小组（团体）工作或社区工作，并在此过程中具备指导被督导者将学习过的社会工作专业知识、理论应用于实践的能力，教导被督导者如何策划、开展服务，如何选取正确的实务方法及技巧开展实务服务，做到知行合一①。

---

① 曲玉波:《医务社会工作专业教育的发展策略》,《福建医科大学学报（社会科学版）》2012 年第 1 期。

　　把社会工作专业技巧运用到专业服务中去，是培养社会工作者专业能力的完整模式，使社会工作者能够独立将技巧与实务相结合是培养模式的最后一站，也是培养社会工作专业人才的最终目的[①]。身为医务社会工作督导者，要不断强化自身的督导能力，帮助被督导者在实务中将社会工作专业理论、知识内化，提升自身的实务能力，促进医务社会工作者整体水平的提升，避免出现理论与实务的脱节。

　　2. 帮助被督导者认识自身专业角色、专业身份

　　医务社会工作督导者需要具备一定的能力去帮助被督导者正确认识自身的专业角色，协助被督导者了解自身的专业角色也是督导重要作用的体现。这种对自身专业角色存在模糊认知的问题，存在于医务社会工作专业在校实习生以及刚开始在岗位上从事临床工作的医务社会工作者身上。

　　医务社会工作专业在校实习生在校外实习过程中主要被分配至各级设有社会工作部的医院，这些实习生在实习过程中往往面临着角色混淆、医护人员对其缺乏重视等问题。进入医院的实习生大多不可避免地接触志愿者服务工作，甚至会被分配到志愿者岗位，虽然志愿者服务确实是医务社会工作者应该进行管理和锻炼的一个部分，但让实习生过多地接触志愿者服务，会使其在缺乏足够临床服务经验的同时对自身的专业角色产生质疑；医院的其他医护人员也将不能正确认知实习生的实习目标，将其误认为是志愿者的一分子，缺乏对实习生的重视及必要的指导。在此，医务社会工作督导者应在合理安排实习生工作的基础上，帮助其正确认识自身的专业角色。首先，理清其与志愿者之间的关系，让其认识到自己既不是志愿者也不是医院的勤杂人员，给予其充分合理的助人身份。其次，督导者也要注意提升医护人员对实习生的重视程度，促使医护人员给予实习生充分的临床知识支持。最后，帮助被督导者了解医

① 刘斌志、谭坤成：《论社会工作核心能力的培育：基于实习与督导的反思》，《社会工作》2015 年第 5 期。

院文化，融入医院环境。

此外，刚开始从事临床服务的医务社会工作者常常会面临专业角色认识不清晰的问题。由于缺乏足够的临床服务经验，这些医务社会工作者仍面临不清楚自身工作内容，理不清行政工作、志愿者管理工作以及临床服务之间的主次之分，不能正确认识自身的专业角色等问题。对此，医务社会工作督导者应凭借自身的工作经验，不断强化医务社会工作者的角色认同，助其认识到行政性工作以及志愿者管理工作都是支撑其更好开展临床服务的基石，而不是让其在行政人员、志愿者、社会工作者之间迷失自我角色认同，对自己的身份产生怀疑。

社会工作者的身份认同对于社会工作督导功能的体现至关重要。只有对自己的角色有正确的认知，医务社会工作者才会清楚知道自己是谁，才能摆正自己的位置，并且明确自己该发挥什么样的作用。医务社会工作督导者在督导过程中要培养自身帮助被督导者正确认识专业角色的能力，使其形成身份认同，从而促进被督导者协调、带领整个医务团队，更好地开展服务。

（三）具备较强的心理支撑与情绪疏导能力

1. 调整自身对负面情绪的反馈

医务社会工作督导这份工作本身具有很大难度，工作内容多且杂，对督导者的自身能力有着很高的要求。高要求、高难度使得医务社会工作督导者面临着较大的压力。医务社会工作督导者最主要的工作便是对被督导者进行二次教育，帮助其充分认识自身的专业角色，教授其如何将学过的理论运用于实务，传授其独立开展临床社会工作服务、运行社会工作项目所应具备的各项技能。然而，这并不是医务社会工作督导者的全部职责，在更为宏观的层面，医务社会工作督导者对内要负责积极调动医护人员配合社会工作者开展服务，对外要负责与其他医院、社会机构、社会组织构建良好的关系，以便于获取所需资源。复杂的工作以及工作带来的压力往往会使医务社会工作督导者产生一些负面情绪。此外，服务对象、被督导者以及医护人员对医务社会工作督

作为医务社会工作督导者需要学会理解和接纳自己的一切，包括自己的优势、不足。特别是自己的不足，更需要督导者有勇气去面对。督导过程也像医务社会工作专业服务一样，需要督导者与被督导者不断地根据督导实践的要求克服面临的问题。这是一个不断学习和实践的过程。否则，督导者与被督导者可能陷入过度的透支困境中。

导者工作的质疑也会使督导者产生工作的挫败感，引发自身的负面情绪。

因此，医务社会工作督导者要具备较强的心理承受能力，在承受较高工作压力、面临外界质疑时能够及时调动所学过的专业知识、理念增强自身的抗逆力，舒缓自身的压力，找到合适的突破口，释放自身的负面情绪，以良好的状态投入工作。

2. 给予临床社会工作者支持，提升其自我效能感

临床医务社会工作者在工作中面临着许多困境。首先，目前的医务社会工作还在发展阶段，医院配备的医务社会工作者数量不足，往往无法满足医院行政及临床服务的整体需求。因此，医务社会工作者的工作量是比较庞大的，其面临的工作压力可想而知。

其次，医务社会工作者的服务对象是多元的，需要解决不同科室患者所具有的不同问题，这就要求医务社会工作者一定是"通才"，需要了解不同科室基础的医学知识，以便能够给患者恰当的回应。正如医生的培养需要先有全科通识再有专科进修，医务社会工作者的培养也是如此。这种"专才"与"通才"的双重要求无疑也增加了医务社会工作者面临的压力。

再次，医务社会工作者特殊的工作环境以及特殊的服务对象也会使其面临着比较大的心理压力。医务社会工作者的服务对象大多是病情严重程度不同的病人，因此医务社会工作者不仅要做好服务，还要同时间赛跑，争取在患者出院之前或是去世之前为其提供有效的服务。除了长期接触死亡之外，医务社会工作者也在不断地接收着来自服务对象的哀伤、失意。医务社会工作者陪伴许多患者走过他们生命中最难熬、最低谷的阶段，在这个过程中，社会工作者不断向患者输送积极的心态，但也不可避免地吸收了太多的负面情绪，如果得不到及的疏导，长期累积的负面情绪很可能使社会工作者自身产生心理问题。尤其是临终关怀领域的社会工作者，他们在抚平患者家属哀伤的同时，常常也会产生无力感，需要关怀。

最后，医务社会工作者所展开的服务往往需要较长的时间才能

体现出效果，或是只能获得甚微的成效。社会工作服务所具有的这种特性使得许多医务社会工作者在努力工作较长时间后仍无法感受到自己工作的成效，无法获得成就感，甚至还会遭到服务对象及其家属的质疑，从而对自身的价值产生怀疑，影响自我效能感。

医务社会工作督导者应充分考虑医务社会工作者在开展服务时面临的种种困境，发挥强大的情绪疏导能力，及时帮助临床社会工作者疏解负面情绪，在恰当的时机给予其心理安抚，并激励临床社会工作者运用优势视角看待自己，使其肯定自身在工作中的付出，帮助其获得成就感，增强自我认同感，进而提升其自我效能感，体现出督导者的支持性功能[①]。

（四）具备较强的督导敏感度

1. 敏锐感知特定医疗场景，并指导被督导者处理突发事件

医务社会工作者应具备敏锐感知特定医疗场景的观察、分析与应对能力。以临终关怀为例，医务社会工作者发挥着十分重要的作用。患者在进入临终期后可能会选择放弃治疗，仅接受减轻其疼痛的舒缓治疗，以减轻自身在治疗过程中承受的痛苦，提升自己生命最后阶段的生活质量。此时，社会工作者便发挥着医护人员不可取代的作用，成为临终关怀阶段的主导者。在这一阶段中，医务社会工作督导者应将自身的经验传授给医务社会工作者，提示其时刻保持自己的敏感度，认真观察患者的临终场景，通过对患者及其家庭的观察，感知患者的家庭是否存在经济困难、家属间关系是否和谐、相互间提供的情感支持是否充足、患者是否有未完成的心愿等，指导医务社会工作者通过对临终场景的有效观察，进一步对患者及其家庭进行评估，在评估的基础上商讨合适的服务方案，从而为患者及其家庭提供恰当且必需的临终服务。

医务社会工作督导者自身也要保持足够的敏感度，时刻从外围观察患者及其家庭的情况以及医务社会工作者的服务进程。当出现

作为一名医疗机构外聘的督导者，你与医务社会工作者的督导关系在开始阶段应该考虑哪些问题？

---

① 张莉萍、韦晓冬：《中国社会工作本土化实践：督导人才培养研究报告——以珠江三角洲地区为例》，《华东理工大学学报（社会科学版）》2011年第6期。

患者企图结束生命或家属情绪崩溃等紧急突发事件时，督导者要及时指导社会工作者保持镇定的心态，正确且及时地对突发事件予以合适处理，保证患者能够安稳、高质量的走完生命的最后阶段。

医务社会工作督导者所具备的敏锐能力有助于帮助其觉察被督导者的负面情绪。前文中提到过医务社会工作者所工作的环境使得其经常面对死亡与哀伤，这些负面因素会使医务社会工作者承受着较大的心理压力，产生负面情绪。但并不是所有医务社会工作者都能够正确认识到自身存在着无法消化的负面情绪，并积极找到督导者进行宣泄，还有部分社会工作者不能清楚认识到长期累积负面情绪的严重性。这时就需要督导者发挥自身敏锐感知的能力，觉察临床社会工作者所表现出的微小反常情况，并及时为临床社会工作者提供督导，通过心理安抚等方式帮助其表达出负面情绪，从而达成疏解其巨大心理压力的督导目的，使其能够带着积极的心态投入临床服务。

2. 在现场督导中及时指出被督导者的问题

医务社会工作督导者对被督导者进行督导的方式主要有个别督导法、小组（团体）督导法和现场督导法[1]。个别督导法是最常见的督导方法，督导通过一对一的方式就被督导者在开展服务时遇到的问题、困难进行讨论，为被督导者提供恰当的助人方法以及专业技巧，这种督导方式的针对性较强，成效也比较好。小组督导法是以一对多的团体形式开展的，督导者可以同时为多名被督导者提供指导，被督导者也可以通过团体间的交流互动集思广益、总结经验，解决服务开展中遇到的问题。现场督导法则是指督导者通过单面镜、录像机等直接观察被督导者开展服务、与服务对象沟通的全过程，并利用电话、对讲机或亲自进入室内，邀请被督导者到单面镜后进行讨论等方法，现场向被督导者提供指导。

现场督导法被认为是最有效的督导模式以及二次教育方式。这

---

① 姚进忠：《社会工作实习督导模式的本土建构——批判教育学理念的引入》，《华东理工大学学报（社会科学版）》2010 年第 3 期。

种督导方式可以及时指出被督导者在开展服务时的不足，既能提升服务质量，又可以在实际境况中使被督导者了解如何更完善的开展服务，提升其专业性。因此，现场督导法可谓是做到了训练、服务、反思的融合。但这种督导法对医务社会工作督导者有着较高的要求，除了要具备足够的实务技能之外，督导者还要具备敏锐的感知能力，这样督导者才能在现场观察中精确发现被督导者在开展服务时存在的比较细小的问题，并且能够通过快速思考为被督导者提供恰当的指导，以确保其开展的服务能够高质量地完成。可见，敏锐的感知能力是社会工作督导者在开展督导工作时不可或缺的能力之一。

（五）具备自我反思、赋权与增能能力

1. 具备自我反思能力

督导者作为医疗机构的或第三方机构派驻的中层管理者，很可能要面对角色冲突的风险，可能面临着上级与下属的双重要求难以协调的矛盾局面。

身为医务社会工作督导者，更多承担的是一个教育者的角色。督导者需要在督导过程中将自身多年累积的丰富经验以及实务工作技巧等必要知识教授给被督导者，为了保证这种单向传授过程的质量，医务社会工作督导者需要具备较强的自我反思能力，不断对自己的督导方式及学习表现做出反思。

医务社会工作督导者首先需要不断反思自身的价值观念是否正确，即在督导过程中是否秉持价值中立的观念、在面临伦理困境时处理得是否妥当、有没有违背社会工作专业价值观的行为等[1]。这种自我反思可以帮助医务社会工作督导者在不从事一线临床社会工作服务的前提下仍能不断强化自身的专业理念，提升自身的专业性思维能力。其次，医务社会工作督导者要不断反思自己的督导方式，即自己为被督导者提供的指导是否有效，是否有助于提高被督导者自身的专业性、对被督导者提出的问题是否给出清晰准确的回答、是否给予被督导者充分的回应与情感支持，通过这种自我反思，督导者能够清楚地认识督导的效用性，感知自身与被督导者间是否具

---

① 童敏、骆成俊、赵艳军：《长期陪伴服务：社会工作专业服务的批判与反思》，《浙江工商大学学报》2017 年第 4 期。

有良好的督导关系。

没有反思的实践是无意义的，通过医务社会工作督导者有效的自我反思，其可以认识到督导工作存在的不足，并且能够及时了解被督导者的问题并予以反馈。这种自我反思能力能够帮助督导者更高质量地开展督导工作，从而提升医务社会工作人才的专业性。因此，一名合格的医务社会工作督导者必须具备较强的自我反思能力。

2. 具备赋权与增能能力

医务社会工作督导者应具备向服务对象及其家庭赋权的能力以及帮助被督导者增能的能力。首先是针对服务对象及其家庭的赋权能力。在现实中，有许多的家庭在就医时都会遇到不同程度的困难，包括经济、家庭矛盾等多方面。当医务社会工作督导者感知到临床社会工作者面对的服务对象及其家庭面临着比较严重的困境时，督导者应发挥自身的赋权能力，对外帮助临床社会工作者联系各种社会资源，在较为宏观的层面上进行呼吁与倡导；对内要指导临床社会工作者充分挖掘服务对象及其家庭存在的优势资源（如良好的家庭支持系统等），并善于将优势利用起来，帮助服务对象及其家庭走出当前的困境。通过外部赋权和内部赋权激发服务对象及其家庭的能量，促进他们提升能力，使其能够去改变弱势。

其次是针对被督导者的增能能力。这种增能的能力主要是指通过为被督导者提供充分的督导，不断挖掘被督导者自身的潜能，使被督导者能够不断提升自身的专业能力，具有独立为服务对象开展临床社会工作服务、满足服务对象需求的能力，从而达到一种增能的效果。

（六）具备社会行政能力

社会工作督导者一脚插在工作者的队伍里，一脚插在管理层中。医务社会工作督导者也是如此，这体现出其岗位所具有的行政性。医务社会工作者所应具备的社会行政能力，包括资源整合与组织能力、基本职业能力、管理能力等。

1. 资源整合能力与组织能力

医务社会工作督导岗位所具有的行政性决定其需要具备一定的整合内外部资源的调动能力以及较强的组织能力。首先，医院内部的医疗等资源往往是有限的，不能满足服务对象全部的需求，当现有资源不能很好地解决服务对象所存在的困境时，医务社会工作督导者应发挥自身的行政功能，帮助临床社会工作者联系外部资源，充分利用现有社会政策，同时也要注重挖掘内部资源，做到内外部资源的整合，为服务对象提供医疗、经济等领域的充分支持。其次，组织能力主要运用于医务社会工作者团队的维护以及小组督导工作的开展。在团队维护中，督导者需要凭借自身的能力组织并构建整个医务社会工作者团队，保障医务社会工作者的质量并且严格管控团队内部人员的转出及准入环节，使医务社会工作者团队能够稳定地发展壮大。而在小组督导工作中，医务社会工作督导者则扮演主导者的角色，负责组织、开展每次的督导小组。因此，督导者应充分调动自身的组织能力，运用小组督导以及小组工作的技巧，保证小组督导能够高效且有序地进行。

2. 基本职业能力

文字书写整理能力和人际沟通能力是社会工作者开展社会行政工作所必备的基本职业能力。不同领域的社会工作者往往都面临着比较重的文字书写任务，在开展小组及社区活动之前要写项目策划书，开展个案工作时要不断跟进个案评估报告等。由于目前社会机构所具有的浓重行政化色彩，这种落到纸上的文字也是机构评估社会工作者工作效率的重要指标之一，而较大的文书工作压力使社会工作者越来越接近于"写工"而不是"社会工作者"。在医务社会工作领域，情况也是大体相似的，虽然医务社会工作督导者与临床社会工作者相比，文字的书写压力相对较小，但其说到底仍是一个比较偏行政性的岗位，督导者会接触到不同类型的文件书写工作，包括项目的评估报告、活动的推广文稿等，这类文书工作要求医务社会工作督导者必须具备较好的文字书写及整理能力，从而更好地完成工作内的各项要求，达到绩效考核的标准。

值得一提的是，社会工作是一项助人的工作，社会工作者往往身兼多种角色，与具有不同性格的各类人群沟通交流是社会工作者必备的技能。医务社会工作督导者本身也是一名社会工作者，并且拥有横跨管理层以及医务社会工作者团队的特殊身份，因此，较强的人际交往能力对医务社会工作督导者尤为重要。

医务社会工作督导者的沟通能力主要在与被督导者建立督导关系时发挥作用。医务社会工作督导者应致力于与被督导者建立起一种平等的督导关系，以一种互相学习的心态开展督导工作，而非凭借自己的督导者身份单方面要求被督导者按自己的指导开展服务。为了更好地与被督导者建立起这种良好的督导关系，医务社会工作督导者要充分发挥自身的沟通交流能力，主动与被督导者交谈，了解被督导者在督导过程中的想法及意见，当自身想法与被督导者产生冲突时应积极开展平等对话，及时解决矛盾。建立良好的督导关系对被督导者的专业成长具有非常重要的意义。良好的督导关系可促使被督导者集中发挥其学习潜能，提升自我效能感，使其更有学习动机，从而在不断学习的过程中获得成长。一名合格的医务社会工作督导者不仅应是具有丰富临床社会工作服务经验、满腹社会工作专业理论技巧的实践者，更应该是充满教学热情、善于与不同性格的被督导者相处的教育者。

此外，较强的沟通交流能力也有助于医务社会工作督导者在医院内部与医护团队保持良好的团队合作关系，同时，在医院外部能够与各级医院、社会机构及社会组织维持较好的合作关系，从而使医务社会工作督导者能够更好地完成资源链接及调动工作，发挥其行政性功能。可见，人际沟通交流能力是医务社会工作督导必备的基础职业能力之一。

3. 管理能力

医务社会工作督导者需要具备较强的管理能力，这种能力主要体现为给被督导者分配工作、制定工作计划、监督工作过程、总结与评估工作效果这几个方面。在工作的最初阶段，医务社会工作者应该对被督导者的综合能力予以充分的评估，并根据其综合能力除了上述能力外，医务社会工作督导者还要具备坚定正确的政治方向、乐于助人及利他主义的精神、开放和包容的心态、真诚和接纳的态度，等等，这些都需要在专业训练和服务实践中逐渐加以养成。

的高低、经验的丰富程度等因素为其安排较为合适的工作内容，避免出现工作内容超出被督导者所能承受范围的情况，使被督导者既能够得到充分的锻炼机会，又不会因工作内容过于艰巨而产生焦虑感。

在为被督导者合理分配工作内容之后，医务社会工作督导者需要协助被督导者制定合适的工作计划。包括帮助能力较弱的被督导者完善个案工作、小组（团体）工作以及社区工作策划中的具体细节及流程，以提升服务开展的质量。同时也要帮助被督导者了解策划活动时的注意事项以及活动开展的具体流程，从而使被督导者提升专业能力与服务水准。

随后，医务社会工作督导者要认真监督被督导者的每一个工作流程。督导者的全程监督主要包括对服务方案的设计和对服务过程的监督与管理。这种细致的监督不仅仅是为了保证被督导者的服务质量，更是为了在监督的过程中能够及时发现被督导者在开展实际服务时存在的问题与不足，并予以指导。这种监督为被督导者的自我提升提供了重要支撑。

最后，在被督导者开展服务的末期，医务社会工作督导者要负责总结与评估被督导者的工作成效。主要包括对被督导者在服务过程中所运用的技巧以及方法进行总结，做得好的地方要予以鼓励，同时，不足的地方也要及时加以指正。此外，还包括对服务的成效进行评估，指出本次服务的优势以及不足，并与被督导者就本次服务展开讨论，为提升下一次服务的质量打下良好基础。

二、医务社会工作督导者的个人成长

社会工作专业知识的广度与深度随着社会工作专业发展也在迅速拓展。这就要求专业督导不仅需要提升相应的能力，也应实现个人成长的可持续性。个人的自我成长是指个体通过自我觉察和自我认识，促进对自我的接纳，提升自我价值感，最终达到整体心理健康水平的提高。医务社会工作督导者的个人成长是专业督导者对专业知识、实践以及在医务领域能够自我可持续发展的重要需求。

（一）督导者实现个人自我成长的内容与方式

督导者一般都是多年从事实务工作的社会工作者，具有丰富的实践经验，但是由于目前高校中没有针对督导者的课程设置，所以督导者即使有着丰富的实践经验也不必然可以应对督导过程中发生的各种突发、偶然性事件，尤其是在医疗领域，社会工作者每天需要处理的各种事件有着复杂的背景，牵扯到家庭矛盾、医患矛盾，甚至会涉及体制机制，这就决定了一名督导者想要做好对社会工作者的培养工作，有效应对各种复杂多变的事情，自身必须具备相应的能力，其中持续学习新知识、在实践中反思、促使心理不断成熟等能力是比较重要的[①]。

1. 坚持学习

一名督导者想要实现对社会工作者的专业督导，本身要具有完备的知识体系，这个知识体系不仅包括社会工作的专业知识，而且还应包括督导一线社会工作者时需要具备的相关知识[②]。因为在现实督导过程中，情况的多变性和知识本身所具备的较短的更新周期，要求督导者能够持续学习，才能保证对被督导者正确、及时和高效的指导，从而更好地服务案主。特别是在医疗这一特殊的领域，督导者想要切实理解社会工作者所面临的问题，坚持对医学、护理学等相关学科中专业术语及基础知识的持续学习是必要的。

（1）督导者需不断更新个性化知识

督导者在对一线社会工作者进行教育时，内容主要涉及机构的情况、遇到的社会问题、案主的不同情况、提供帮助的方法和技术、加强一线社会工作者的专业化意识等。因为每位社会工作者提供服务的机构、服务的案主都是不同的，使得社会工作者面临的情

---

① 刘枭、贺彩霞：《本土化的医务社会工作人才培养模式探索》，《中国社会工作》2018年第34期。
② 刘斌志、沈黎：《社会工作督导反思：学习成为有效的社会工作督导老师》，《社会工作》2006年第9期。

况具有独特性，督导者必须有针对性地了解每一位社会工作者的实际情况，才能实现有效督导。这就决定了督导者必须坚持学习，在培训每一位一线社会工作者前，要了解其所在机构的基本情况，厘清案主所面临问题的社会根源，还需找到匹配的方法和技术，辅助一线社会工作者完成对案主的服务。在督导时要熟知每一位社会工作者所在科室的主要职能，这样才能做到有针对性地进行教育，提供给被督导者所需要的技能和方法的指导。

（2）督导者需不断拓宽相关学科知识

督导者除掌握基本专业知识外，还需要对其他相关学科知识有所掌握。在行使行政性督导的职责时，督导者有相应的任务，需遴选适合的社会工作者，引导其融入整体的组织中。后续为其安排工作、评估工作等，都会涉及人事管理知识，因此，要在掌握此类知识的基础上去统筹社会工作者，尽量保证每一位社会工作者都可以在与自己专业、能力相匹配的岗位上提供服务。

医务社会工作者在开展服务的过程中，与患者接触后或许会产生移情，将自己的经历投射到患者身上，会在自己的工作责任的基础上增加过多的感情负担，力求自己把每一件事都做到最好。当不能为患者提供更好的服务或是不能替患者完成心愿时，常常陷入自责、内疚的情绪中，从而影响自己的工作。此外，社会工作者在初次查房时会感觉到恐惧，无所适从，或者被病房压抑的气氛所影响而不能排解。在类似这样的情境下，社会工作者难免会陷入消极情绪中无法摆脱，长此以往，对自身工作和生活都会造成巨大的影响。要想实现对社会工作者高效的督导，督导者要学习有关心理学的知识，有一定程度的心理辅导能力，才能真正帮助到陷入消极情绪、无法走出困扰的社会工作者，提高社会工作专业服务质量。

当然，作为一名医务社会工作督导者，对医学、护理学等学科领域的了解必不可少。被督导者是为病患提供服务的社会工作者，日常工作中就会与生理学、病理学等专业名词打交道，督导者也要了解这些知识，否则在开督导会议中，社会工作者提及相关术语，督导者却不能理解其真正含义，这会导致其不能很好地了解社会工作者所面临的真实处境，也自然无法提供行之有效的建议。

由此而言，督导者不断学习相关学科的知识是保证其有效完成行政性督导、教育性督导和支持性督导的一个很重要的前提。只有做到这样，才能保证在指导一线社会工作者时游刃有余，有的放矢。

2. 成熟的心理

由于自身工作岗位的职责要求，加之上级管理人员、被督导者和服务对象之间不一致的需求，督导者在履行职责时会遭受到来自各方的压力。据统计，督导者需要担任的"行政性的管家婆"角色是造成其压力重要的原因之一，在工作量审核中纠缠于细节、时间表、统计报告。由于"不相干的繁重职责"占用了督导者的大部分时间，导致其无法将更多的时间用在被督导者身上，这是加大督导者压力的另一重要原因。除此外，担任督导这一角色也意味着失去作为一名社会工作者与服务案主直接接触和联系的机会。除了督导者自身面对的如此大的压力外，督导者在处理各种压力时所获得的外界支持很少。在督导者进入新角色前很少有正式、正规的渠道能够保证其在面对转变时得到支持，而且在工作中，缺少能够指出他们对被督导者反移情的人，人们都认为督导者是客观地能够意识到自己的反应的人。这样看来，督导者处于一种充满压力却没有合适宣泄渠道的处境中，自身的心理成熟度较高可以帮助其更好地承担一名督导者的职责。

在实务中，被督导者常会有以下情况：在开始一段新工作时会无所适从；日常工作中会经历挫折、不满、失望、伤心等情绪；经历长时间的工作，情绪和士气消磨，产生职业倦怠。这些问题会影响被督导者的适应力、工作成效、专业认同感和机构归属感，进而导致其不愿意继续从事社会服务工作。医务社会工作者初次与患者接触时，可能无法调节情绪，有的会出现死亡焦虑，在这种情形下，督导者如果仅依靠"冷冰冰"的知识就没有办法关注到社会工作者心理层面存在的问题，其个人心理足够成熟是为社会工作者提供支持性督导的重要支撑。

3. 督导者实现个人成长的方式

督导者实现成长的途径和方法有很多，如参加学术会议和专业培训、开展实践为本的研究、接受更高层面的督导等，其中，专业成长和职业规划是两个最重要的方面[1]。

专业成长。在医院内，为督导者提供定期督导，包括部门内部督导及部门外聘督导，开展包括个别督导、小组督导及朋辈督导在内的督导支持。鼓励有条件的机构与部门外聘专业督导，包括资深实务督导及高校教师，为缺乏机构与部门内部督导的督导者提供更高层面的督导支持。在医院外，鼓励督导者定期参与相关学术会议和专业培训，包括相关的督导培训、实务培训、实践为本的研究等，进一步提升个人的督导能力及各类专业知识素养。

职业规划。医务社会工作领域的督导较为年轻，同时医务社会工作专业化发展也面临很多挑战，做好职业规划是督导者关注的一项重要议题。建议从政策层面（包括职业晋升、职业发展等方面），为督导者提供更多倡导及规划，协助督导者制定更清晰的职业规划路径，推动督导者的成长。

（二）督导者个人成长存在的困境

1. 社会认可度低

在我国，社会工作者的身份不被社会大众认同，导致社会工作者不能以专业者的身份介入服务对象的生活中。在医疗领域也面临同样的问题，民众对"医务社会工作者"这一名词是陌生的，不了解其是否属于医疗系统、具体工作职能是什么，仅仅凭借社会工作者所穿的"白大褂"认为其是医生，或者会将社会工作者与志愿者混为一谈。没有社会熟知并认可的身份，导致督导者不免会在督导过程中发现社会工作者为案主提供服务时被质疑，甚至有时案主会直接拒绝服务。在这种困境下，督导者能够指导社会工作者的也仅仅是服务方法和沟通技巧，在具体介入的方向、层次、手段和内容

---

① 王洪：《本土化视角下社会工作督导面临的困境及发展路径》，《曲靖师范学院学报》2016 年第 2 期。

上进行调整，这种指导是单薄无力的，督导者也会感觉力不从心，自己也会陷入无法找到破解之道的苦恼中。

这种情况会形成恶性循环，面对社会身份社会认可度低的现实时，督导没有好的解决方法，解决方法的缺乏使得社会工作者在为案主服务时没有可遵循的流程和准则，从而导致身份更加不被社会大众认可。医务社会工作者的社会认可度低会影响到督导者的个人成长，试想一下，如果每天都致力于去提高社会工作者的身份认可度，督导的其他功能如何可以获得较好的实现？

2. "行政化""形式化"倾向明显

行政功能是督导的主要功能之一，包括："工作上的联系、配合与沟通；工作的分配；善用工作人员的能力与经验；对工作的实施负责人；对工作的实施作评估"，由于我国社会工作督导人才主要是由政府管理，社会工作者协会等职业化管理方式还不成熟，相应的督导协会等行业权威机构尚未建立，整个督导制度的建设都依靠着政府，这就造成了在实际督导过程中，督导的"行政化"倾向明显[1]。

对于那些在机构从事管理工作的督导者而言，他们日常工作的百分之七八十是有关行政的工作，绝大部分时间都用于行政工作，每天忙于应对医院各种检查，几乎没有时间兼顾对社会工作者的督导。当不同的工作存在冲突时，为了完成机构的考核和行政性要求，督导们大多都会优先选择完成行政任务，督导工作只能退居其后。即便是有时间去处理督导工作，也很难全身心投入，形式化的内容居多，只关注服务的数量，以完成上面布置的任务为首先考量，不会关注到被督导者的真正问题和需求，忽视服务质量和效果。长此以往，不仅受督导的社会工作者没有实现专业服务方法和技巧的成长，对督导者个人的成长也是非常不利的。

有时，在实际督导中，督导者与被督导者的关系经常演变为

---

① 杨慧、杨森：《制度与非制度化：我国社会工作督导模式的比较研究》，《中央民族大学学报（哲学社会科学版）》2019 年第 46 期。

"僵硬的和权威型的上下级关系"。社会工作者会将督导者视为领导，与其有距离感，不会主动向督导求助；工作上出现失误后会对其隐瞒，以免被指责；在与案主进行交流时，如果督导者在场，也会出于出错被领导指责的担心而束手束脚，甚至改变原有的服务案主时的状态。这种关系导致督导者看到的并不是真实的服务案主时的状态，并不能提出对应的建议和指导。

这样演变下去，督导者的存在会过于"行政化"和"形式化"，为了督导而去督导，一方面是督导者疲于应付自身行政化的工作，另一方面是社会工作者感觉自身受到更多的监督和管理，忙于应付督导者，两者不能实现有效互动。

3. 督导者难以胜任自身角色

社会工作督导很重要的功能是实现对工作人员的教育和提供强大的支持，要实现这样的目标，成为一名优秀的督导者，在督导能力上实现精专，自身必须具备丰富的专业知识、工作技能和实务经验，而现实的情况则与之相反。由于我国社会工作起步较晚，社会工作督导的发展也相对滞后，缺乏相应的研究和实践，督导者难以把握系统的督导知识，再加上关于督导者的准入制度并没有明确和详细的规定，许多督导者的专业知识和实务经验都亟待提升，并不具备可以督导社会工作者的能力，难以胜任自身的角色[①]。

在实务中，有很大一部分医院机构的督导者由医护转岗而来，虽然有着丰富的医务实践，但是缺少医务社会工作的相关知识，对这个身份认知较少，角色转换后可能难以适应，对医务社会工作者不感兴趣，理念上也不具备社会工作者的伦理观。专业素养的缺乏会使其不能对社会工作者进行有效的督导，而且机构督导者职责最多的是行政性工作和医务性工作，认为医务社会工作是一个"没有技术性的工作"，不会重视医务社会工作者所发挥的作用，所以其

医务社会工作督导者的能力具备和角色胜任对医务社会工作的开展意义重大。快捷地提升能力和胜任力的方法主要有：支持督导者参加短期的专业培训；联合兄弟医院组织督导者开展"同伴督导"；联络高校专业教师定期举办有关医务社会工作督导的研讨工作坊，等等。

---

① 童敏：《中国本土社会工作专业实践的基本处境及其督导者的基本角色》，《社会》2006年第3期。

在督导过程中即使有机会可以让社会工作者得到实践锻炼，但总会出于不重视和不信任的原因而很难将该机会给予给被督导者。由此可见，督导者本身是否具备专业素养，在很大程度上决定了被督导的社会工作者能否受到专业且全面的指导、能否将理论灵活地应用到实践中、能否在实践能力上有所提升[①]。

如今知识日新月异，许多督导者难以适应知识和技艺的迅速改变，失去自身的"专业鉴别力"，导致督导过程中不能提出有建设性的批评建议，无法作出有帮助的反馈，被督导者从督导者那里学到与工作有关的知识和经验的愿望落空。

4. 连带责任问题：督导者经常面临法律诉讼、经济赔偿的挑战

督导中代为负责的原则使得督导者处于一个不利的位置，整个督导过程中督导者对其所负责的社会工作者负有最终职责，这就决定了社会工作者失职造成的投诉以及赔偿会连带牵扯到督导者，需要为其失误承担责任。

为了避免上述情况的出现，督导者要熟悉工作流程，掌握合格实务工作的标准，同时了解每一位社会工作者的服务风格和能力水平，根据每个人的特点对应分派不同的任务，密切关注其所服务案主的情况，跟踪其服务进度，使每一个问题都可以妥善处理，做到对社会工作者的精确督导。但这样会增加督导者的工作量，应对日常繁杂的行政任务本就消耗了督导者的大部分精力，如果再增加如此大的工作量，工作效率无疑会大打折扣，到时本意是想减少纠纷，反而由于自身精力不够而导致错误数量升高，引发更多诉讼，得不偿失。如果督导者官司缠身，自然也不会考虑个人成长问题。

5. 博弈困境的存在

督导者与被督导者之间存在某种博弈，博弈的结果如下：糊弄或讨好督导者、双方关系改变——反向控制。督导过程中，很多社会工作者忙于日常工作，主要围绕案主提供服务，无暇顾及机构

---

① 周京：《本土化社会工作督导制度建设思路与对策》，《中国社会工作》2018年第2期。

的繁文缛节，会出现被督导者如何摆脱机构束缚的博弈。比如，为了应付督导者的检查，对周记、报告等任务采取敷衍了事的态度完成，糊弄督导者，于是不可避免会出现完成不佳的情况。这种情况出现后社会工作者又会以各种理由为自己开脱，甚至存在讨好督导者的现象。面对这样的情况，督导者要拒绝加入博弈，进入具体的服务场景直接与社会工作者打交道，才能检验自身的工作成效，获得满足感。

现今督导模式一直都在强调督导者与社会工作者的共同参与，要听取社会工作者的意见，才能保证学习效果最佳，树立自身民主的形象。于是，在督导过程中不可避免会出现社会工作者以自身经历去询问督导者的情况："你觉得这样的情况是这么理解吗？"如果督导者说出自己的理解，会被社会工作者反驳：实际情况根本不是、这样做反而会引起坏的效果等一系列的话语，他们会指出督导者对实际情况的不理解和知识的欠缺。于是，在整个督导过程中，社会工作者成为整个督导过程的主导者，督导者处于一种被控制的位置上，却不得不继续参与这场博弈。

在督导者与社会工作者的博弈中，督导者总是处于一个弱势位置上，或是工作者不配合，或是工作关系转变，但督导者又不能脱离这样的博弈。长此以往，督导过程出现异变，督导者的个人成长和博弈中的复杂情景交缠，不利于实现其个人能力的成长。

6. 国家政策不完善

政策环境可以对某种职务的发展起到促进和支持的作用，督导者是连接社会工作者和机构的桥梁，行政力量的介入可以更好地推动社会工作者、督导、机构和整个行业的发展，但现实中相关政策的完善度仍有待提升。首先，2008年，民政部开启了全国首届社会工作者师职业资格考试，社会工作者可考取初级、中级和高级社会工作者证，暂无督导者资格的证书认定，督导者是否可以补进全国资格考试高级社会工作者师级别尚未明确；其次，督导者的工作职责缺少宏观政策层面的规定，只有工作职责明确，晋升脉络清晰，社会工作者和督导者才能看到自己未来的专业发展前景。

（三）创建督导者个人成长的良好环境

1. 督导者个人成长路径的规范化问题

督导者在工作中除了面临上述问题外，同时还应处理好自身的规范化问题。这种规范化可从督导者的培训方案、晋升机制和评估方案具体考量。

（1）设置督导者的培训方案

入职培训作为专业人员适应工作岗位的助推器，在医务社会工作人才培养中极为关键[①]。在督导者入职前就应该召开相应的入职培训，培训内容包括医院的规章制度、查房制度、会诊和转诊制度、部门设置、部门协作流程；督导角色的定义及其职责认知；医务社会工作的基础知识（医疗基础知识、基本服务技巧、职业伦理守则等）。此类基础培训可以给予督导者一个明确的角色定位，改变其认知。

督导者即便是任职多年，但其知识的掌握也并不是非常全面的，需要结合督导者实际需要进行培训方案的制定。具体可从以下几个方面尝试：根据每一位督导者的个性特点以及专业知识掌握情况，制定"个人成长计划"，使之后的培训有章可循；针对理论素养方面的提高，可通过开设培训班的形式实现，聘请香港特别行政区及国外的资深社会工作者或者高校有经验的学者、教授做督导者的培训工作，并注意结合课程报名人数，灵活采取线下授课、网络远程教学和主题讲座等方式；针对实务经验的积累，可选派人员去社会工作服务机构兼职，增强实务能力，或者通过项目合作的方式，取得国外或者有经验地区的社会工作督导培训机会。

不论采取哪种形式，核心要义都是要集中优质资源，提供充足和丰富的培训资源，实现督导者能力的不断提升。要注意提升培训机制的"系统性与规范性"，建立系统的培训课程（至少在半年及以上）；理论知识学习和实务经验积累相辅相成，两个方面的内容

系统的专业学习和训练始终是专业人员专业能力提升的重要途径。相关部门需要订立计划和措施，支持和协取医务社会工作督导者通过学历教育、速成班、项目培训等多种形式，尽快提高督导者的能力、素养和服务水平，最终促进医务社会工作整体服务的发展。

---

① 王卫平、肖慧欣：《部分国家地区医务社会工作专业人才培养模式研究》，《辽宁医学院学报（社会科学版）》2012年第3期。

要结合起来；培训结束后及时进行个人考核，以检验培训成效，在下一期培训中改进不足，实现规范化培训。

（2）建立督导者的晋升机制

督导者在机构中只有匹配相应的晋升机制，才会对其起到激励作用，督促其不断学习、不断进步，但目前督导者的晋升机制的建立并不乐观。以社会工作实践发展的前沿阵地深圳市与社会工作理论研究的重要阵地北京市为例。深圳市为了完善社会工作督导人才的培育与管理，2011年出台了《深圳市社会工作督导人员工作职责规定（试行）》，规定中将督导人才队伍按级别划分，明确其完成晋升需要通过进阶考试，以此为起点，深圳市不断推陈出新，目前已经形成"督导助理—初级督导—中级督导"的梯层式晋升机制。反观北京市，目前尚未形成全市统一的社会工作督导的晋升机制，督导职务直接由行政管理者担任，权威性较强。不难看出，目前督导者晋升机制区域差异明显。

（3）分层次评估督导者

现实情境中，督导者与被督导者是单向的关系，督导者并没有接受机构或者其他相关群体的正式评估。如果一名督导者没有在工作中得到反馈，要如何改进自己的督导方式、提高服务质量呢？机构的行政管理者大多选择让督导者自我评估，但是来自自我评估的反馈不够全面，并不足以敦促督导者改变自身在接下来工作中的行为。因此，应该引入外部的反馈和评估，建立分层次评估机制，以起到监督作用。

第一层次，设立督导者定期自我评估，并作出自我总结，以督导周记、督导汇报展示等形式完成；第二层次，被督导者对督导者的评估，会督促督导者在工作上有积极的转变，更加聚焦于自身的表现，同时也要注意到被督导者对督导者的了解仅局限于一个方面，不应该力求从被督导者那里获取全部信息；第三层次，督导者所在机构（如学校，或者社会服务机构）应该制定对督导者的评估制度，可引入平衡计分卡，结合被督导者的工作效果，将督导者的工作成果量化为可操作的衡量指标，形成督导的量化管理与监督。

在整个评估过程中，一些量表和编码系统可与之配合使用，触及有效评估督导者的关键方面，使评估成效更为显著。

当然，构建评估机制的过程中建立合理的评估标准，可以更好地调动督导者的工作积极性，使其在个人成长上更加具有主动性，并使其得到有效的管理和督促。标准的制定是一个科学、复杂的过程，需要借鉴西方和中国香港地区的经验，并与国内医务社会工作的发展现状结合起来综合考量。

2."个人＋团队"支持模式

督导者在个人成长过程中，大多根据自己的个人经历开展督导，风格会受到之前实习或者被督导经历的影响，在工作中，督导风格与被督导者工作风格不相吻合的情况时有发生，这就需要督导者对自己的实习经历进行反思，探究为何会形成这样的督导风格，在此基础上，考虑薄弱项，结合被督导者的工作风格做出调整。这个过程既是督导者为了实现良好的督导效果而做出改变的过程，也是督导者个人不断成长的途径。

当然，个人的力量是薄弱的，构建一支团队可以对督导者起到激励、支持的作用，实现"个人＋团队"模式的初建与成熟化运行。一方面，在团队中"资深"的督导者可以向"新进"的督导者分享自己的经验和教训，建立内部的支持系统，鼓励督导者不轻言放弃、不断前进；另一方面，团队中可以共享一些培训资料、相关的学习视频等，并做好这些资料的科学管理及合理应用，在团队中营造学习新知识、共享新想法的共同进步氛围，实现成员的互相学习、共同进步。要明确的是，一开始构建团队是最困难的，因此可考虑借助医务社会工作行业协会的功能，统计已存在的医务社会工作督导者，打破行业壁垒和地域限制，将"志同道合"的督导者组织在一起，建立医务社会工作督导支持及发展体系，不断提高督导者的能力[1]。

---

① 黄承香：《医务社会工作学习型实习团队模式探讨——以 HH 医院实习为例》，《法制与社会》2012 年第 26 期。

3. 建立积极、民主的督导关系，发展对话式督导

督导者一般是医疗机构中的管理人员，社会工作者与督导者之间存在管理与被管理的关系，这就使得社会工作者在与督导者交流时出于某些原因有所保留，不能实现双方充分对等谈话。建立积极、民主的督导关系，发展对话式督导关系，可以破除这一困境，实现督导者与社会工作者共同成长。

关系在社会工作介入中占据重要的位置，督导同样是在关系中推进的。积极、民主的关系承认双方的价值，强调督导者与被督导者之间的人格平等，引导社会工作者主动积极地表达和学习，不压抑自己的个性。在实际操作中，要求督导者首先要转变自己的观念，不展现权威的角色，以民主的态度营造一个双方接受、相互信赖的友好关系。同时，在召开督导会议时向被督导者传达这样的讯息：实务工作的过程无法提前被预知和控制，出现错误是正常的，不要太过于苛责自己，而且督导者愿意跟大家一起面对在工作中可能出现的错误；目前所处的环境是绝对安全的，在座的每个人都可以充分表达自己内心的真实想法和感受，也可以就某个问题发表自己的看法，畅所欲言。

在这样一种友好的督导氛围中，督导者不再是"高高在上"的管理者，被督导者也不再是"温驯的"聆听者，督导者尊重和接纳社会工作者的想法和感受，认真倾听，给予其较高程度的同理和足够的空间，让其可以自由表达内心的真实感受、情感，并提供指导性的信息和建设性的反馈。在接收到足够信息的基础上，发展对话式的互动模式，保证双方个体独立，共同参与、双向互动，可以就某一个问题展开分析、感受现实并探讨解决方案。依靠这种对话式的互动模式，督导者与被督导者双方可以在各自的领域深度反思，调整自己的心态和感受，在讨论中一起成长。

4. 发挥政策的"指挥棒"作用

督导者在社会工作服务系统中具有重要的影响力，社会工作中对督导者的需求量是非常大的，政府应该重视其发展。但是，现实中督导者的培养面临着诸多问题，政策环境上被实务工作压缩而得

不到重视，目前的相关政策向加强社会工作人才队伍建设、促进社会工作发展倾斜，针对督导者的相关政策文件极少，从而使人才出现大量流失。面对这样的困境，政策应该发挥"指挥棒"的作用，开展宣传与推动活动，大力扶植与培育社会工作督导者。

首先，政府应该完善医务社会工作督导相关制度，出台指南类的文件，对督导者的任职资格统一规范。其次，在涉及社会工作督导者的选拔、聘用、培育、激励和评估等制度规范时，应结合已经出台相关规范的城市的经验，并考虑全国各个省市的特殊情况，综合衡量。这其中，要保证社会工作机构和社会工作督导主体在政策制定过程中的参与度，并适当允许各个省市在政策执行过程中的自主性，避免制度僵化。

除此之外，应与社会工作协会、社会工作机构及高校社会工作专业学者合作，共同确定全国性的督导行为操守手册，规范督导者的行为。整个过程中，政府需注意厘清自身的责任与边界，不把政治性和专业化混为一谈；出台文件时，应循序渐进，不过急过躁，以免政策无效，甚至造成新的问题的出现。

综上所述，督导者要实现自我成长，除自身"硬件条件"足够充分外，所在机构和政府宏观上的推动也必不可少。但不论具体实施措施是如何制定和运行，我们的宗旨是要在中国本土孵化出督导者"阶梯型"的成长模式。在此模式下，督导者坚持主动学习、不断反思和心理不断成熟，形成"自我助力成长—机制规范化成长—政策导向性成长"的良好状态。

本 章 小 结

合格的医务社会工作督导者需要具备六大能力："通才"能力、基础教学能力、较强的心理支持与情绪疏导能力、较强的督导敏感度、自我反思与增能能力和社会行政能力。

　　医务社会工作督导者实现个人自我成长的内容，包括坚持持续学习，具备成熟的心理。实现自我成长的方式包括专业成长与职业规划。

　　督导者个人成长存在的困境主要有社会认可度低、"行政化""形式化"倾向明显、督导者难以胜任自身角色、连带责任等问题，督导者经常面临法律诉讼、经济赔偿、博弈困境的存在及国家政策不完善等挑战。

　　创建督导者个人成长的良好环境，需关注督导者个人成长的规范化问题，倡导"个人＋团队"模式，建立积极、民主的督导关系，应发展对话式督导，让政策发挥"指挥棒"的作用。

思考题

1. 医务社会工作督导者需要具备哪些能力？

2. 医务社会工作督导者实现自我成长需要关注哪些内容？

3. 医务社会工作督导者如何持续进行自我成长？

4. 医务社会工作督导者个人成长面临哪些困境？

5. 如何推动建立医务社会工作督导者个人成长的良好环境？

推荐阅读

　　赵静：《社会工作督导实务手册》，中国社会出版社 2019 年版。

　　童敏：《社会工作督导基础知识》，中国社会出版社 2019 年版。

　　张洪英：《社会工作督导理论与方法》，中国社会出版社 2018 年版。

　　莫藜藜：《医务社会工作：理论与技术》，华东理工大学出版社 2018 年版。

　　王思斌、曾华源：《社会工作督导：经验学习导向》，华东理工大学出版社 2018 年版。

　　王卫平、肖慧欣:《部分国家地区医务社会工作专业人才培养模式研究》,《辽宁医学院学报（社会科学版)》2012 年第 3 期。

主要参考文献

　　王思斌:《社会工作导论》,高等教育出版社 2013 年版。

　　田国秀:《社会工作专业实习》,中国人民大学出版社 2016 年版。

　　隋玉杰:《社会工作督导》,中国人民出版社 2008 年版。

　　许丽英:《过程论视角下实习督导实践的探析——以医务社会工作为例》,《社会工作》2010 年第 23 期。

第四章

医务社会工作督导的理论模式

医务社会工作者小王入职半年多，主要负责儿科的查房和个案跟进工作。查房过程中，他发现一个患儿家庭经济条件非常困难，需要申请经费，在访谈过程中，得知患儿父母和自己是老乡，觉得自己更应该帮他们，于是答应患儿父母一定帮他们申请到经济援助。为了帮助患儿家庭申请到经济援助，小王帮忙填好了申请表，并送去基金会审核，而基金会审核需要一段时间。由于是老乡的缘故，小王也觉得这个家庭可怜，就自己给了患儿父母1 000元钱。

在对小王的个人督导过程中，督导者先让小王谈谈自己对这件事情的看法，小王觉得自己是在积德行善。督导者对小王助人的热心表示了理解，但明确指出小王在处理这个个案中存在的问题。其一，社会工作者不应该把老乡关系带入个案服务中，而应客观看待服务对象的需要，以作出专业判断。社会工作者不应该给服务对象"一定能申请到经济援助"的承诺，而应该提前向服务对象说明援助基金审核的权限不在社会工作者。其二，社会工作者不应为服务对象一手包办，而是要推动服务对象自己申请，社会工作者予以协助，让服务对象有求助的动机和学习寻求帮助的方法。其三，社会工作者认为自己拿钱给服务对象是行善积德的想法，是把自己放在道德的高点去施舍给服务对象。专业社会工作者应该以平等的眼光去看待服务对象，帮助他们积极主动寻求解决问题的方法，避免与服务对象产生经济上的往来。

对于社会工作者也就是被督导者而言，督导者首先需要担任教育者的角色，使被督导者明确专业身份和专业自我。另外，督导者还需要担任日常专业服务的指导者，协助被督导者在日常生活场景中实施服务，根据实际生活确定服务介入的焦点、内容、方法和层次，并在此过程中给予被督导者情感支持。

督导是社会工作实践的基石。社会工作督导者与被督导者之间的关系对于社会工作者的服务质量有着直接的影响。因此，厘清督导模式有助于督导者清楚地认识到自己的工作风格及其对督导过程的影响。在美国，社会工作督导的历史几乎与社会工作实务本身发展的时间一样长久，虽然其形式与重点随着时代的变迁而有所不同，但督导仍然在社会工作领域中占有独特的、重要的地位 [①]。不少学者指出，助人专业中的许多督导模式已形成了"督导森林"，就像管理学理论已根据孔茨（Koontz）创造出"理论森林"一样，社会工作督导模式正在激增。然而，我国内地社会工作督导还处于"香港督导培育"的初创期，理论界与实务界很少谈及"社会工作督导理论模式"。本章将系统、全面地介绍国外社会工作督导理论模式及发展脉络，以及医务督导理论模式本土化发展与具体服务。

一、督导的理论体系和模式

（一）督导的理论体系

关于社会工作督导的发展，在 20 世纪 50 年代之前的主要趋势是借用心理学理论尤其是弗洛伊德的心理治疗来发展社会工作督导模式。20 世纪 50 年代开始，社会工作督导在受到心理动力理论直接影响的同时，更多地受到了案主中心和行为主义等理论的直接影响。20 世纪 80—90 年代，随着经济社会的发展，为了保证资金使用的"经济效益"和"成本效益"，各国政府和社区对社会服

---

① D. Waldfogel, "Supervision of Students and Practitioners", In A. Rosenblatt & D. Waldfogel, eds., *Handbook of Clinical Social Work*, San Francisco, CA: Jossey-Bass Publishers, 1983, pp.319–344.

务的要求愈发苛刻，资源和资金的提供日益取决于服务提供的效率和效能，社会工作督导的管理功能再次成为学术界和实务界关注的重点。与此同时，西方学者也依据督导的发展，对社会工作督导的模式进行了归纳总结，主要有：实务理论模式，其采用一种治疗理论作为经验学对象；结构功能模式，其注重督导的目标、功能和结构，具体又可分为"功能模式""整合模式""权威模式"等；互动过程模式，其注重督导者与被督导者之间的互动关系，有学者将其分为工具性、表达性、鼓吹性和反映性的行为模式，也有学者将其分为发展模式、成长取向模式等。

20 世纪末至 21 世纪初，随着文化生态学、批判理论、建构主义及女性主义等社会工作理论范式的兴起，社会工作督导也出现了前瞻性的新模式。比如，科际整合式的团队督导模式、"文化敏感取向"的整合模式、"脉络取向"的社会工作督导框架、能力为本的模式、"结构为本"的督导概览图以及女性主义的伙伴模式等。因篇幅限制，以下仅选择有代表性的模式予以介绍。

1. 实务理论模式

实务理论模式指在社会工作专业不成熟与缺乏正式的督导理论背景下，临床督导者采用当时比较成熟的治疗理论（如心理分析理论的假设、要素、内容等）作为指南的督导模式。比如，以问题解决为焦点的治疗，就提供了结构的形式与规划清楚的步骤来协助案主，其重点是在一段有限的时间内按部就班地推进，而不是冗长的问题讨论①。在这种模式中，督导者与被督导者的关系等于"社会工作者—案主"关系。

2. 结构功能模式

结构功能模式主要聚焦在督导的目标、功能及结构，又分为三个模式。

一是督导功能模式。该模式强调督导的行政、教育和支持三大功能，并且每个功能都有自身的一套问题与目标，容易了解与执行。

---

① 徐明心、何会成，《社会工作督导：理论、实践与反思》，台湾心理出版社 2005年版。

比如，行政方面的督导主要基于机构政策和规章制度，为完成机构目标而对被督导者进行有效的督导；教育方面的督导主要增进对社会工作专业理论、知识和技巧的运用，目的是提高被督导者的专业实践能力；支持方面的督导主要是以被督导者的情感、压力和士气等为督导重点，目的是改善员工的工作满足感，提升其工作动力[①]。

二是整合模式。即将"组织导向模式""员工导向模式"与"工作取向模式""理论方法取向模式""学习模式"合并为"整合模式"，以避免督导带给社会工作者碎片化的行动指导，并朝向理论建构方向发展。其中，"组织导向模式"聚焦于案主成效，根据组织的需要与专业价值观去完成工作，包括行政与专业功能的角度，是确保服务输送成效的行政机制；"员工导向模式"指一线社会工作者的工作满意度与专业发展，以促进其成为称职的社会工作者；"工作取向模式"聚焦于社会工作者的工作应符合组织与专业价值的要求；"理论方法取向模式"是强调思想与方法的学派；"学习模式"则强调督导的教育面向。概括地说，整合模式由四个督导功能（促进、发展、社会化、提供服务）、六个督导步骤（关系建构、计划制订、观察、分析、会议讨论、跟进）和六个基本元素（协同的环境、督导关系、结构元素、督导技巧、学习经验、督导角色）构成[②]。

三是权威模式。主要强调督导者与被督导者之间的权力关系，分为"授权型"（权威来自其管理高层的位置）与"能力型"（权威来自其内在资源，如本身的表现、技巧及经验）。曼森（Munson）的一项研究发现，能力型的权威是最具生产力的模式，它能提升督导者与被督导者的互动及工作满足感。至于选择哪种权威督导模式，徐明心指出，"多取决于其自身对督导权力来源之理解、能力及督导经验"[③]。

[①] Kadushin, Hakness, *Supervision in Social Work (4th ed)*, New York：Columbia University Press, 2002.

[②] P. Rich, "The Form, Function, and Content of Clinical Supervision：An Integrated Model", *The Clinical Supervisor*, 1993, 11 (1).

[③] 徐明心、何会成：《社会工作督导脉络与概念》，香港基督教服务处 2003 年版。

3. 机构模式

在社会服务机构中，督导模式往往反映了机构的结构，督导形式也反映了机构内不同层次的行政交代与专业自主性。比如，在一端的个案工作督导模式，有高度的行政责任；在另一端的自主实践模式，有高度的专业自主。而两者之间就是小组督导模式、同辈督导模式、团队服务传送模式。

① 个案工作督导模式是由督导者与被督导者一对一的关系所组成，督导者角色包括所有行政、教育及支持上的功能[①]。卡杜山在美国全国调查中发现，83% 的督导者和 79% 的被督导者都表示，个案督导是督导的主要形式。一般来说，此种督导的过程包括开始阶段（督导者应筹划督导的整体安排、制定督导的议程并做好准备工作），中间阶段（督导者以教育或指导为导向，向社会工作者提供有益的回馈），结束阶段（即对下次的督导作出安排）。个案工作督导模式深受社会工作实践（如个案工作实践）理论影响，是对没有经验的社会工作者或实习生运用最广泛的督导模式，并且混合在小组模式中进行。

② 小组督导模式是指由督导者带领一群被督导者定期以小组的方式，以讨论被督导者工作上或学习上共同的问题或需要为主。小组督导就是用小组的方式来履行督导者的责任。小组督导的特征是小组督导者与被督导者之间的权力要比其他督导模式更为平等，在这个模式里被督导者感到有更多的自由可以和督导者进行沟通，甚至可以表达对督导的不满[②]。布朗（Brown）[③]指出督导者进行小组督导必须做的七件事：界限、任务、结构、角色、促进

① Kadushin, *Supervision in Social Work*, New York: Columbia University Press, 1976; Kadushin, *Field Education in Social Work: Contemporary Issues and Trends*, Dubuque, Iowa: Kendall/Hunt, 1991, pp.11–16

② Kadushin, Harkness, *Supervision in Social Work (4th ed)*, New York: Columbia University Press, 2002.

③ A. Brown, *The Social Work Supervision: Supervision in Community, Day Care and Residential Settings*, Philadelphia, PA: Open University Press, 1996.

的形式、督导的关系和方法。卡普兰（Kaplan）[1]及卡杜山和哈克尼斯（Harkness）[2]还对小组督导的优缺点进行了分析，即小组督导的优势是节省了行政方面的时间和精力；可以使各种各样教与学的方式得到高效率的应用；可以分享相似的工作经历和解决问题的方法；提供情感支持；分担工作中遇到的问题；与同类相比能得到自我工作的有效判断；小组是比较放松的最舒适的学习环境；提供了安全感；提供交流与互动，有利于凝聚力的形成；为督导者和被督导者提供了在不同形态的关系中相互观察的机会；有利于督导者职能的专门化；提供了被督导者观察、学习督导者的机会；提供了一个接受多元文化的机会。小组督导的劣势是不能如个案督导那样实现因人施教，容易形成同伴攀比和竞争，新进人员较难进入小组督导，容易发生批判性的回馈，督导者比较容易受到质疑，需要督导者具有相当丰富的小组工作技能等。

③ 同辈督导模式。指由一群志同道合，有相同需求、观点、技术或共同价值的被督导者组成，每一次聚会时并无特定督导者，所有的参与者都是平等的，成员对他们的工作负责。同时，同辈督导将利用共同参与的个案讨论会和咨询会取代定期的个别督导会议。不过，对缺乏工作经验的员工来说，同辈督导并非适合的选择。

④ 团队服务传送模式。即督导者担任工作团队的领导者，并把分派工作、监察表现、专业发展的责任给予成员分担[3]。在这种模式中，没有定期的督导会议时间，整个团队的目标就是工作本身，虽然在决策上督导者有最后的决定权，但决策过程则由团队共同策划促成。研究表明，这种模式在香港的综合服务中普遍

---

[1] T. Kaplan, A Model for Group Supervision for Social Work: Implications for the Profession. in D. Schnece, B. Grossman, U. Glassman, *Field Education in Social Work: Contemporary Issues and Trends, Dubuque,* Iowa: Kendall/Hunt, 1991, pp.141-148.

[2] Kadushin, Harkness, *Supervision in Social Work (4th ed)*, New York: Columbia University Press, 2002.

[3] Ibid.

被运用[①]。

⑤ 自主性实务模式。在社会工作专业逐渐成熟时，资深的社会工作者（即受训后在同一岗位工作 2—6 年的社会工作者）应有更多的专业自主性，他们"自我带领"、自我负责而不需要传统的督导，以此激发其创造性。在这种模式中，督导者与被督导者的关系更平等，督导的作用仅仅是促进社会工作者的反思。

4. 互动历程模式

督导被定义为一个过程。在实现督导功能的时候，督导者将有选择地连续采取一系列经过深思熟虑的行动。督导的过程有着开始、中间和结尾的先后顺序。在督导过程中的每一环节所采取的行动都各异其趣。

实施督导的过程离不开彼此依存的关系。有督导者就必须有被督导者，就像有家长就必须有孩子一样。由于督导过程至少要有两个人的参与，所以双方的互动构成了督导的一个重要方面。督导者与被督导者（们）构成了一个唇齿相依的微小的社会系统，这个社会系统只有在合作、民主、参与、互利互惠、尊重和开放的情况下，才能达到最佳状态。

互动历程模式强调督导过程中督导者与被督导者的互动，并且此种模式有发展模式和成长取向模式两种。其中，前者的重点是在督导过程中了解被督导者的发展阶段，提供被督导者在该阶段所需要的技巧；后者的重点是提高被督导者对个人自我和专业自我的了解，对此，督导者必须将督导重点从服务输送转移到自我的发展。

5. 全面成人学习模式

全面成人学习模式由诺尔斯（Knowles）[②]的成人教育学、库伯（Kolb）[③]与戴维（Dewey）的体验式学习理论整合而成。督导者在

---

① 徐明心、何会成：《社会工作督导脉络与概念》，香港基督教服务处 2003 年版。

② M.S. Knowles, *The Modern Practice of Adult Education: From Andragogy to Pedagogy*, New York: Cambridge University Press, 1980.

③ D.A. Kolb, *Experiential Learning: Experience as the Source of Learning and development*, Englewood Cliffs, N.J.: Prentice-Hall, 1984.

采用全面成人学习模式的督导理论框架时，往往会运用自我导向学习、有目的地提问两种督导策略[1]，并需要掌握"员工需求评估的方法"与"培训需求评估的框架"。

根据成人教育学理论，成年人在开始学习时皆有其人生阅历，而推动他们学习的内在动机来自他们在生活、家庭或工作上遭遇的问题与困难。成年人这样的学习是主动的，是一种旨在解决问题的、"自我导向学习"的教学方式与教学过程。在这个过程中，被督导者作为成年人，会充分发挥自主学习的精神，凭借自己的知识与生活体验，遵循所知道的事实、概念与原则，与督导者（即教师）一起讨论问题。同时，在确定学习目标后，被督导者独立地收集资料、分析与评估，以此解决问题。

在自我导向式的学习中，督导者扮演的是促进者而不是专家。在开始阶段，督导者需要更多地发挥支持作用，以此与被督导者建立互信关系，了解被督导者习惯的学习方式，因材施教。然而，随着学习的不断深入，当被督导者能自主管理其学习进程时，督导者就要渐渐退居幕后。无疑，与传统的学习方法相比，这种自我导向式的经验学习是有效的学习。因为传统学习方法倾向于被动学习，学到的知识容易被遗忘；而自我导向学习倾向于主动学习，即在解决问题的过程中促使被督导者明确学习动机，运用所学的理论与技巧提升其解决问题的能力。

6. 经验学习模式

当进行督导时，督导者应注意成年人学习的一个重要问题，即个人的学习风格、理论素养与实践的关联。根据库伯的经验学习理论，知识是通过经验的传送来创造的，学习应包括四个基本的学习模式，即具体的经历（concrete experience，简称 CE）、反思性的观察（reflective observation，简称 RO）、抽象的概念化（abstract conceptualization，简称 AC）、主动的实践（active experiment，简

库伯的经验学习模式对于社会工作及督导的启示在于：作为一种专业，理论建构和理论研究固然是专业发展和生存的重要组成部分，但是社会工作是一个助人的专业和职业，其理论的建设工作明显不同于其他一些思辨性的学科或专业，它的理论组成的要件更多来源于实践及其观察，来源于实践中的反思，来源于在亲身体验中对原有理论和经验的总结、提炼和抽象，等等。社会工作督导及督导模式的形成和发展也是如此。

---

① 马丽庄、吴丽端、区结莲：《社会工作跨境专业督导——山东经验》，社会科学文献出版社 2013 年版。

将经验学习理论运用于督导过程就形成了社会工作督导的反思学习模式，它由开始期、循环期和结束期三个阶段组成，其中，循环期是整个督导阶段的核心，它协助被督导者完成反思学习的具体过程，而每一次反思学习都需要经历循环期的"事件—探索—实验—评估"四个步骤。

社会工作督导反思学习模式建基于四个理论假设：

第一，督导是一个学习过程，是协助被督导者从经验中寻找问题解决和新的理解的过程，它借助的主要学习工具是反思。

第二，知识和智慧并非由督导者提供，而是来自被督导者自身拥有的经验。

第三，思维与场景具有相互关联性，督导者需要以整体的视角来理解社会工作者在日常服务中遇到的复杂情况，学会聚焦整体的经验。

第四，督导者需要从事的是促进被督导者思考方式的改变，而非直接为被督导者提供一个可以仿照的蓝本。

称 AE）。

经验学习理论的主要特色在于：学习者致力于经验的主动研究；学习者必须以一种批评的方式，有选择地思考其经历；学习者必须致力于研究学习的过程；学习者尝试脱离教师与督导者并有独立性。经验学习与发现学习的不同之处在于，经验学习的关键点是在学习过程中由指导老师来设计学习的结构，它包含着学习活动的经验学习过程。

成年人的人生经验（无论是私生活还是过去的工作经验），对他们的学习来说既可以是资源，又可能是障碍。因此，社会工作督导的一项重要任务是协助被督导者善用其人生经验，不要让这些过去的经验变成学习的绊脚石。

7."文化敏感取向"的整全模式

以文化为维度的社会工作督导模式强调"文化"在督导过程中的作用和意义。其中主要指崔（Tsui）于1997年建构的"文化敏感取向的"的整全模式①。崔在香港的文化脉络下审视了督导的方式、目标、关系、权威以及理想中的社会工作督导，并在此基础上将产生于北美文献中的督导模式进行了修正、丰富和发展，形成"文化敏感取向"的社会工作督导的整全模式（a culturally sensitive model）。崔指出，文化才是督导的主要脉络，而非组织。任何一种督导模式，都是文化环境中出现的产物。督导的关系是个人的、专业的、组织的和文化的，督导关系涉及机构、督导者、被督导者和案主等多面向关系。整全模式的内容包括督导关系、督导目标、督导权威、督导方式。有效督导有赖于如下元素：督导关系，督导过程的契约、形式和发展阶段，各种督导功能之间的平衡，督导与外部环境文化之间的关系。

崔的研究在社会工作督导领域的最大特征，一是文化敏感取向；二是人在环境中的范式。文化敏感取向的社会工作督导模式

① M. Tsui, "The Roots of Social Work Supervision: An Historical Review", *The Clinical Supervisor*, 1997, 15(2); M. Tsui, The Supervisory Relationship of Chinese Social Workers in Hong Kong, *The Clinical Supervisor*, 2003, 22(2).

开启了一个社会工作督导范式的转向，即由心理-科层 (psycho-bureaucratic) 为主导的社会工作督导范式趋向于以社会工作生态-心理社会为焦点的社会工作督导范式，也就是"人在环境中"的范式[①]。

8."脉络取向"的社会工作督导框架

新西兰的社会工作督导学者多诺霍（O'Donoghue）在《重述社会工作督导》（*Restoring Social Work Supervision*）一书中以建构主义为理论视角，提出了脉络趋向的社会工作督导框架（contextual framework for social work supervision）。

该框架的核心含义是将社会工作督导放在一个多层、多元的脉络下通过"重述"社会工作督导故事来认识和理解社会工作督导。在督导故事里，脉络框架承认标题（headlines）、次标题（by-lines）、文本（text）、亚文本（sub-text）和文章脉络（context）的重要性。社会工作督导的故事被直接和非直接相关的个人声音所影响，同时又被当地的声音（local voices）和全球的（global voices）声音所影响。换句话说，社会工作督导不是发生在"价值无涉"的环境中，而是在"价值相关"的环境中进行的（因为督导故事将被有关案主个人的声音、家庭的声音、当地社会的声音、全球的声音所影响）。如此，通过这个框架，实践者和督导者能够实施由里而外（由个人层面到社会与全球）、由外而里（由全球到社会与个人层面）的工作，同时也鼓励实践者和督导者在督导故事中去发展与个人相关的、脉络化的个人实践的督导理论[②]。

9."女性主义取向"的督导模式

女性主义社会工作督导模式是在女性主义理论的基础上发展而来的、具有女性主义视角的社会工作督导模式。普劳蒂（Prouty）在《女性主义家庭治疗的方法》一文中论述了女性主义督导的原则是关注督导中的性别因素，关注督导者与被督导者之

Tusi（2008）将社会工作督导的脉络划分为物理的、人际的、文化的以及心理的脉络。社会的"文化与脉络"概念影响着整个督导过程。文化是某特定社会群体的生活方式和观看世界的方式。在督导的脉络里，督导的各方关系无不受文化影响，但是文化作为督导的主要脉络却始终未能受到应有的重视。社会工作督导是社会工作专业错综复杂的理论、专业价值和服务网络所交织而成的系统中的一部分，此系统位于某特殊的文化内部，因此督导是督导关系中相关人的文化的一部分，只有在这样的脉络中才能探明社会工作督导的意涵。

[①] Kieran O'Donghue, *Restorying Social Work Supervision*, Palmerston North: Dunmore Press, 2003.

[②] 张洪英：《社会工作督导理论与方法》，中国社会出版社 2019 年版。

间的关系以及这种关系中权力的不对等；强调合作关系、自决和多元视角；督导者通过示范促进反身性的互动和被督导者的反思；强调在脉络的多样性中关注女性生活；关注性别的社会建构和语言在维护性别化社会中的作用；女性主义督导的方法强调灵活性和差异性，强调相互了解和相互的评估，强调协作及积极互动回馈等。

女性主义社会工作督导关注教学关系中权利如何利用，强调"教育的关系合作性"[①]；"认为督导者与被督导者的关系是建立在双方平等共享的伙伴关系基础上的……女性主义的倡导者宣称，此模式比传统的权威模式更符合社会工作的价值"[②]。

女性主义督导模式对督导关系、督导权利的强调，启发大家关注实习督导模式建构中的关系元素。

（二）督导模式：师徒式、训练式、管理式、咨询式

为了在督导中产生有目的且高品质的反思和学习，保障督导成效与服务品质，督导者需要有意识、有目的、有系统、有结构、有策略地掌握和运用督导价值和模式等。督导者根据情境脉络、系统互动以及督导历程的发展，灵活地选择与使用督导的模式。根据卡杜辛和哈克尼斯的观点，督导是一个间接服务的过程，其终极目标是执行机构的政策，遵循机构的处理方案，为机构服务使用者尽力提供在数量上最多、质量上最好的服务。作为医务社会工作者的督导，更需要时刻提醒自己做好服务的把关者，确保医务社会工作者服务质量，保障服务使用者权益。

1. 师徒式督导

督导者可能扮演较多的是"师傅"或"教导"角色，几乎完全集中在教育功能，为被督导者提供教育训练。师徒式督导通过对

---

① Caspi, William J. Reid, *Educational Supervision in Social Work: a Task-center Model for Field Instruction and Staff Development*, New York: Columbia University Press, 2002.

② M. Tsui, "The Roots of Social Work Supervision: An Historical Review", *The Clinical Supervisor*, 1997, 15(2); M. Tsui, "The Supervisory Relationship of Chinese Social Workers in Hong Kong", *The Clinical Supervisor*, 2003, 22(2).

社会工作者与当事人互动的详尽分析，教授完成临床社会工作任务所具备的知识、技能和态度。在有关督导的一般性文献中，此项功能更多地被称为临床督导。临床督导的定义是：在临床督导中，一名经验较为丰富的专业人士对一名相对缺乏经验的专业人员的工作进行检查，其目的在于帮助那位相对缺乏经验的人改善其专业工作表现。一般来说，师徒式督导强调学习过程，焦点多集中在一般议题；而从专业的角度看，被督导者自己承担更多责任。

社会工作教育为实务工作所需的知识提供了一个总体框架。而督导者则就工作经验、在职培训和与同事一起为完成社会工作者所承担任务的具体要求，对总体知识进行工具性的诠释。对于知识的实际运用而言，督导工作要比研究生的培训还重要。对督导者和被督导者所进行的访谈发现："好的教学 / 指导"是与有效的督导联系在一起的："这是一个成为一名有能力的临床工作者不可或缺的教与学的过程"①。

督导者满足感的三个最主要的来源中有两个是："从帮助被督导者获得专业成长中获得的满足感""从和被督导者分享社会工作知识与技能的过程中获得的满足感"。被督导者对督导工作的满足感的三个主要来源中有两个与教育性督导有关："我的督导帮助我处理在做当事人工作时遇到的问题""我的督导帮助我成长为一名专业的社会工作者"。此外，不论是督导者，还是被督导者，他们都认为"保证被督导者实现专业成长"是督导工作的两项最重要的目标之一②。在对无效督导所进行的总结性研究中，沃特金斯发现："不合格的教学和指导"始终是督导的负面表现之一。不合格的督导首先是在教育性督导上不合格③。被督导者所表达的不满中有两个主要原因都与督导的这一功能有关："我的督导对我的工作

---

① C.E. Watkins, "Development of the Psychotherapy Supervisor", *Psychotherapy,* 1997, 27(4).

② A. Kadushin, *Supervision in Social Work*, New York: Columbia University Press, 1976.

③ C.E. Watkins, "Development of the Psychotherapy Supervisor", *Psychotherapy,* 1990, 27(4).

要求不够严格，导致我不知道自己错在哪里，也不知道该做哪些改变""在处理我所面对的当事人的问题上，我的督导没有帮上什么忙"①。

　　师徒督导的工作内容主要有：教导有关"服务对象群"的特殊知识；传授"社会服务机构"的知识；学习有关"社会问题"的知识；指导有关"工作过程"的知识；反思有关"工作者本身自我觉醒"的知识；提供专业性"建议和咨询"。其中，教导时间管理技巧、传授沟通技巧、培养价值伦理抉择能力、发展压力管理培训课程等，能够有效缓解社会工作者的压力。督导者的专业权力与个人魅力会对被督导者产生影响，如督导者扮演顾问时会发挥专家与合法的权力功能，在征求被督导者同意后，督导者也需要提供相应的指导与忠告。然而，要有效地完成教育功能，督导者既要有丰富的实践经验与尖端的专业知识，还要对服务方向有所洞见，即具有广阔的专业视野，并能简单清楚地表达出来。从这个角度看，督导者应了解教育的过程，像教育工作者运用信念、知识、技巧去影响学生一样去影响被督导者。督导者必须熟悉文献，清楚被督导者的记录与工作报告，能调控被督导者的工作，多与被督导者交流和听取被督导者的意见，也必须能够运用理解、想象、分析、预测等多种技巧。

　　2. 训练式督导

　　训练式督导以协助社会工作者自我成长与专业发展为主要任务，其背后的信念是：只有提升专业知识与技巧，服务水平才能提高。训练式督导的目的是解决被督导者服务知识、技巧与信息的不足问题。被督导者扮演的是某种形式的"受训者"角色，他们也许是学生社会工作者，也许是与受训案主一起工作的实习社会工作者。训练式督导同师徒式督导较为一致的是强调学习过程，焦点集中在一般议题上。不过，在具体的专业方面，督导者虽然负责部分

---

① A. Kadushin, *Field Education in Social Work: Contemporary Issues and Trends*, Dubuque, Iowa: Kendall/Hunt, 1991, pp.11-16.

工作，但会承担更多的责任。

唯有提升一线社会工作者的专业水平，才能保障和提升服务质量。但在现实工作中，很多从事实际工作的人员都缺乏相应的专业水平。很多志愿者没有接受过任何系统的专业训练；只在课堂里学习过相关理论知识的实习学生则特别缺乏实务经验；即使那些已经结束了学院式的专业训练、成为新进社会工作者的人，他们对于新的知识、方法与技巧仍有迫切的需要。而且随着社会不断地发展，服务对象的需求也是复杂且多元、多变的，他们在实务工作过程中面对的很多问题可能是从来没有接触过的，在这种情况下，督导的教育性功能就显得尤为重要。只有在督导的专业训练之下，才能保障和提升被督导者的专业水平。

不论所服务的当事人群体有何不同，督导者都必须把人们在面对当事人所遇到的社会问题时可能产生的行为变化作为教育的一项内容。虽然个案工作督导者可能主要关心的是个人和家庭如何对待和适应这些社会问题，但是小组督导者和社区组织督导者可能会更关心如何让处于一个集体中的人们（如小组和社区）能够更好地对待和适应这些社会问题。为了让被督导者了解那些有问题的个人和群体在面临社会压力时会出现哪些反应，督导者也需要讲授个人和群体一般的变化和行为反应。

不论采用什么过程来帮助当事人恢复或者改善其正常的社会功能，或避免丧失其社会功能，督导者都必须把提供帮助的技术和方法作为教育的一项内容。在医疗服务领域，社会工作所要求的技能往往会大大超出研究生课程的范围。做社会服务工作需要把所有学到的知识进行综合运用，并让它们发挥出应有的作用。督导者必须要教会社会工作者，当他们在帮助个人、群体和社区解决他们所遇到的实际问题时，应该做什么和怎么去做。督导者要从理论上阐述该社会服务机构为什么要选择这种服务技术和方法，而且为什么只有这些方法才可能是最有效的。

在任何社会服务机构中，不论采用什么样的帮助方法，督导者都必须把助人过程作为教育的一项内容。过程可以有多种方式，如社会调查、诊断、处理、采集数据、分析处理数据、实施干预、获取信息、处理信息，以及施加社会影响。所有这些过程，不论差异多大，我们都能够看到，帮助的过程都是以获取信息和对信息的分析和理解为基础进行的。

此外，督导者还要把加强社会工作者的专业化意识作为教育的一项内容。这包括帮助社会工作者培养有助于加强和保持与当事人之间有效工作关系的态度、感觉和行为，纠正有偏见的和有成见的年龄歧视、种族歧视、性别歧视和同性恋恐惧态度，建立起自决、保密和非评判的社会工作价值观。实际上，这也是从事社会工作需具备的共同的价值观和职业道德。

3. 管理式督导

督导者是被督导者的上级或主管，具有"上司与下属"的关系。从专业角度看，督导者也必须承担更多的责任。但管理式督导强调的是实务工作的完成及其服务质量，焦点集中于特殊议题。而且，督导者与被督导者之间是从属关系，而非训练者与受训者的关系。

督导者在很大程度上是要确保工作的正常运行、准确的程序操作步骤，并遵守机构的制度。相应地，在管理模型中，督导者主要扮演主管与职业经理等角色，往往以适度的督导工作量管理为基础，如督导者每月要求被督导者提交一份定期报告、统计资料或个案档案等予以审查。由此，可以确保被督导者按照机构规程正确地、有效地执行制度与程序，承担执行机构政策的责任等。从这个角度看，督导者应了解团队成员的要求与期望，促使被督导者的服务满足机构的要求与期望，从而有助于管理层对日常工作进行掌控。

管理层制定了总体的政策和目标，这些政策和目标需要细化为具体的责任，并最终细化为具体的任务——在规定的时间内需要完成的某项工作。这是一个将总体政策目标不断加以细化的过程，随着任务的层层落实，总体目标就可以分解为可操作的具体工作。正是在一线的督导层面，机构的政策和目标才能通过提供直接服务的员工最终体现出来。督导者直接领导一群雇员富有成效地开展工作，也就是将工作"从决策层"落实到"具体的实施之中"。用通俗一点的话来讲，督导者的这一重要的行政性职责就是"把工作做出来"或者"把岗位职责落到实处"。

机构中的任何一个部门在向当事人群体提供直接服务的时候，都需要制订计划并有工作授权。一个部门可能要负责向存在各种各样社会问题的几百名当事人提供服务。而带着5—7名社会工作者的督导者则负责将部门的总体工作量分配给各个工作者，确保个案无一遗漏。督导者掌握着人力资源、员工资源以及服务资源。为了完成部门的使命，督导者必须做出计划以安排人力、指派任务、分配员工和服务资源，从而做好部门的分内工作。

4. 咨询式督导

在咨询式督导中，督导者与被督导者及其工作没有直接关系与责任，是纯粹的咨询角色。换言之，此处的被督导者需要直接对案主负责，但被督导者可以在希望探讨的议题上向督导者咨询；同时督导者既不是被督导者的训练者也不是管理者。此外，咨询式督导同管理式督导较为一致的是强调实务工作的完成及其服务质量，焦点集中于特殊议题上。但从专业角度看，被督导者会承担更多的责任。也即被督导者根据实务工作的要求主动寻求帮助与支持更为重要。可见，这种形式的督导，是为有经验与合格的执业者而设计的。在工作技巧与经验上都已经有一定积累的社会工作者，对专业工作已经非常熟悉，能够独立进行专业工作。但也因为长时间在同一领域工作，容易出现职业倦怠和职业发展的迷惑。针对这类社会工作者，督导的重点应放在服务发展规划、个人职业发展及服务研究与总结上。在督导过程中，督导者多以陪伴者和引导者的角色，引发社会工作者深入思考专业服务的发展以及规划个人职业发展等。

督导是一种双向互动的过程，互动的重点在于试图改变被督导者的行为以协助被督导者提供更适当、有效的服务。从督导的垂直关系看，这种互动关系会随着督导者与被督导者互动形态的改变而有所不同。比如，一个刚从社会工作专业毕业的员工，他与督导者需要重申的是，医务社会工作督导究竟应该采用何种督导模式，完全需要根据现实的情境而决定。并且，在大多数情况，督导者可能会运用多种模式共同或结合起来提供督导服务，而不应该刻板地固守某一种模式。

的关系可能属于"教与学"的关系；当他适应了机构的工作并能独立开展服务时，他与督导者的关系可能变为"咨询"的关系。需要注意的是，督导关系与个人关系最大的不同在于，机构赋予了督导者以行政权力，使得双方之间的关系成为上下级关系。但是，督导者需要小心并善用自己的权力，因为督导关系毕竟是一种互动的过程，督导工作是否有效还要看被督导者的接受程度。

在医务社会工作服务中，刚刚踏上服务岗位的医务社会工作者，身处高度专业化的医疗环境，经常要面对患者突发重症而缺钱医治、严重意外而改变面容和肢体功能，甚至突如其来的死亡等情况。这些因素会给医疗知识薄弱、工作和社会经验尚浅的医务社会工作者带来极大的心理冲击和压力。督导工作的有序进行和督导功能的有效发挥，既要给予一线医务社会工作者心理安慰和情绪支持，又要提升其专业知识和技能，增强专业自信，培养心理适应力，进而使其快速融入医院环境和开展专业社会工作服务。

二、中国医务社会工作的督导模式及实践策略

（一）中国医务社会工作"多元动态脉络"取向下督导模式的建构

1."多元"概念的形成

里奇（Rich）在"整合督导模式"中提出了社会工作督导的六个基本元素：功能性的环境（facilitative environment）、督导的关系（supervisory relationship）、结构元素（structural elements）、督导技巧（supervisory skills）、学习经验的提供（provision of learning experience）和督导的角色（supervisory roles）。里奇的模式启发我们关注我国医务社会工作督导的关系和角色等元素。

施内克（Schneck）的教与学整合模式[1]、博戈和瓦伊达（Bogo

---

[1] D. Schneck, B. Grossman, U. Glassman, *Field Education in Social Work: Contemporary Issues and Trends*, Dubuque, Iowa: Kendall/Hunt.,1991.

& Vayda）的循环过程模式 ①、戴维斯和贝多（Davys & Beddoe) 的过程模式 ② 以及卡斯皮和瑞德（Caspi and Reid) 的任务中心模式和实习教育的三个维度，即结构、内容和过程 ③，启发我们关注中国医务社会工作督导的目标、过程、内容以及督导的方式。

崔的整全模式中对督导关系、督导目标、督导权威、督导过程、督导方式的研究 ④，启发我们在中国社会工作医务督导的建构中关注医务社会工作者督导的关系以及实习督导的方式等元素或议题。同样，霍洛韦（Holloway）⑤ 的系统取向的督导模式也启发了我们对中国医务社会工作督导关系的探讨。

弗兰德（Falender)⑥ 能力为本模式中对督导价值的强调、伯纳德（Bernard）⑦ 社会工作概览图对伦理和法律的强调，导引我们去思考医务社会工作督导的价值在医务社会工作督导中的重要性及其对中国医务社会工作督导模式建构的重要意义。所以，医务社会工作督导的价值成为建构中国医务社会工作督导模式的重要基石，是需要建构的一个不可缺少的元素。

　　社会工作督导具有四项核心价值，即：尊重人的内在价值和尊严；追求社会正义；保持专业诚信；努力提高专业实践能力。它们也是医务社会工作督导的核心价值观。

---

① M. Bogo, E. Vayda, "Developing a Process Model for Field Instruction", in D. Schnece, B. Grossman, and U. Glassman, *Field Education in Social Work: Contemporary Issues and Trends*, Dubuque, Iowa: Kendall/Hunt, 1991, pp.59–66.
M. Bogo, E. Vayda, *The Practice of Field Instruction in Social Work: Theory and process*, Toronto: University of Toronto Press, 1998.

② A. Davys, L. Beddoe, Supervision of Students: A Map and a Modal or the Decade to Come, *Social Work Education*, 2000, 19(5).

③ Caspi, William J. Reid, *Educational Supervision in Social Work: a Task-center Model for Field Instruction and Staff Development*, New York: Columbia University Press, 2002.

④ M. Tsui, "Empirical Research on Social Work Supervision: The State of the Art (1970–1995)", *Journal of Social Service Research*, 1997, 23(2); M. Tsui, "The Supervisory Relationship of Chinese Social Workers in Hong Kong", *The Clinical Supervisor*, 2003, 22(2).

⑤ E. L. Holloway, *Clinical Supervision- A Systems Approach*, Newbury Park, CA: Sage, 1995.

⑥ C. A. Falender, *Developing and Enhancing Supervisory Skills: A Competency-Based Approach*, Paper Presented at the 113th Annual Convention of the American Psychological Association, Washington D. C.: APAbooks, 2005.

⑦ J. M. Bernard, *Racing the Development of Clinical Supervision*, New York: The Haworth Press, 2005.

中国的社会工作督导发展与社会工作实践、社会工作教育和社会工作研究的关系密不可分，其中，尤以专业实践为首。在实践的推动下，目前，在国内社会工作领域里已经探索了一些具有中国特色的社会工作督导模式，如以制度化为导向、非制度化为辅助的标准化社会工作督导模式；批判教育学视野下的社会工作实习督导模式；以行动研究为方法指引、建立相互独立的三级协同网络、关注在场实践化的协同督导模式；以及行政管理取向的社会工作督导模式；等等。这些探索对社会工作督导乃至社会工作专业的发展都大有裨益。

根据上述学者的观点，结合上文社会工作督导模式的回顾，我们将研究中国医务社会工作督导模式的概念首先理解为"多元"取向的医务社会工作督导模式，其中"多元"的含义包括：参与督导过程的相关各方，即督导者、被督导者和机构；督导模式构成的元素，即督导的价值和目标，督导的过程、内容、方式和评估，督导的关系角色（涉及权威和矛盾）等。

2."脉络"概念的形成

脉络（context）一词在欧美社会科学文献中的含义为"人、事、物存在于其中的各种有关情况""来龙去脉""背景"或"环境"。在本书中，"脉络"的概念主要指在医务社会工作督导过程中，对医务社会工作督导构成影响的所有背景或环境元素。之所以会形成这个脉络概念，主要有如下几点原因。

霍洛韦系统取向的督导模式中的"情境因素"启发我们从个体的（督导者、被督导者、服务对象）以及机构的脉络情境中去探讨中国医务社会工作督导的影响因素。

"文化脉络"以及博戈和瓦伊达"宏观和微观层面元素"对实习督导互动的影响观点以及卡杜辛和哈克尼斯"社会生态环境"的观点，启发我们将医务社会工作督导研究放在"中国脉络"中来思考，这个脉络可能包括文化（这里指狭义的人、情、缘等传统文化）、教育体制、专业话语、社会政策等因素。

多诺霍在其"脉络取向"中指出个人的、当地的和全球的层级"声音"脉络，启发并且也让我们找到了将中国医务社会工作督导模式放在全球的脉络中研究的思路和根据。

3."多元动态脉络"取向下督导模式的建构

依据国内外学者的相关研究，我们认为，中国内地医务社会工作督导模式的建构主要有三个要点。

其一，中国社会工作督导模式在价值的建立上应是一个多元的价值体系。这一价值体系由价值的地位、多元价值体系构成（如由专业价值、机构价值、含有中国社会文化元素的价值和个人价值等组成的多元价值体系）；同时，因督导的价值对社会工作者的为人处世、专业发展以及个人成长都是非常重要的，故价值在社会工作督导的过程中处于基石和灵魂的位置。从这个角度看，中国社会工作督导的价值既是专业的、机构的，也是文化的、个人的，并随着专业的发展和时代的变迁而发展和变化。

其二，中国社会工作的督导目标、督导方式、督导角色和权威、督导关系应是一个多元的动态的体系。比如，"多元性"督导内容主要体现为专业性、行政性、支持性、文化性、学习性以及个体脉络性的内容；"动态发展性"指督导的内容由开始时的"经验性和行政性的内容"发展成"专业性的督导内容"，而专业性的督导内容也是由开始时的"注重技巧"发展到后来强调理论与价值基础等。不过，我们认为，中国社会工作督导内容的多元性应比上述论述更加丰富，除去专业、行政和情绪支持之外，还应增加如何学习的元素，以及更为重要和具有特色的中国文化元素。比如，做人、做事与一些"特有的文化现象"的解读，如人际关系、餐桌文化等，并增加学习性以及个体脉络性等方面的督导内容，特别是加强专业价值、专业理论、社会政策分析以及针对服务对象、服务质量等内容的督导。又如，从中国多元督导方式体系看，中国社会工作督导的方式也是一个多元的督导方式体系。其多元性包括专业性的督导方式和本土性的督导方式，其中，专业性的督导方式包括西方专业话语下的个别督导方式、小组督导方式、现场督导方式、电话督导方式、网络督导方式等；本土性的督导方式包括师徒式、远程式、联合式、座谈会、跟踪式、行为督导式、以人为鉴式、赋权式、放任型的无为而治式、经验分享式等本土性的督导方式，同时也包括社会工作者不喜欢的被分析逼供式和放羊式等督导方式。然而，督导者如何将社会工作督导的国际经验（如美国社会工作督导的理念、理论与方法）和本土特有的文化制度相结合，保持"文化敏锐"视角，将是一个很大的挑战。所谓的"文化敏锐"视角，就如同社会工作者与案主"共舞"的过程相似，其实也是督导者与社会工作者"共舞"的协同发展历程。

其三，在中国社会工作督导的过程中，影响督导的是一个多元多重的脉络体系。其中，"多元多重"的脉络主要包括个体脉络、机构脉络、社会大环境和国家政策制度脉络、国际专业话语脉络，以及"多元"的物理场域脉络、文化脉络以及知识体系脉络等。可见，中国社会工作督导是一个"多元动态脉络"取向的模式。

①　个体脉络。包括督导社会工作的教师、机构督导者以及社会工作者的个体脉络。

②　机构脉络。即社会工作机构脉络。

③　国家脉络。主要指国家的重视和支持，如国家职业资格证、督导资格认证、国家人才培养的投资方向、对医务社会工作的推动政策和制度等元素。

④　社会大环境的脉络。包括专业社会工作的发展程度、社会对社会工作专业的认同程度、专业的发展空间、就业环境、政治体制环境等。

⑤　国际脉络。国家专业话语对中国社会工作督导的影响是非常大和重要的，其影响的途径分为直接和间接两种。直接途径是海外专业人士进入中国"直接"影响督导，以及学校督导教师和机构督导通过各种途径直接进入境外和海外接受专业教育或者参观考察、交流学习国外的专业性知识和实务经验；间接途径包括在中国情境中学习国外专业性的知识，借鉴专业性的标准以及利用远程教学对中国的实习督导进行督导。

总之，在"多元动态脉络"取向的模式下，中国社会工作督导是以多元的督导价值作为基石和灵魂，透过多元的督导方式、内容和动态的过程，经过督导者多元的角色承担和关系建构，在多元、多重脉络的影响下，最终达致多元的督导目标。

（二）医务社会工作督导实践策略

1. 医务社会工作督导的功能——以实习督导为例

联合督导模式是较为符合我国社会工作专业实习发展的实践模式①。

---

① 卢文渝、王晔安、张欢：《双督导、学生投入和 MSW 专业实习效果：影响和中介探析》，《社会工作》2017 年第 5 期。

它是由医院和学校作为共同督导者指导医务社会工作专业实习的督导实践模式。由于双方督导者对各自所属单位的要求有着深刻的了解，此督导模式能够较好地兼顾学校的实习教学目标与医院工作目标[①]。在此模式中，双方的督导角色与工作重点能够根据实习进度的变化进行相互配合与动态调整，避免了实习工作内容脱离专业教育目标情况的发生[②]。通过双方共同的督促与指导，联合督导能够促进实习生的实习投入程度，专注实习任务的完成，提升专业能力，从而保证了专业实习的质量[③]。

一般认为实习督导者应具备三大功能：行政功能、教育功能和支持功能。基于与第一章所论及的社会工作督导的一般功能相区分，本处着眼于中国文化和中国语境，只是针对专业的社会工作实习学生这个专门对象来讨论社会工作督导的三大功能。行政性督导着眼于社会工作实习生在机构政策与工作程序中的执行过程。教育性督导关注社会工作实习生面对具体工作或任务时应具备的知识、技巧和能力。支持性督导则关注通过不同方式协助降低实习生的工作压力，提升实习生的工作士气，进而提高实习生的工作效率。这三大功能相辅相成、相互影响。因此，从功能视角出发，结合医务社会工作者实习教育的目标，联合督导作为社会工作者实习督导的一种模式，应根据各自的专业背景与工作性质明确三大功能的工作重点与内容。

（1）行政性督导

行政性督导的主要目的是让实习生顺利进入和认识医疗环境。医院督导能够为实习生提供快速有效熟悉医疗环境的渠道，并能够有效指导实习生了解医院的工作流程、诊疗活动流程、医院工作环境、工作人员职责划分、科室诊疗与护理服务等基本情况。因此，以医院督导为主，能够为学校督导与实习生提供较为全面的医院信

---

① 田国秀：《社会工作专业实习》，中国人民大学出版社 2018 年版。
② 武玉宝、张洪英、赵万林：《社会工作影像实践中的联合督导——以拍摄影像作品〈上学〉的实践为例》，《社会工作与管理》2018 年第 18 期。
③ 徐荣：《日本医务社会工作实习教育对我国的启示》，《社会福利》2018 年第 2 期。

息；以学校督导为辅，可以在实习准备阶段通过不同方式了解医务社会工作实习生的需求，将信息反馈给医院督导，以便医院督导制定有针对性的解决方案。

比如，在实习初期，针对实习生面临的角色适应问题，实习督导主要从以下几个方面的工作给予回应：开展实习介绍会、明确实习规范、志愿服务体验安排、安排查房、文献查阅准备、确定实习任务等。在实习介绍会中，一方面由医院督导介绍医院社会工作发展及实习规范情况；另一方面由"资深"实习生向"新进"实习生介绍实习经验，形成实习生内部支持系统。实习初期，医院督导会根据实习时长安排1—2周的志愿服务体验，达到熟悉医院环境与服务群体，深入了解志愿者工作的目的。实习生们也普遍认识到，经历从"绿马甲"到"白大褂"的转变，"压力会变小一些"，可以"为之后深入开展患者、家属及医护人员服务做好铺垫与准备"。

（2）教育性督导

教育性督导的主要目的是提升医务社会工作实习生的专业技能，以便实习生在工作中更有效地开展专业服务。由于医学知识体系与社会工作知识体系之间存在一定的差异，医院督导或学校督导都难以单方面帮助实习生深入地理解医院环境中医务社会工作服务的方法与路径。学校督导与医院督导应发挥各自专业优势，各有侧重，实现教育性督导功能。

医院督导以自身的医务知识与临床工作经验为优势，通过指导实习生阅读病例、了解特定病种、熟悉医疗保险报销等知识，协助实习生初步了解相关医疗知识与政策，为未来开展具体的服务奠定基础。学校督导则以自身的社会工作理论知识为优势，结合实习医院和科室特点，对实习生在进行个案、小组等服务过程中所展现出的知识、技巧或能力方面的不足予以指导，提升实习生对医务人员、患者及其家属情绪等方面的感知能力，更好地为患者及其家属服务。实习生在联合督导的教育性督导中，能够认识和体会跨专业团队不同专业之间在专业价值、认知上的异同，进而加深自身对社会工作专业服务、医疗服务的认识。

比如面对实习过程中的专业实践与伦理困境，医院督导主要从四个方面给予支持：个别督导、小组督导、运用实习日志工具、链接高校督导资源。

在个别督导中，医院督导首先澄清实习生需求，并启发其思考，"不会先告诉要怎么去做"，同时给予情绪支持与肯定，最后进行指导。具体的指导方法有角色扮演、提供同辈经验和布置作业等。在小组督导中，医院督导与实习生回顾一周实习内容，共同讨论实习中出现的问题，同时提出实习期待与建议。实习日志是医院督导了解和掌握实习生的学习风格和需要的工具，也是进行针对性督导的重要依据。面对实习过程中出现的专业实践与伦理困境，医院督导有时也较难以回应，此时高校教师资源是重要的支持力量。通过链接高校督导资源，给予实习生（甚至社会工作者）教育支持。

（3）支持性督导

支持性督导的主要目的是通过关心或协助实习生来降低其压力，提升工作士气和工作效率。专业实习的顺利完成不仅受到实习生所具备的知识、技巧与能力的影响，也受到实习生的情绪状态、自我认知水平的影响。为了协助实习生保持良好的实习状态，联合督导需要体察实习生在实习过程中的情绪与行为变化，并通过有效方法缓解实习生的情绪或压力水平。学校督导可以通过个别督导、小组督导等方式引导实习生表达、讨论和思考他们在实习期间的情绪与行为变化以尽快调整自身的实习状态。医院督导可以通过与实习生保持一定的沟通频次，在科室内营造支持氛围以降低实习生可能面临的工作压力。学校督导与医院督导内外合作，为实习生营造支持性的工作氛围，实现支持性督导功能。

比如，在实习中后期，实习生会面临实习倦怠的困境。此时，联合督导主要从四个方面给予回应：① 澄清实习计划，通过实习增能，帮助实习生发现服务带来的成效；② 根据实习内容与状态，灵活调整实习方式；③ 开展实习生减压支持小组；④ 督导适当自我披露。

给予有力和有效的支持，是医务社会工作督导的一项重要内容。在督导中，督导人员经常要自我提问：有没有及时地增强被督导者的自我功能？有没有适时地觉察被督导者的各种内心反应？有没有协助被督导者认同和肯定自己的工作成效？有没有经常给予被督导者从事专业工作的价值感和满足感？

2. 督导的过程阶段

医务社会工作督导工作的有序开展，需要根据社会工作者所处的不同工作阶段采取相对应的工作策略和方法，以有效帮助医务社会工作者开展专业服务。这里重点探讨督导的工作阶段和医务社会工作不同阶段的督导重点。根据舒尔曼（Shulman）的督导模型，督导过程可以划分为三个主要阶段：预备与开始阶段、工作阶段、评估与结束阶段。

（1）预备与开始阶段

这个阶段的两个主要议题是调整与加入（tuning-in）、签约（contracting）。调整与加入是指督导者为被督导者设身处地着想的同理心。而签约指的是督导者与被督导者之间通过口头或书面的督导契约，建立起一定的协议和相互信任关系。无论对督导者还是新入职的医务社会工作者而言，调整自身角色，融入工作团队，建立督导规范等至关重要。作为督导者，特别要学会从被督导者的角度感受刚刚步入岗位的医务社会工作者内心的焦虑和紧张，帮助刚刚加入团队的医务社会工作者调整自身状态，明确团队规范和督导安排，做好全力投入工作的准备。

（2）工作阶段

工作阶段要求督导者掌握必要的督导技巧和方法，这些技巧包括调整和加入的技巧、签约的技巧、描述的技巧、同理的技巧、分享个人感受的技巧、下达工作指令的技巧、指出困难所在的技巧、分享资讯的技巧，以及总结概括确定下一步工作、预演练习、确定门把手综合征等会议结束的技巧。下面重点介绍调整、加入及签约的技巧。

由于医务社会工作者日常工作繁复，医务社会工作者的工作精力经常分散在不同的科室和患者身上。因此，在督导开始阶段，调整、加入及签约就显得极为重要。督导者要对医务社会工作者在督导中可能的关注点和感受，以及督导者自身对相关问题的感受有所准备，这些可以从被督导者准备的议题中有所发现。例如，机构最近新颁布的政策要求加大社会工作者工作量，可以预计社会工作者

对此有些抱怨和不满的情绪。督导者应在督导开始前就对如何处理
社会工作者不满情绪及与他／她探讨解决问题有所准备。

　　在具体的督导过程中，督导者可以让社会工作者确定其所关心
的话题，并表达对其所关心话题的理解，也可以通过一些合适的问
题打破督导开始阶段的紧张和困难。例如，社会工作者想在议题中
讨论机构新颁布的某项政策。督导者已提前预计了社会工作者对该
政策的态度和情绪，在督导时可询问社会工作者对这项政策的意见
和看法，让社会工作者先有一些表达。在此过程中，督导者保持积
极、开放的态度，将有助于社会工作者放下心理压力和包袱，尽快
投入督导中来。

　　签约的目的是帮助双方明确督导目标、进度、要点及时间等信
息。通过调整、加入及签约的步骤，当督导双方达成督导协议就可
进入督导的主要议题之中。

　　进入督导议题内容讨论后，督导者还需要运用描述的技巧、同
理的技巧、分享个人感受的技巧、下达工作指令的技巧、指出困难
所在的技巧、分享资讯的技巧，以及总结概括确定下一步工作、预
演练习、确定门把手综合征等会议结束的技巧，这里不再赘述。最
重要的是，督导者需要时刻保持开放和积极应对的心态，着重于问
题的解决，并积极关注社会工作者的感受和情绪。在此过程中，督
导者必须要坚持机构和督导的工作守则和标准，遵循机构政策，为
服务对象争取最大利益。

　　（3）评估与结束阶段

　　评估是对社会工作者表现的客观评价，也是提升社会工作者个
人能力和推动机构服务发展的重要工作。督导者在工作开始阶段就
需要向社会工作者说明评估的安排，并在日常督导过程中及时向社
会工作者反馈其工作表现及督导的评价。结合机构相关政策，督导
者应定期与社会工作者开展工作表现面谈，进行阶段性的评估，使
社会工作者清楚其工作中的优点和不足，在下一阶段可以有针对性
地改进。阶段性的工作评估可由督导者评估和社会工作者自评组
成，以正式的面谈或评估会议的形式进行，在此过程中，督导者应

清楚告知社会工作者评估结果及依据，并允许社会工作者表达个人的看法。这样既可以使社会工作者能够参与到工作表现评估的过程中，又可以帮助其进行工作反思和梳理。

督导的结束一般由于被督导者离开工作岗位或督导者离开工作岗位而发生。无论哪种情况，督导者都要严格监管，确保所有工作妥善移交给接任的社会工作者，并提前向服务对象告知，确保服务对象和社会工作者的情感得到合适的处理，保障服务工作的稳定性和持续性。

本 章 小 结

经过长期发展，西方学者对社会工作督导的理论模式进行了归纳总结，主要有：实务理论模式，它是采用一种治疗理论为经验学对象；结构功能模式，它注重督导的目标、功能和结构，具体又可分为"功能模式""整合模式""权威模式"等；互动过程模式，它注重督导者与被督导者之间的互动关系，有学者将其分为工具性、表达性、鼓吹性和反映性的行为模式，也有学者将其分为发展和成长取向模式等，以及全面成人学习模式、经验学习理论，等等。21世纪初，随着文化生态学、批判理论、建构主义及女性主义等社会工作理论范式的兴起，社会工作督导也出现了前瞻性的新理论模式，如，科际整合式的团队督导模式、"文化敏感取向"的整合模式、"脉络取向"的社会工作督导框架、能力为本的模式、"结构为本"的督导概览图以及女性主义的伙伴模式等。

在上述督导理论模式指引下，又产生各种具体的督导形式和较为固定的督导程序，包括师徒式、训练式、管理式、咨询式，等等。

依据中国的文化脉络和语境，中国医务社会工作督导模式的建构首先理解为"多元"取向的医务社会工作督导模式。其中，"多元"的含义包括：一是指参与督导过程的相关各方，即督导者、被督导者和机构；二是指督导模式构成的元素，即督导的价值和目标，督导的过程、内容、方式和评估，督导的关系角色（涉及权威和矛盾等）元素。

从国内医务社会工作发展的实际状况而言，尤其是从高校社会工作学专业学生在医院开展社会工作服务的现实出发，联合督导模式是较为符合我国医务社会工作专业实习发展和督导建设的实践模式。联合督导模式是由医院和学校作为共同督导者指导医务社会工作专业实习的督导实践模式。由于双方督导对各自所属单位的要求有着深刻的了解，此督导模式能够较好地兼顾学校的实习教学目标与医院工作目标。在此模式中，双方的督导角色与工作重点能够根据实习进度的变化进行相互配合与动态调整，避免了实习工作内容脱离专业教育目标情况的发生。联合督导能够促进实习生的实习投入程度，专注实习任务的完成，提升专业能力，从而保证了专业实习的质量。

思考题

1. 国外社会工作督导理论主要有哪几种模式？
2. 什么是社会工作督导的经验学习理论？结合实际谈谈你的理解。
3. 什么是师徒式的督导模式？其工作内容主要有哪些？
4. 简述管理式督导和咨询式督导的差异。
5. 结合医院社会工作服务开展的具体情境，谈谈你对国内开展医务社会工作督导的看法。

推荐阅读

陈锦棠：《社会工作督导：经验学习导向》，华东理工大学出版社 2018 年版。

　　Jane Wonnacott：《社会工作督导》，赵环、魏雯倩等译，华东理工大学出版社 2015 年版。

　　童敏：《社会工作督导基础知识》，中国社会出版社 2019 年版。

　　徐明心、何会成：《社会工作督导脉络与概念》，香港基督教服务处 2003 年版。

　　张洪英：《社会工作督导理论与方法》，中国社会出版社 2019 年版。

　　Caspi, William J. Reid, *Educational Supervision in Social Work: A Task-Center Model for Field Instruction and Staff development*, New York: Columbia University Press. 2002.

　　C. A. Falender, *Developing and Enhancing Supervisory Skills: A Competency-Based Approach*, Paper Presented at the 113th Annual Convention of theAmerican Psychological Association, Washington D. C: APAbooks, 2005.

主要参考文献

　　阿尔弗雷多·卡杜山、丹尼尔·哈克尼斯：《社会工作督导》，中国人民大学出版社 2008 年。

　　陈锦棠：《社会工作督导：经验学习导向》，华东理工大学出版社 1018 年。

　　李晓凤：《社会工作督导：理论与实务及本土经验反思》，中国社会出版社 2016 年。

　　黄艳、郑立羽：《功能视角下的医务社会工作实习联合督导实践》，《福建医科大学学报（社会科学版）》2019 年第 20 期。

　　C.E. Munson, "An Empirical Study of Structure and Authority in Social Work Supervision", in C.E. Munson, ed., *Social Work Supervision: Classic Statements and Critical Issues*, New York: The

Free Press, 1979.

C.E. Munson, "Style and Structure in Supervision", *Journal of Education for Social Work*, 1981, 17 (1).

第五章

医务社会工作督导的对象与议题

◆

小李是一名社会工作专业硕士二年级的学生，本学期她将开始在当地一所三级甲等综合性医院进行专业实习，她对即将开始的实习充满期待。因为自己小时候哮喘的缘故需要经常进出医院，小李对医院有着"特殊的情感"，一方面她对当时照顾自己的医护人员心生感激，另一方面对于常常住院而不能规律的学习总是耿耿于怀。小李在呼吸科病房遇到了一位患有慢性阻塞性肺病的奶奶，这位患者奶奶的经历勾起了小李自己的回忆，在对话中哭了起来。小李"不敢"与这位患者奶奶分享自己的经历，她心里想着"过度的自我披露会不会影响与案主的专业关系"。结束谈话，小李闷闷不乐，找到实习机构督导，向其吐露自己刚才的经历，希望可以得到督导的支持。

莫里森（Morrison）将督导定义为"组织机构授权一位员工相应的职责支持另一位员工工作的过程，其目的是满足机构、专业和个人目标，以实现最佳的服务成效"。督导的目标包括保证工作任务能够被合格、负责地执行，专业得以持续发展，个人得到支持与恢复，以及帮助个人融入组织。督导过程是督导者与被督导的互动过程，督导关系的建立需要督导者对被督导者的目标和需求进行充分评估，结合被督导者自身特点以及职业发展的阶段性目标制定个性化的督导计划。

社会工作"人在环境中"的理论基础决定社会工作督导具有"情境性"的特点。医务社会工作作为在医疗环境中开展的社会工作服务，其督导既有社会工作督导的一般性，又有特殊性。本章节聚焦介绍和探讨医务社会工作督导的主要对象以及医疗环境中医务社会工作者面临的主要议题，帮助督导者勾勒出医务社会工作督导的"图景"，为督导者制定督导计划和处理督导议题提供准备。

一、医务社会工作的督导对象与特点

医务社会工作的督导对象大致可以分为两类：一类是医务社会工作者；另一类是医务社会工作实习人员。前一类督导对象侧重工作目标的达成和工作质量的管理；后一类督导对象侧重学习目标的达成和实习质量的管理。依据《社会工作者职业水平评价暂行规定》，并参考医疗专业技术人员职称聘任办法，医务社会工作者根据其工作年限和专业学历背景可以大致分为初级、中级和高级医务社会工作师。根据工作年限来确定对应的督导内容主要考虑社会工作者职业发展过程中的目标和挑战的普遍化差异。然而，需要指出的是，督导者同样需要关注督导对象的个性化差异，可以根据机构和督导对象的具体议题灵活调整督导计划。同时，社会工作的培养目标是以能力为导向的，意味着社会工作人才的能力评价体系需要针对不同职业阶段提出相应的考核指标且能够进行有效测量。

（一）初级医务社会工作师

初级医务社会工作师是指获得国家助理社会工作师资质，并且符合下列条件之一：本科毕业见习期满一年，硕士毕业见习期满半年，博士毕业见习期满3个月的医务社会工作者。各机构对于新进工作人员的培训和考评制度各有不同，通常依据劳动法规定以及参考招聘工作人员的学历背景设定3到6个月不等的见习期限。考虑到处于这一阶段的工作人员通常会面临岗位与环境适应等共性问题，因此对于新进工作人员督导的主要目标是帮助其更好地熟悉岗位职责和组织文化，以胜任工作任务和要求。

初级医务社会工作师面临的督导议题主要包括环境适应、团队融合、行政流程、疾病知识、政策法规等。通常，新入职的医务社会工作者在医疗环境中的工作经验不足，了解医院的组织架构、科室职能、主要的医疗服务和辅助性服务能够帮助其更快地熟悉工作环境。督导者可以通过集体宣讲、个别会谈或者机构导览等形式来实现这一目标。针对团队融合的议题，督导不仅要关注新进员工在社会工作团队内部的融合，也要关注其与医疗团队的合作。新进员工开始临床服务前，督导需要与临床科室的主要负责人提前沟通，明确新进社会工作员工的职责，同时需要向新进社会工作员工介绍科室的基本情况。新进员工可以通过自我学习的方式阅读并完成所在机构相关行政制度知识的考核，也可以通过督导带教并指导与工作相关的行政操作和合规流程。目前，虽然我国高校的社会工作研究生教育绝大多数已经开设医务社会工作课程，然而这些课程一般不会涵盖基础或者临床医学知识，对于医学专科疾病相关的知识更是较少涉及。因此，新进医务社会工作者在临床定岗前，建议可以实行临床轮岗，以了解和学习基础的疾病相关知识。除此之外，新进医务社会工作者还需要熟悉国家和地方的医疗卫生政策法规和社

医务社会工作者在医疗场域下为患者及其家属提供心理社会服务，需要对患者的疾病及其预后有基本的了解，从而更好地评估和满足患者及其家属的需求。所以基本的医学知识也是医务社会工作者必须掌握的内容。

会福利保障。

（二）中级医务社会工作师

中级医务社会工作师是指获得国家中级社会工作师资质，并且符合下列条件之一：本科学历毕业，聘任初级职称满 5 年；硕士学历毕业，聘任初级职称满 3 年；博士学历毕业，聘任初级职称满 1 年的医务社会工作者。中级社会工作师已经能够在督导的支持下独立处理绝大部分的工作任务，能够与团队建立良好的关系，并且能够独立执行行政工作，同时也可能肩负部分管理、教学或者研究的职责。低年资工作人员可能面临的督导议题包括临床过程中的伦理困境、干预方法的循证依据、服务效果的评估、职业发展的规划等。

督导者需要采取更加个别化的督导策略，督导的时间和频率可以更加灵活。虽然中国没有强制性的社会工作者报告制度，但是对于临床服务中遇到的高风险个案，包括有自杀或自伤风险的患者或家属，有儿童、老人或者残障人士被虐待的情形，有家庭暴力的情形，应该由社会工作者向督导者汇报并进行备案，且要求在督导下提供社会工作干预。此外，督导者应该关注社会工作员工的职业发展和个人成长，尽可能提供社会工作者参与培训和继续教育的机会，掌握高阶的社会工作专门性技术并且取得相关证照或资质。督导者能够从压力管理和自我照顾层面提供支持，协助社会工作者应对职业中的困境和挑战，提升其职业满足感，预防职业耗竭。

（三）高级医务社会工作师

高级医务社会工作师是指获得国家高级社会工作师资质，并且符合下列条件：硕士及以上学历学位，聘任中级职称 7 年及以上的医务社会工作者。

高年资工作人员具备独立完成各项工作任务的能力，其工作范畴不仅包括具体工作任务的执行，还包括服务拓展、项目开发、行政管理等。高年资工作人员的督导者一般为部门或者机构负责人，会更多地接受机构的行政督导；同时，高年资医务社会工作员工自身通常也会兼具督导者的角色。对高年资社会工作人员的督导应该主要围绕其整合式能力的提升，包括领导力和管理能力、督导能

2016 年颁布的《反家庭暴力法》和 2021 年实施的《未成年人保护法》中都提到了"强制报告制度"，在医疗机构工作的医务社会工作者有责任对疑似遭受暴力和虐待的患者进行评估和调查，并在必要时向公安机关报案。

力、教学与研究能力、政策倡导以及资源整合能力等。同时，高年资社会工作者应该从专业发展出发，通过倡导、教学和研究等方法持续性地推动医务社会工作学科的发展。

（四）医务社会工作实习人员

针对社会工作实习人员的督导目标要服务于社会工作专业教育的能力培养要求，而能力培训是一个由广度到深度的发展过程，需要针对不同的职业阶段以及职业方向设计不同的培养轨道，如临床、研究、教学、行政管理等。美国社会工作教育委员会（Council on Social Work Education）在《社会工作教育政策和认证标准（2015版）》中指出社会工作者的九大能力[①]：

① 展现符合伦理和具有专业性的行为；

② 在实践中尊重多元化和差异性；

③ 提升人权和社会、经济、环境的正义；

④ 参与实践为本的研究和研究为本的实践；

⑤ 参与政策实践；

⑥ 与个人、家庭、团体、组织、社区建立关系；

⑦ 对个人、家庭、团体、组织、社区进行评估；

⑧ 对个人、家庭、团体、组织、社区进行干预；

⑨ 对个人、家庭、团体、组织、社区的实践进行评价。

实习教育是社会工作教育的重要组成部分，实习机构督导需要与学校督导密切配合，确立明确的实习目标和任务，协助实习人员完成实习合约。对于实习人员的督导需要遵循实践学习、循序渐进的原则，鼓励实习人员的反思性学习。

二、医务社会工作督导的主要议题

职业适应是个体根据职业的要求而进行变化和调整，从而能胜

---

① Council on Social Work Education, "Educational Policy and Accreditation Standards for Baccalaureate and Master's Social Work Programs", CSWE Commission on Educational Policy and Commission on Accreditation, 2015.

任工作的过程。医务社会工作者进入医疗卫生领域需要了解和熟悉医疗卫生机构，并且与医疗团队其他专业人员合作，将社会工作服务嵌入医疗卫生机构服务之中。进入医疗卫生机构工作的社会工作者需要具有一定的医务社会工作领域的知识储备，以适应在医疗卫生机构情境中开展社会工作服务。

（一）职业适应

1. 角色定位及团队融合

在中国，医务社会工作是社会工作专业化程度较高的领域之一。医务社会工作主要在医疗卫生机构中开展服务，故不同于其他领域的社会工作服务。医务社会工作服务很多时候受到医疗卫生机构、医疗卫生体系，乃至整合社会服务系统的影响。医务社会工作者在医疗卫生机构中开展服务，首先需要明确自身在团队中的定位。随着全人健康和生理—心理—社会医学模式被广泛接受和认可，医务社会工作者在团队中通常承担为患者提供社会心理支持的角色。医务社会工作者既可以提供直接服务，协助患者及其家庭应对疾病带来的困扰，促进其疾病适应；也可以提供间接服务，为患者及其家庭建构社会支持网络，倡导和促进更友好的社会环境，以满足患者需求。因此，医务社会工作者在医疗团队中兼具直接服务和间接服务的功能，本质是专业助人者，在服务过程中承担着评估者、咨询者、支持者、干预者、倡导者、赋能者的多元角色。

同时，医务社会工作者并非独立于医疗团队开展工作，跨专业的团队合作是医务社会工作者重要的服务原则。医务社会工作者需要与医疗团队中其他专业人员（医生、护士、营养师、康复师、心理治疗师等）建立良好的合作关系。一方面，及时从医疗团队获得患者疾病及其治疗的相关信息，主要包括疾病诊断、治疗方案、预后、治疗费用等，评估疾病对患者社会心理层面可能产生的影响，从而制定合适、可行的社会工作服务方案；另一方面，协助医疗团队了解患者及其家庭的社会心理因素可能对治疗产生的影响，如贫困家庭因治疗费用带来的经济压力对其治疗方案决策的影响，患者对创伤性治疗手段（手术、化疗、穿刺等）的恐惧对其治疗依从性的影响，患者家庭对出院后患者照顾的担忧使其拒绝出院等。医疗团队不同专业人员对患者及其家庭的全面了解能促进和提升医疗卫生服务品质。

2. 疾病相关知识

医务社会工作者需要对医学及疾病相关知识有基本的认识。目前，大多数社会工作专业在培养过程中，并未有医学类的课程设置。因此，具有社会工作专业背景进入医院工作的社会工作者，尤其是临床社会工作者，需要学习和了解医学和疾病相关知识。首先，需要掌握常用的医学名词、术语及其含义，包括各类疾病、检查、治疗方式的名称或简称，只有这样，医务社会工作者才能与医护人员、患者及其家庭更有效地沟通，同时，也能在患者及其家庭对医学名词不理解时，及时鼓励患者或家属与医护人员进行沟通。其次，需要掌握人体基本结构、各器官或系统的功能、疾病诊断和治疗的相关医学信息，尤其需要了解疾病和治疗对患者心理及社会层面带来的影响。不同疾病、疾病的不同阶段需要处理的患者的主要心理、社会问题都会有所不同，医务社会工作者的工作重点亦有差别。有学者对不同科室社会工作者协助患者处理的心理、社会问题进行了梳理，具体见表5-1。

表 5-1　不同科室医务社会工作者的主要工作内容

科室	主要心理社会问题 / 需求	医务社会工作者的主要工作内容
内科	☐ 疾病导致的生活方式改变（如：糖尿病、高血压等） ☐ 疾病健康照顾 ☐ 情绪困扰 ☐ 经济问题	➤ 疾病适应：生活适应、饮食、居住安排等问题 ➤ 出院计划 ➤ 情绪支持 ➤ 经济协助
外科	☐ 医疗费用 ☐ 残障康复 ☐ 住院照顾 ☐ 情绪问题	➤ 缓解对手术或治疗的恐惧或焦虑情绪 ➤ 协助住院照顾问题处理 ➤ 康复问题 ➤ 医疗费用救助 ➤ 残障康复问题

科室	主要心理社会问题／需求	医务社会工作者的主要工作内容
儿科	☐ 患儿心理困扰（如：恐惧、焦虑、歉疚、退化等） ☐ 患儿心理社会发展需求 ☐ 疾病适应 ☐ 患儿照顾问题 ☐ 患儿家长情绪问题 ☐ 经济问题	➢ 患儿情绪支持 ➢ 游戏辅导 ➢ 照顾问题 ➢ 协助家长了解患儿生病的心理反应与需要 ➢ 协助了解照顾患儿的知识和技巧 ➢ 协助处理因疾病引起的家庭问题 ➢ 身心障碍患儿的转介和安置
妇科	☐ 疾病适应 ☐ 情绪问题 ☐ 经济问题 ☐ 家庭问题 ☐ 性心理及性关系问题	➢ 医疗卫生知识的教育 ➢ 协助对疾病的理解 ➢ 支持性心理咨询 ➢ 病友团体服务 ➢ 经济或医疗补助

资料来源：莫藜藜：《医务社会工作》，松慧文化有限公司 2014 年版。

特别值得注意的是，医务社会工作者对医学疾病相关治疗的掌握，是帮助社会工作者了解患者及其家庭可能产生的问题或需求；切忌超出医务社会工作的服务范围提供信息，患者的医疗信息仍需要医护人员去告知。

3. 医疗流程和医疗制度

在医疗卫生机构服务，了解和熟悉医疗卫生机构的医疗流程和医疗制度十分重要。医务社会工作者在服务过程中会遇到各类患者及其家属，首先，需要熟悉门诊、急诊、出入院等医疗流程和其所在地点，帮助医务社会工作者了解提供服务的时间、空间和可能性，并且在需要的时候及时转介社区相关资源。例如：糖尿病患者的疾病管理，其所居住社区卫生服务中心是否可以提供相关服务；有自杀风险的患者出院后，是否有社区社会工作或心理服务机构进行后续跟进；伤残康复患者的家庭是否有能力照顾等。尤其是目前我国医务社会工作者更多服务于三级医院，患者疾病的康复主要是在社区，医务社会工作者清楚了解患者的医疗过程才能准确把握患者不同医疗阶段的需求，提供更合适的服务。其次，需要了解所在医疗卫生机构的医疗制度和处置流程。当医务社会工作者面对患者及其家庭时，能根据制度和流程处理，这既是对医务社会工作者专业角色的保护，也能与医疗卫生机构中其他相关部门共同合作解决问题或回应需求。例如，当患者有被虐待、自伤、自杀风险时，医务社会工作者需要了解医院对相关患者的医疗处置流程，及时与医务部沟通。同时，医务社会工作者对医院所在社区资源的了解和熟悉，能帮助其所提供的服务具有更好的整合性和连续性。另外，服务过程中常见的医院服务的流程也需要医务社会工作者适当了解，如病史资料复印、医疗保险报销流程、死亡证明办理等。

4. 政策法规

我国社会工作服务体系建立与完善，依托于政策的支持与推动，医务社会工作的发展同样得益于政策支持。对于医务社会工作来说，政策法规既是一个地区医务社会工作行业发展的重要支撑，也是社会工作者开展临床服务工作的重要依据。

在行业发展方面，许多地区医务社会工作迅速发展得益于当地卫健委、民政局等政府部门牵头联合多部门发文明确要求发展医务社会工作。例如：上海市卫生健康委员会（2012）联合多部门发布《关于推进医务社会工作人才队伍建设的实施意见》，明确要求建设一支专业化、职业化的医务社会工作人才队伍，全面提升医疗服务质量，促进医患关系和谐发展。之后医院内设置社会工作部或岗位的数量逐年递增，推动了医务社会工作的发展。深圳市委、市政府（2007）率先出台《关于加强社会工作人才队伍建设推进社会工作发展的意见》，推动在社会服务机构、学校、医院等场域设置社会工作岗位。在不同政策支持下，上海、广东地区呈现出"医院运作社会工作服务"和"购买社会工作服务"两种发展模式，医务社会工作者在两种模式下以不同的策略与医疗团队合作，将社会工作临床服务嵌入医疗卫生服务。

在临床服务方面，相关政策法规是医务社会工作者的重要资源，可以协助服务对象解决问题。医务社会工作者需要熟悉与健康和医疗卫生相关的国家和地方政策法规，以及弱势／特定人群（儿

医务社会工作督导者必须在宏观层面知晓相关的制度，它们至少包括法律法规以及政策措施两个层面。在内容上涉及医务社会工作服务的主要有医疗保障、低保救助、就业扶持、居家护理、社区康复，以及儿童、妇女、老人保护，等等。

童青少年、老年、妇女、残障群体等）的相关政策文件，为有需要的服务对象及时提供政策信息，如异地医保、大病医保政策等，鼓励服务对象自己了解其可以享受的社会福利政策；为面临困境的服务对象保障权益，如疑似受虐的儿童、被遗弃的儿童、家庭暴力受害者等。医务社会工作者必须清楚此类问题服务对象的处置原则和具体流程，必要时协同医院相关部门与民政、妇联、警方等不同部门共同合作，保障服务对象权益。

5. 职业生涯规划

对新入职的医务社会工作者来说，尚处于职业生涯的探索时期。2011 年 11 月，中共中央组织部、中央政法委、国家民政部等 18 个部门和组织联合发布了《关于加强社会工作专业人才队伍建设的意见》，将社会工作纳入专业技术岗位管理范围，之后国家以及地方层面陆续出台政策支持社会工作人才队伍发展和建设。2018 年，人社部、民政部颁布《高级社会工作师评价办法》，明确了社会工作师的评价标准，并于 2019 年首次进行考试。儿童、青少年、老年、司法、医疗、公共卫生等诸多领域都明确要求开展社会工作服务，我国社会工作人才队伍和职业发展路径正逐步明确和规范。医务社会工作虽然已明确专业技术人员的职业定位，但岗位聘任、职称晋升等方面的发展路径尚待进一步明确。明确医务社会工作的准入、考核、聘用和晋升标准，将医务社会工作纳入医疗卫生系统职业序列，对医务社会工作从业人员进行职业生涯规划，使其获得良好职业发展具有重要意义。

同时，医务社会工作服务逐步覆盖整个健康领域（包括医疗卫生、精神健康、公共卫生等），并且向专业化、专科化方向发展。医务社会工作者在进行职业生涯规划时，也需要对自己在社会工作临床服务专业技术（如认知行为、动机式访谈、焦点解决、叙事治疗等）和医学专科领域（如儿童、老年、精神健康、慢性疾病、舒缓疗护、急重症等）方面的发展方向有所考虑，在工作过程中，探索和选择自己的专业发展方向。

在医疗卫生机构中，患者及家庭同时需要应对健康相关的社会、心理等多层面的议题。医务社会工作者作为医疗团队成员，与其他专业人员具有良好的合作关系，可以协助患者及家庭应对疾病及治疗过程中出现的社会和心理问题。因此，医务社会工作者在执业初期能够了解疾病相关知识、明确在医疗团队中的角色定位并融入团队、熟悉医院医疗相关流程、掌握相关社会政策和法规，并对自己的职业发展有较为清楚的规划，对其开展社会工作具有重要意义。督导者在医务社会工作者执业初期应该更多发挥教育、支持的功能，从而协助医务社会工作者适应和胜任本职工作，有效保障社会工作服务品质。

（二）临床能力

1. 伦理规范与常见困境的处理

各国社会工作伦理守则通常都会对社会工作实践应遵循的伦理准则进行具体阐述，其中美国社会工作者协会（National Association of Social Workers, NASW）[①] 对其社会工作者实践标准的阐述中，提出了对案主、对同事、对机构、对专业和对社会五个方面的伦理责任要求，指导社会工作者在专业责任发生冲突时或出现道德两难时厘清思路，并且持续性地改善伦理环境。然而，需要指出的是，伦理准则作为处理伦理困境的指导性原则并不能保证道德行为，伦理准则也难以解决所有的道德问题和争议，其只是帮助伦理决策的工具，这也从侧面反映出伦理议题的复杂性和情境性。比彻姆（Tom Beaucham）和邱卓思（James Childress）[②] 在其所著的《生命医学伦理原则》一书中提出了生命医学伦理的指导原则。

（1）尊重自主权原则

尊重自主权原则指在患者具有完全或者部分行为能力的情况下尊重患者自我决策的能力。医务社会工作者需要承认患者有权为自己做出决定并且自由行动（患者不具备或者丧失行为能力的情形除

[①] NASW, *Code of Ethics of The National Association of Social Workers*, 2008.

[②] 汤姆·比彻姆、詹姆士·邱卓思：《生命医学伦理原则》（第五版），李伦译，北京大学出版社2014年版。

外）。尊重患者自主权在医疗服务中体现在，根据准确和完整的信息做出医疗决定的权利或者拒绝不需要的治疗的权利。自主决定是在充分了解情况并了解各种可能后果的情况下做出的。案主自决是社会工作者对案主的伦理责任之一。社会工作者需要"尊重并促进案主自决的权利，并帮助案主努力识别和澄清其目标。当社会工作者运用其专业判断觉察案主的行为或潜在行为对案主自己或他人形成严重的、可预见的、迫近的伤害时，社会工作者将限制案主自决的权利"[①]。

基于中国的文化背景，医务社会工作者往往需要先和未成年人父母或监护人沟通，征得其同意后，才能协助儿童、青少年了解自己的疾病以及疾病的后果。所以，与父母沟通，让其了解儿童、青少年自主权的重要性是关键。

虽然绝大多数情况下，儿童、青少年患者的自主决定权是由其父母或者监护人代理行使的，但社会工作者仍需要积极地协助儿童、青少年最大限度地实现自主权：帮助患儿在其认知水平内理解疾病；告诉患儿检查和治疗可能带来的后果；评估患儿对于其疾病状况的理解；鼓励患儿表达对于治疗方案的意见。

（2）非伤害原则

非伤害原则指提供治疗干预和服务时要避免产生伤害。非伤害的具体行为规范包括：不杀害、不致疼痛、不致残、不冒犯、不剥夺他人生活品质。非伤害不仅指不实施伤害，而且指不增加可能带来伤害的风险。

（3）有利原则

有利原则指向服务对象提供福利以及权衡与福利提供相对应的风险。有利的具体行为规范包括：保护和捍卫他人权利，防止伤害他人，消除伤害他人的条件，帮助残障人士，援救处于危险的人员。

非伤害原则和有利原则往往是一个伦理议题的一体两面。非伤害原则是对消极行为的禁止，而有利原则是对积极行为的提倡。必须严格遵守非伤害原则，而有利原则具有一定的灵活性。未遵守非伤害原则时法律会予以惩罚，而未遵守有利原则时法律一般不会予以惩罚。

---

① NASW, *Code of Ethics of The National Association of Social Workers*, 2017.

（4）公正原则

公正原则指公平地分配福利以及分摊风险和成本。公正分配的具体原则包括：平均分配、按需分配、按付出分配、按贡献分配、按优势分配、按自由市场交换分配。

2. 高风险案例的处理

医院中高风险的个案主要是指需要打破保密原则的情形，包括自杀／自伤或他杀／他伤的意图和行为，儿童、老年人、残障人士等的被虐待、疏忽照顾和家庭暴力等。对于高风险案例的处理，督导者需要协助社会工作者依照伦理原则和机构制度来处理。必要时，督导者需要支持社会工作者推动机构相关制度的完善。

对于高风险案例的处理，需要遵照社会工作个案干预的通用流程，以保障生命安全为首要目标，强调医务社会工作者与临床团队的合作。以上海儿童医学中心社会工作部《自杀危机干预制度》为例，自杀危机干预的流程包括风险筛查、风险预估、全面评估、安全计划和干预记录等。

（1）步骤一：自杀风险筛查

符合以下至少三项风险指标，可考虑转介社会工作部进一步评估：患者疼痛得分 7 分及以上（疼痛影响睡眠）；患者突然的情绪改变，如情绪从喜悦突然变得沮丧；患者发生家庭冲突（包括患儿与父母，以及父母之间的冲突）；患者长期患病并且预后不佳。

（2）步骤二：自杀风险预估

社会工作部在接到自杀危机的个案转介后必须于 1 小时内进行处理，针对儿童患者（10 岁以上）使用自杀风险评估问卷 ASQ（Ask Suicide-Screening Questions），针对成人患者或家属使用修订版的自杀行为问卷（Suicide Behaviors Questionnaire-Revised），确定风险程度。

如果患者在自杀风险预估中显示"存在风险"时，启动第三步骤危机干预机制，并且采取以下措施：对患者保持持续的监护；移除患者可及范围内所有利器及可能致命的器具；提醒患者的责任医生和护士患者处于自杀风险中；确保工作人员自身安全。

（3）步骤三：自杀风险全面评估

医务社会工作者对患者进行全面的自杀风险评估，参照自杀风险评估访谈框架，包括自杀尝试、自杀意图、自杀准备与计划，以及其他重要发现四个方面。

（4）步骤四：协同患者及其家长制定安全计划

安全计划的制定依据"降低风险性因素、提升保护性因素"的原则，并且在这一过程中加强与家长及医护团队的合作。其中，与自杀相关的保护性因素包括：立即提供帮助、增强社会支持、拥有对未来的规划、与帮助者的联结、对生与死的犹豫、个人核心价值与信念、个人的目标感。

（5）步骤五：危机个案报告与记录

医务社会工作者在危机干预机制启动后 1 小时内对临床社会工作督导者（通常为社会工作部主任）以及患者的主治医生与护士长汇报危机评估与初期处理的情况；并且在危机干预机制启动后 24 小时内完成对危机干预过程的记录。干预过程记录内容必须包括：

① 患者自杀风险程度及依据（步骤二）；

② 患者自杀风险全面评估结果（步骤三）：想法（频率、程度、持续时间），计划（时间、地点、致命性、可实现性、准备行为），行为（过去的自杀尝试、曾经放弃的自杀尝试、自杀计划的演练、非自杀性的自我伤害行为），意图（期望执行自杀计划的程度、相信自杀计划能够致命的程度、对于生与死的犹豫）。

③ 安全计划的内容与干预措施（步骤四）：采取了哪些措施降低了患者的风险并且提升对患者安全的保护，记录患者家长或监护人的支持角色与行动。

④ 危机个案的后续干预计划。

3. 适宜医疗场域的循证干预方法

随着循证社会工作实践的不断发展，临床社会工作更加关注提供服务的证据以及如何最有效地使用证据。医疗场域的社会工作服

包括自杀在内的各类危机事件是医务社会工作者可能会经常遭遇的事态。所以，医务社会工作督导者及医务社会工作者特别需要事先准备更多有关"危机介入"模式的知识，培养这方面的应对能力。

务对象是患病人群及其家属，然而患者年龄、性别、民族、疾病状况、经济水平、受教育程度、宗教信仰等心理社会性因素，决定需要在"普遍适用性"的基础上对干预方法予以调整，以符合个别化和情景化的服务需求。例如，游戏治疗对于儿童更为合适，而谈话治疗则更加适合青少年或成年人。

医疗场域的环境既包括物理环境也包括人文环境。社会工作实践强调"人在环境中"，社会工作者在制定干预计划时需要充分考虑医疗场域客观环境的限制。例如，短程的、结构化的、支持性而非治疗性的干预方法对于住院周期较短、支持资源有限的外地患者和家属更为适宜。"物理环境"决定服务提供的场所。例如，针对病重而无法下床行走的患儿，儿童游戏辅导可以在床边开展，而针对病区患者人群同质性较高的特点，则可以通过团体辅导的形式进行慢性病管理干预。"人文环境"需要推动跨学科团队的合作以及常规合作模式的建立。例如，舒缓照护服务的提供需要社会工作者与医生和护士密切配合，定期召开个案会议，共同制定舒缓服务计划。

适宜医疗场域的循证干预方法不仅要适合服务对象的特征，符合医疗环境的资源条件，同时督导者需要对社会工作者提供专门化的培训和指导，在社会工作服务中使用"最佳的证据"，针对服务对象的个别化、情境性、文化性的特征提供具有敏感性而能够调整的干预策略，积极运用社会工作者自我的智慧和经验。

（三）行政管理

随着临床与行政管理实践经验的积累，医务社会工作者的职业发展会有不同取向的分化路径，有部分人向社会服务管理型人才发展，有部分人成长为临床技术型人才，还有一小部分可能成为管理与技术融合的两栖型人才。医务社会工作督导者在尊重个体自我价值实现与机构岗位需求协调发展的前提下，需要不断深化思考如何引导或激发被督导者的特长与优势，协助其储备行政管理方面的知识与内容，发展行政管理的能力与视野，探索自身在行政管理方向的职业发展可能性。行政管理的内容与范畴非常广泛，医务社会工作督导可以优先关注以下五个方面。

1. 团队建设与管理

团队建设与管理同领导力培养相关。医疗机构中 3 人以上的科室或部门均可称之为团队，不同专业人士因为某一项任务或某种疾病诊疗需要组合起来的就称为跨专业／学科团队。团队建设与管理一般会被认为是医务社会工作部门负责人或管理者要考虑的议题，但其实与每一位医务社会工作者都息息相关，因为医疗机构中大部分的工作与目标都需要团队协作来完成。每家医院都有自己独特的文化，是经过历史的传承与沉淀而形成的，而每一个团队也有其亚文化，它可能是一种照护文化、协作文化或学习文化。文化将团队成员凝聚在一起。医务社会工作督导者不一定是团队负责人，但他／她需要清楚被督导者所在团队的文化、使命与愿景、规则与发展方向，这样才能向被督导者传达准确的文化信号，使之更加理解团队以及个体在团队中的角色与定位。具备一定领导力的医务社会工作者可以为团队描绘愿景，塑造团队文化，强化特定的价值观，激励团队成员的发展与成长。医务社会工作的团队建设与管理通常是使命驱动而非利益驱动，高效且协作良好的医务社会工作团队拥有共同的追求，可以周期性地评估服务、提升服务。在团队中，成功和失败都是共享的，对学习能力与创造力维度也有卓越的追求，会探索不同的观点并挑战现有的思维、方式，每个人独立完成的工作更多，通过共同协作获取更大的满足感。当然，管理者也可以作为团队建设与管理的主导者应用督导技术。

2. 项目开发、执行与评估

本章节提到的项目是指医务社会工作服务项目，而非科研类项目。项目开发、执行与评估是一个闭环式的项目管理，简单依据项目来源的不同可分为内部项目与外部项目，当然也可以按照项目规模、性质、经费来源等进行分类，在此不一一赘述。项目可由一位医务社会工作者或一个团队来负责，评估可选择邀请第三方介入。医务社会工作督导者在项目管理中可以发挥多层次的作用。在项目开发期，医务社会工作督导者可指导被督导者如何撰写项目方案，目标设定与内容设计的合理性和行动方案的可行性等；在项目执行期间，医务社会工作督导者可针对微观实务开展督导；在项目评估阶段，医务社会工作督导者需充分结合项目评估的目的，以发展性视角予以指导。带着项目评估的架构与理念去进行项目开发与执行，有助于争取有限的资源、对内对外问责与确定项目发展方向。在众多评估模式中，可参考欧文与罗杰斯所提出的模型，将评估项目分为五大类别。

（1）前摄性评估

此项评估适用于新发展的项目及项目的筹划阶段或发展的初级阶段。医务社会工作者希望新项目能符合国家政策方向，回应患者或其他服务使用者的需要，并有别于现存的项目。需求评估及品牌建立都会被普遍使用，医务社会工作督导者会较为熟悉前者；后者则需要督导者引经据典，启发被督导者分析目前相关领域最佳案例的成功因素，与被督导者自己开发的项目进行比较，找出设计品牌服务的准则与指标，制定具体执行计划。

（2）澄清性评估、互动性评估和监测性评估

这三类评估均适用于发展中的项目。澄清性评估比如美国威斯康星大学提出的程序逻辑模式架构；互动性评估将重点放在评估过程中的互动，而非在评估的最终成效，如行动研究以及充权评估；监测性评估是当一个项目开展之后，评估者必须建立一个监察的机制，以了解项目执行过程是否与计划相符，项目执行者是否明了项目的目标及有效地朝着此目标进行；监测性评估往往会采用信息管理系统来收集过程数据，如每月个案信息，以便管理者及时掌握项目效率、质量及效能。

（3）影响性评估

在项目完成阶段，最重要的莫过于项目成效评估。成效评估的方法有成本效能、成本效益分析，定量研究方法、对照实验法等，以找出项目所提供的服务和期待的目标达成与成果之间有什么因果关系。成本效益分析与成本效能分析的不同之处是，前者并不局限于金钱上的效益，所有直接或间接的收益、社会回报都会被计

算在内，还会兼顾长远发展目标，比如个人成长、促进医患关系和谐等。

医务社会工作督导者必须了解与熟悉这些评估的目标、侧重点与方法，从而有助于整个服务项目闭环式的管理，有利于项目可持续、品牌化发展，向资源提供方或机构管理层进行有效反馈。

3. 服务质量改进

目前，全球各类机构正在使用"全面质量管理"这一普遍性的理念、概念、方法和工具的集合，医疗机构也是其中之一。全面质量管理是一种系统性的管理过程，包括质量计划、质量控制与质量改进。医务社会工作督导者在与被督导者讨论服务质量改进时，应引导其对过程管理进行反思与干预，强化服务质量持续改进的理念与方法。医务社会工作者对于"过程管理"并不陌生，比如在个案管理、小组工作、项目管理、督导中均会提及，但是质量管理中的过程管理关键是控制、效率和流程再造，目标也是为了给患者及其家庭提供更高质量的服务。20世纪20年代，美国质量管理专家休哈特提出了 PDCA 循环（计划 plan，执行 do，检查 check，处理 action），它是一种不断进步、持续改进的管理科学，特征是追求改变、追求完善、追求卓越。PDCA 循环就是发现问题、解决问题的过程，要求针对服务质量过程，达到量化和精细化管理。该过程有评估、追踪与考核，在此过程中建立具体目标，并确定完成的期限及时效。医务社会工作督导者掌握 PDCA、鱼骨图等质量管理工具，有利于协助指导被督导者进行医务社会工作服务流程改进，解决管理中的效率问题，避免差错问题。

4. 学科规划与发展

学科规划与发展属于战略层面的议题，对于医务社会工作科室/部门、专业与行业的发展具有深远意义。首先要确定医务社会工作学科在本医疗机构中的发展定位，属于辅助学科、强势学科还是特色学科。学科建设与发展也有生命周期，具备一定的内在规律，医疗机构只有不断优化学科结构，才能提升整体的服务品质。所谓定位，就是要找到当下和未来医务社会工作学科在医院的学科布局图中会在什么位置，将产生如何的变化。医务社会工作督导者可以通过小组督导的形式帮助受督导者们分析学科规划与发展的宏观方向，保证每一位医务社会工作者与相关人员的充分参与，并形成规划文件予以确立。小组督导的内容是围绕医务社会工作学科规划与发展，以 3—5 年为规划周期，树立自身学科发展的标杆，通过 SWOT 分析帮助每一位医务社会工作者更加清晰学科的优势、劣势、威胁与机会，讨论学科发展的目标与行动方案。关于标杆选定，一种可以选择院内已有的重点与特色学科，分析其发展轨迹与成功的因素，一种是找相似医疗机构医务社会工作学科发展超前的同行，还有一种是可以找国外医务社会工作专业同行。寻找标杆的原则是与自身学科发展有共性，其成功因素有借鉴的可行性。

5. 资源管理与政策倡导

在医务社会工作语境中，资源是指在开展服务过程中需要的一系列人、财、物、政策、技术等要素的总和。所谓资源管理，即医务社会工作者通过一定的管理方法对机构所需要的资源进行吸纳、引导与应用，使得这些资源能够有序、合理地使用，达到社会公平与正义。具体而言，医务社会工作资源管理的必要性体现在，有利于提升服务对象（病人及家庭）福祉，有利于医疗卫生服务可持续性，有利于化解社会不公平性，具备公益性和多元性的特征。

医务社会工作督导者可以指导被督导者进行科学的资源预测或评估。医务社会工作者可以从各种渠道获得物质资源，包括公共的和私人的。所需管理的物质资源包含：机构／部门财务管理、社会捐赠（资金／实物）、政府拨款、专项方案等。在物质资源管理过程中，医务社会工作者必须遵循社会责信、专款专用，公平性，合法、合规与合理的三大原则。医务社会工作服务涉及的无形资源包括政策资源与无形资产，无形资产又涵盖了信息技术、品牌资产等。

医务社会工作政策倡导需要政府、行业协会、专业机构与社会多方力量的参与，医务社会工作督导者可指导被督导者通过调研、政策建议、国家或地区服务发展报告等方式，积极进行政策倡导，从而推动医务社会工作相关配套政策的制定与出台。相关政策主要

医务社会工作的发展离不开医务社会工作者和医务社会工作督导者的倡导。无论是哪个层面的倡导，还是哪种类型的倡导，一般都需要运用到以下几种技巧：协商、诉求反映、联合相关单位、提供专家意见、收集信息并公布、媒体宣传、采取法律行动、政策建议，等等。

指社会福利性政策和行业发展类政策两种，前者与医务社会工作服务领域有关，如医务社会工作在儿童保护方面的试点工作，老年健康社会工作服务体系建设的建议等；后者与医务社会工作行业发展目标、人才队伍构建、服务规范与标准化建设等相关，如通过制定医务社会工作服务标准，规范医务社会工作从业人员的行为，将医务社会工作服务质量要素纳入医疗机构考核指标等。

（四）自我照顾

《今日社会工作》杂志曾在2014年刊登文章指出，社会工作者的自我照顾是一项被忽视的核心能力。社会工作者们常建议案主去照顾自己的需要，并且意识到不这样做会带来严重的后果，但是社会工作者却经常忘了这样提醒自己。对自我照顾的忽视会让社会工作者付出一系列昂贵的代价，这其中包括生理和心理健康的损害。而缺乏自我照顾的长远后果不仅有损专业服务的质量，甚至可能让社会工作者最终选择离开这个行业。自我照顾的重要性对于医务社会工作者当然也不例外。医务社会工作者长期面对身受病痛折磨的患者，见证他们个人和家庭在与疾病抗争的一路上的压力、牺牲、挫折、希望，伴随他们在逆境中成长，这个过程要求医务社会工作者不论在专业上还是个人情感上都要持续地投入。自我照顾是医务社会工作者身心健康的保障，也是专业上发展成长的基础，应该贯穿每个职业发展阶段。因此，帮助医务社会工作者正视自我照顾的重要性，将自我照顾作为一种可以增长的能力进行培养，通过言传身教鼓励被督导者进行有关自我照顾的有益尝试，也是医务社会工作督导中不容忽视的重要议题。

1. 职业困惑与耗竭

在理解职业困惑与职业耗竭的关系之前，首先需要对于引起医务社会工作者职业困惑的原因进行梳理。本章将把我国本土的医务社会工作专业宏观发展的现状纳入考量，并且讨论个人层面因素导致的职业困惑与耗竭。

我国医务社会工作的发展存在明显的地域间不平衡，其结果之一就是各医院对于医务社会工作者的角色定位存在不同。举例来说，有些医院设置独立的医务社会工作部，医务社会工作者承担患者的社会心理评估和干预工作，同时兼具社会资源开发和链接、志愿者管理、公益项目运行的功能。在这种情况下，每家医院的社会工作部可能存在不同的工作重点，对部门员工的期待也会有相应的侧重。也有一些医院则还未设立社会工作部，目前将社会工作者岗位纳入其他行政部门，如医院发展部、宣传科，甚至工会。在这种情况下，医务社会工作的角色常需要与所属科室的功能进行融合，有时社会工作者的核心能力反而在工作中应用较少。

在一些医务社会工作发展相对成熟的西方国家，社会工作者已经成为医疗团队中必不可少的合作伙伴，承担着社会心理需求评估和服务的责任，且需要与医生护士进行密切的沟通配合。相互信赖与成熟的合作机制是医务社会工作发展百余年积淀的成果。在我国，医务社会工作还是一个新事物，并非所有医疗团队的成员都能将医务社会工作者当作提供社会心理服务的专业人士与合作伙伴看待，社会工作者有时甚至被误称为"志愿者"或者"护工"。

患者因为生理疾病来到医疗场所中，与此同时许多社会问题也在医疗场所中被集中体现，如人际矛盾、贫困和教育落差等。这些问题不仅因为疾病而在个体经历中被放大，更影响着每一位患者经历疾病、恢复健康的过程。在实际工作中，医务社会工作者处理的问题常常比较复杂，依据"生理—心理—社会"生态系统理论评估出来的患者需求不是医务社会工作者这一单一角色可以满足的，而是要依靠院内甚至院外多方面资源的协调整合才能实现。但是在其他社会工作组织和福利建设尚不健全的情况下，社会工作者要为患者争取最大权利会受到许多挑战，也会受到社会发展阶段现状的限制。例如，患者在出院后需要长时间接受康复训练才能逐步恢复生活自理的能力，达到较高的生活质量，但社区的康复资源稀缺且昂贵，患者可能由于多重障碍而难以长期坚持康复，生活质量的恢复也受到损害。这些客观条件无形中会给社会工作者的工作带来阻力，在心理上造成挫败感。当社会工作者对于自身能够带来的积极改变产生怀疑时，职业困惑也可能产生。

综上所述，工作岗位对社会工作者核心能力的有限运用，其他专业对社会工作专业的有限认可，以及系统性障碍导致的社会工作效果的局限性，都是导致职业困惑的因素。

职业耗竭则是一种与工作特定挂钩的心理痛苦，是指当工作者长期参与要求情感投入的高压力工作时，产生的生理、情绪和心理上的疲惫状态。职业耗竭会对工作效率、职业成就感、专业关系等带来诸多负面影响。这种情况最常发生在助人相关的职业中，例如医生、护士、心理咨询师，也包括社会工作者。当工作者经历职业耗竭时，常常会出现生理、心理、情绪、社交等多方面的症状。生理症状包括体力减弱、体重减轻、疲乏、头痛、肠胃不适和睡眠障碍等。心理症状包括同理心减少、挫折耐受程度降低、对周围事物感到麻木、感到自己不被欣赏等。情绪的改变则以情绪抑郁、易受激惹为特点。除此之外，经历职业耗竭的人在社交上会经历更多的人际冲突，或者回避社交，这些都可能对工作表现带来负面影响。不难发现，职业耗竭的许多表现和症状与抑郁症类似，但症状出现的场合可以作为区分职业耗竭和抑郁的主要指标。职业耗竭只出现在与工作相关的场合，当工作者离开工作即可缓解；相反，如果以上症状与工作没有明显关联，并且在多个场合出现，则应怀疑抑郁谱系障碍的可能性，需要进一步评估才能诊断。

梅奥诊所（Mayo Clinic）是美国 2019 年度综合排名第一的医院，在其发布的关于职业耗竭的文章中，"职业期待不明""人际关系不良""工作方面许多事情无法控制"被列为导致医务工作者职业耗竭的重要因素。由此可见，职业困惑与职业耗竭密切相关。可以推测，即使处于同样的工作机构和宏观环境中，医务社会工作者感受到的职业困惑也可能是不同的，而个人工作经验和性格特质将在其中扮演重要的调节角色。社会工作实习生、新入职的医务社会工作者感受到的职业困惑会相对较大，也更容易导致与此相关的职业耗竭。

2. 情感倦怠

情感倦怠（compassion fatigue）是职业耗竭的一种，本章将情感倦怠与职业耗竭分开描述，是因为情感倦怠的特征和表现形式更为极端。从职业耗竭到情感倦怠的发展过程，是一个量变累积到质变的过程。

情感倦怠是指从事助人工作的专业人士长期接触他人的痛苦和创伤，并且加之同理和关爱之后可能发生的自然后果，属于一种间接创伤。在医疗场域中，患者及家属常常正在经历疾病带来的生理和心理双重创伤，医务社会工作者也不免暴露在这种创伤之下。普遍的职业耗竭往往有一个逐步累积体现的过程，但情感倦怠的出现有时会猝不及防。除了一般的职业耗竭症状外，经历情感倦怠的专业人士还可能感受到意义和希望感的丧失，并且出现一些与创伤后应激综合征相关的症状，如强烈的焦虑感、难以集中注意力、过度的情感麻木，以及与他人创伤相关画面和记忆侵入性的闪现。

情感倦怠带来的伤害不仅限于一般职业耗竭所影响的情绪、心理和社交层面。当专业人士经历情感倦怠时，还会产生对工作目标和意义的质疑，这种质疑甚至可能使个人的核心信念或宗教信仰产生动摇，也就是产生灵性层面的冲击。美国"提升情感倦怠意识项目"的研究表明，经历情感倦怠的人常常否认自己正在经历的困扰，而"否认"本身恰恰是最具危害性的症状之一，因为它会阻碍人们正视问题的严重性并进行求助。与此同时，一些逃避性的行为会伴随否认出现，如社交孤立、暴食、酗酒，以及药物滥用等。

包括医务社会工作者在内的医疗专业人士的情感耗竭往往会体现在与患者及其家属的关系上。尤其是当患者疾病严重或者临近死亡时，患者及其家属经历的身心痛苦对专业人士来说显得难以应对，他们会选择用其他事务让自己保持忙碌，这样便能让自己减少与患者及其家属接触的时间。在接触不可避免时，专业人士的态度往往表现得强硬而疏离，这可以被理解为一种防御机制，用来保护自己尽可能少地感受到痛苦。然而，医务社会工作者的工作强调人际关系的重要性，以倾听、同理、接纳和尊重为基石，在此之上方能为服务对象尽力倡导社会公义，并且为其创造提升自身能力的机会。

这里的灵性层面的冲击是指对人生价值和意义的质疑。助人者无法在工作中获得成就感、满足感，很容易陷入对自我和人生的怀疑。

　　值得关注的是，有研究表明，情感倦怠者并非一开始就以疏离和回避的方式来应对助人工作带来的压力。恰恰相反，他们起初往往在工作中相当积极地投入，能够全心认同患者及其家属经历的苦难，愿意超时超负荷地工作，提供超出专业范围的帮助，甚至不惜牺牲个人生活。但他们没有意识到，这种没有界限的工作方式已经不再以服务对象的需求为中心，而是把"服务他人"当做途径来满足一些自己未被满足的需求。他们并非故意为之，因为这些需求通常来自潜意识，如"被需要""被依赖""被称赞"等。遗憾的是，过度地投入助人并不能帮助专业人士建立原本缺乏的安全感，而是将他们更加脆弱地暴露在了职业耗竭和情感倦怠的风险中，压力的累积带来的质变只是时间问题。

　　3. 作为保护性因素的督导

　　就同所有的社会工作实践一样，医务社会工作也将社会工作者的"使用自我"（use of self）作为核心工具。这里，"使用自我"是指充分地使用社会工作专业教育中获得的知识、技术及价值观，并将这些与个人特质、信念体系、生活经历和文化烙印加以协调融合，最终以专业关系为输出渠道，帮助服务对象应对疾病所带来的个人、家庭、社交层面的变化和张力。如前所述，当社会工作者不恰当地"使用自我"时，便为职业耗竭和情感倦怠埋下了隐患。高质量的督导正是提升社会工作者抗逆力、降低职业耗竭和情感倦怠风险的重要保护性因素。

　　首先，督导者可以协助社会工作者提升自我觉察。社会工作实践理论建设者们强调，即便出于善意，缺乏自我觉察的社会工作实践仍旧无法对人产生真正的帮助。自我觉察是一种识别的能力，包含了对自身想法、信念、情绪、人格特质、价值、习惯、偏见、优势和弱势的认识，并且能够看到心理需求如何驱动自身行为，是自我照顾的前提。这种能力不仅能够帮助社会工作者反思自我在服务中每一个行动的动机，关注移情和反移情的发生，还能以此为基础增强对服务对象的理解和同理，接纳个体经验的多样性。或许更加重要的是，只有具备自我觉察能力的社会工作者才有可能引导服务对象发展出自我觉察的能力，从而产生改变的内在动力。一个成熟的社会工作督导者可以在督导过程中提出自我探索性的问题、提供建设性的反馈，帮助社会工作者提升自我觉察能力，分辨自我优势、劣势，正视自我需求。

其次，督导者可以通过必要知识和技能的教学提升社会工作者的胜任力。研究表明，当社会工作者感到自己能够为服务对象提供更有效的服务、更加明确具体问题的解决途径时，就能缓解因知识和技能储备不足而导致的职业困惑和耗竭。

除此之外，督导者还可以根据自身的经验向社会工作者示范并传授具体的自我照顾技能。例如，寻求工作场所之外的社交支持，在非工作时间远离工作，培养其他的兴趣爱好，写日记或是进行正念练习等。

本章小结

督导者可以协助社会工作者提升自我觉察。社会工作实践理论的建设者们强调，即便出于善意，缺乏自我觉察的社会工作实践仍旧无法对人产生真正的帮助。自我觉察是一种识别的能力，包含了对自身想法、信念、情绪、人格特质、价值、习惯、偏见、优势和弱势的认识，并且能够看到心理需求如何驱动自身行为，这是自我照顾的前提。这种能力不仅能够帮助社会工作者反思自我在服务中每一个行动的动机，关注移情和反移情的发生，还能以此为基础增强对服务对象的理解和同理，接纳个体经验的多样性。更加重要的是，只有具备自我觉察能力的社会工作者才有可能引导服务对象发展出自我觉察的能力，从而产生改变的内在动力。一个成熟的社会工作督导者可以通过在督导过程中提出自我探索性的问题、提供建设性的反馈，帮助社会工作者提升自我觉察能力，分辨自我优势、劣势，正视自我需求。由此可见，无论从微观的个人和专业成长，还是从宏观的职业发展与规划，医务社会工作督导对于保证服务质量、推动专业发展以及促进学科建设与人才培养，都具有格外凸显的价值与意义。

思考题

1. 你目前处于医务社会工作职业发展的哪一阶段（初、中、高级）？你所在机构对于你自身的职业发展是如何规划的？

2. 你所在机构的督导计划和模式是怎样的？对于你有哪些帮助？有哪些地方需要改进？

3. 请列举在你目前职业发展阶段最让你困扰的三项议题，对其进行优先排序，选择其中你最关注的议题与你所在机构的督导者进行沟通，并记录下相关反馈与建议。

4. 面对伦理困境时你是如何处理的？请回忆你最近经历的一次伦理困境，运用生命医学的伦理原则对其进行分析，并与你的督导者分享这一分析过程。

5. 你是否在工作中经历过职业耗竭？谈一谈你是如何应对的？

推荐阅读

陈锦棠等：《香港社会服务评估与审核》，北京大学出版社 2008年版。

莫蓁蓁：《医务社会工作》，松慧文化有限公司 2014 年版。

周永新、陈沃聪：《社会工作学新论》（增订版），商务印书馆（香港）有限公司 2017 年版。

M. Leiter, A. Bakker, C. Maslach, *Burnout at Work: A Psychological Perspective,* London: Psychology Press, 2014.

T. Morrison, *Staff Supervision in Social Care (revised edition),*

Brighton: Pavilion, 2005.

National Association of Social Workers, *Code of Ethics*, Washington DC: NASW Press, 2017.

主要参考文献

王思斌:《中国特色社会工作体系建设的内容、特点与原则》,《中国社会工作》2019 年第 13 期。

约瑟夫·M. 朱兰:《朱兰质量手册》(第五版),焦叔斌等译,中国人民大学出版社 2003 年版。

A. Gail, "Social Work in Health Care: What Have We Achieved?", *Journal of Social Work*, 2001,1(2).

K. Jackson, "Social Worker Self-Care: The Overlooked Core Competency", *Social Work Today*, 2014,14(3).

A. Kaushik, "Use of Self in Social Work: Rhetoric or Reality", *Journal of Social Work Values and Ethics*, 2017, 14(1).

C. Maslach, *Burnout: The Cost of Caring*, Los Altos, CA: Malor Books, 1988.

D. Papadatou, *In the Face of Death: Professionals Who Care for the Dying and the Bereaved*, New York, NY: Springer, 2009.

D. Portnoy, "Burnout and Compassion Fatigue: Watch for the Signs", Health Progress, 2011, July-August; 92(4).

P. Rosalie, B. Liz, "Social Work in Health Care: An International Perspective", *International Social Work*, 2017, 60(1).

第六章

医务社会工作督导的方法与技术

小王是一名社会工作专业的学生，在即将毕业时前往某医疗机构进行专业实习。小王初到医院，社会工作部就安排了实习督导，督导也专门和小王进行了谈话，了解了小王的学习背景和工作愿景。之后小王正式留院工作，督导便安排小王去各个科室轮转实习。在工作中，小王不仅提供医疗社会工作服务，也接触了很多不同病患的家庭，有时对于自己的服务是否能帮到病患深感疑惑，有时也有无力感，尤其在服务过程中遇到患者离世或因无法负担高额医疗费只能离开医院的情况。小王在每周督导讨论中表现出了深深的忧虑。之后，督导也开始安排小王去一些行政科室进行轮岗实习，虽然之前也讨论过这种安排的必要性，但真正到了行政岗位，小王觉得自己专业没有用武之地，这样轮转似乎没有意义，她常常被安排做一些很琐碎的事情，包括给医生订饭、打印资料等，也遇到有些科室的人不理解什么是医务社会工作者，觉得占了其他岗位的编制。于是，小王在和督导沟通的时候，深感自己不被理解，对职业发展觉得很茫然……

督导的目的是进一步帮助被督导者提升专业水平且身心愉悦地投入专业服务中。面对被督导者的不同需求，督导者应给予不同的回应方式或不同的方法。因此，督导者在不同的督导形式下，采用的技术和方法也就尤为重要。

一、督导工作的技巧和方法

督导中很重要的阶段是督导会议，医疗机构社会工作部都应组织定期的内部督导会议或组织实习生开展督导会议，会议时间一般每次 90 分钟或更长。会议的开始阶段通常是导入或引入主题，过程阶段是处理督导内容和议题，结束阶段主要是对会议进行一个总结。

（一）督导会议的技巧

1. 会议导入技巧

在督导会议前，督导者应当事先有所准备，预测诸如被督导者在会议中的关注点或感受，以及介绍自己服务过程中的一些感受（主要是可能影响工作的情绪或者价值观的冲突之类）。会议中需要被提及的问题，包括督导者和被督导者所准备的会议流程、内容，以及督导者从被督导者的工作中获得的启示。

督导者应事先做好准备并表达对被督导者感受的理解，可以提出一些合适的问题，也可以事先了解一下被督导者在工作开始之初所遇到的困难：① 预测被督导者或对新政策可能产生的迷茫与不解；② 引入禁忌话题，如错误的谈吐方式；③ 接受与工作相关的抱怨；④ 从被督导者那里察觉到一些间接的信息，如精力耗竭、无力感或者对讨论没有反应等。

最近，实习社会工作者小吴在老年病区实习，住院医生常常让小吴打印病史，并且常常让小吴去送检或者做其他跑腿的事情。小吴感到很困惑，他觉得不应该做这些事情，但又担心如果不做，和医生无法很好地相处，以后不方便开展工作。某次督导例会上，督导问实习同学："最近在病区有无参与一些和社会工作者工作完全不相关的工作？"小吴把自己的困扰告诉了督导，督导对小吴的困惑表示理解，并告诉小吴打印病史和送检等不是社会工作者的职责或服务范围，可以委婉地告诉这位住院医生。小吴听了表示认同，但觉得自己不好意思这么果断地拒绝医生，于是督导说会找时间去病房和病房的负责人进一步沟通。小吴表示释然。后经督导了解，该住院医生误把小吴当成医学院的实习生，因此让他做了很多医疗上的事情。彼此解释清楚后，小吴再也没有做过上述提到的事情，顺利地完成了社会工作实习。

为了促进会议的进程，也可以尝试以下这些技巧：① 让被督导者先讨论或开头；② 通过语言、姿态或肢体语言，来传达目的和获得感觉；③ 表达对被督导者的关注及对其焦虑之事的理解，但避免匆忙给出太多保证或承诺。

某医院社会工作部督导在每次督导会议时发现，被督导者总是很难主动发言讨论工作中的困难，于是在会议开始时，她主动询问："今天有什么要讨论的吗？"或者："小吴，你可以讲讲最近在科室开展的个案工作吗？"有时，督导为了保证会议顺畅，也会提前收集督导案例，并事先整理好。

督导会议开始时总是有比较多的人沉默，但一旦有人开头便好很多，因此督导可以抓住第一个提出的问题询问其他人有无相似困扰或经历，这样可以让其他被督导者一起参与。

2. 会议签约的技巧

会议签约的目的主要是督导者与被督导者共同协商目标。督导者可能需要和被督导者一起确立每次督导会议结束时需要做到些什么（包括详细说明时间、要点和进度），以及要讨论内容的目

专注倾听是督导过程中专注行为中的一种。专注行为是指在督导中运用语言和非语言行为来帮助被督导者从生理上和心理上投入督导的情境当中。除专注倾听外，专注行为还包括：面向对方、开放姿态、目光接触、保持轻松、适当表达、跟进谈话等。

标。在协商这些目标的时候，需要满足以下标准：① 适当且可行；② 围绕短期和长期目标；③ 具有合理性（根据医疗机构的要求）：④ 目标与被督导者所显示的动机一致。

督导者与被督导者签约的重要技巧包括：

① 允许并鼓励被督导者在会议开始时坦白说出所关注的事情；

② 敏感地觉察被督导者在不同时期的需求变化；

③ 注意被督导者在会议中直接或间接提出的要求。

3.内容讨论的技巧

（1）描述

许多被督导者往往喜欢用一种委婉的方式来表达他们的关心或问题，尤其是在督导关系刚刚开始的时候。所以，允许被督导者表达内心深处的关注点，可以对督导者与被督导者双方长期工作状况起到增进作用。因此可以尝试以下技巧：

① 专注倾听：可以通过探究或鼓励来倾听被督导者所关注的问题，例如"嗯，你所关注的是……"；

② 提问：以一种清楚的句式，并试着尽量不要只用一些术语；

③ 从普遍化转向具体化，但不要突然给出意见；

④ 处理沉默：沉默可以暗示许多东西，例如，被动的不同意见，需要更多时间思考，感情上受到打击需要停一下，不想附和或不感兴趣。

（2）同理

同理可以描述为准确地领悟和沟通现有的感受，并能够感知被督导者经历的意义和重要性的能力。

每当觉察到来自被督导者的"阻力"时，可能需要放慢节奏。当督导进行得太快或当被督导者似乎从一种不同的方向来回应时，督导者需要和社会工作者说明情况并澄清。诚恳的沟通以及来自被督导者不断的反馈，有助于形成一种合作的工作关系。在被督导者真诚地参与并公开地加入讨论时，尊重可以使双方得到更好的发展。

（3）分享个人感受

社会工作者在督导关系中不需要那种冷静的、不为所动的、解决所有专业问题的督导者，而是需要一个真正像他们一样的人，会深深地考虑他们的成功，表达一种对此的迫切感并公开地表达感受。很多被督导者都觉得当自己的感受被倾听或接纳，那么即使问题没有即刻解决，依旧会感到被支持。"一个看起来总是自制的、可以解决一切的、从未失败或遇到挫折的督导者，将无法与他们发生联系"。同时，"对于督导者而言，要更诚实、更自发地表达感受的重要原因之一，是同理社会工作者需要感情的释放"[1]。在此，督导需要运用如下的个人感受技巧：

① 显示弱点。督导者可以真诚地告诉被督导的社会工作者，他 / 她在被"攻击"时是如何感受的。但这种做法也要谨慎，因为在中国的文化中，"留面子"对许多人来说十分重要。

② 显示愤怒。尽管对督导者来说，对督导对象公开表达愤怒，尤其在我们的文化中似乎是忌讳的，但是强压愤怒也会导致严重的后果。所以，督导者应以公开而理性的方式表达他们的情绪和情感。

（4）下达工作指令

在督导过程中，下达工作指令的技巧因素应包含所有督导工作，而非局限于一种或一组单一技巧因素。督导者所需掌握的技巧有：

① 面对现实：这是让被督导者以一种支持的态度面对现实；

② 参与被督导者所关注的问题：帮助被督导者将复杂问题分解成若干部分，之后设法一个个解决；

③ 聚焦：该技巧可以帮助被督导者专注于手头上最重要的问题和任务。这个技巧很重要，特别是在被督导者必须同一时间处理几个问题而不分先后时；

④ 当被督导者在互动过程中显示出焦虑的时候，帮助他们解决可能困扰的问题。

（5）表明困难

该技巧因素与督导者处理一些话题的方式有关，比如性、死

---

[1] L. Shulman, *Skills of Supervision and Staff Management*, Itasca, Illinois: Peacock Publishers, Inc., 1982, p.113.

亡等。督导者必须能在督导过程中创设一种氛围，在这种氛围中，一些禁忌话题被看作是可以拿来讨论的，而且不同的感受也可以公开且自由地分享。例如，在综合性医院工作的社会工作者可能比较多会面临服务对象（病患）的死亡，对于从事这项工作还不太久的社会工作者或实习社会工作者来说，可能会产生"无助或无能感""自责"等情绪。这个看似围绕病患死亡的话题，实际上可以引出很多社会工作者的心境、情绪及与服务对象关系的一些问题。督导者可以借鉴全科医生巴林特小组的方式，建立一个包容的氛围去讨论。其过程是：按照巴林特小组围成内外两圈，案例汇报者及主要参与讨论者在内圈，外圈主要是观察者。汇报者报告案例并讲出自己遇到的困境或问题，表达这些困境问题产生后的情绪和感受，之后汇报者倾听来自内圈组员的反馈（主要是情绪和感受，也包括对汇报者问题所呈现出的不同理解视角），汇报者也会回应组员的一些疑问或提问。有时候汇报者需要着重讲述关键的场景或者通过雕塑去展现一些关键场景。外圈的组员主要是观察，在后期也可以被邀请参与到讨论或发表感受环节中。因此，在这样的氛围（内圈被称为"金鱼缸"）下，社会工作者可以有更好的、更安全的氛围去讲述自己所遇到的困难，觉察自身的情绪反应和感受，通过观察其他组员的反应和感受，可以了解这或许也是服务对象呈现的感受或反应；同时也看到在彼此交互反应中自己的一些情绪和感受，得到解决或改善问题的方法或有所觉悟。

　　此外，督导者要留心被督导者及自己的情绪、情感的移情和反移情的作用。有时，督导者可能不得不在很多策略都不管用的情况下直接面对被督导者的情绪。

　　（6）分享信息

　　督导者在医疗机构和被督导者之间扮演着协调的角色。通常，督导者可以接触到医院的政策、案主的信息、研究实践的成果以及大量医疗工作场域的工作经验，这些实践经验形成了很有用的信息。分享信息的技巧如下：

巴林特雕塑来源于家庭治疗中的家庭雕塑和家庭系统排列。成员通过角色扮演，在场景中自由体验和理解医患关系，辨识案例中有没有意识到的内在动力。

① 提供相关资料。资料可以是文本信息，如曾和案主一起工作的过程记录、运用的理念、秉持的价值观和信念等。督导的过程也是学习的过程，作为一名督导者，需要在适当的时候更新被督导者的记忆和回顾所提供的资料。所以，督导者提供新信息并帮助被督导者应用、整合新信息的时机很重要，如果只教给被督导者很多信息但并不会马上用到，那么这更像一个教师而非督导。当我们看到被督导者对某个特定的新理论和概念发生兴趣的时候，就是进行讨论的适当时机。

② 为挑战而提供数据资料。这个技巧用于让被督导者更自由地表达意见，甚至可以持不同的观点来分享信息。当被督导者表达的意见和督导者不同时，有些被督导者可能会有防御性的表现（如与督导者意见分歧或被督导者拒绝接受实施建议等）。这时督导者无须感到不安，但可以说"在这点上我们的意见有所不同，我的意见是……"，并帮助被督导者找出差异或困难。所以，有效的督导会鼓励被督导者分享不同的感受。需要注意的是，那些整个督导过程都比较沉默，看似"没有意见"的被督导者，他们在一定程度上可能会有愤懑、防御的情绪。

（7）重组结构

重组结构指将一系列可观察的事件进行从消极到积极的意义转变，它可能是导致个人行为发生巨大转变的有力工具。重组结构的关键因素包括：意识到情境的"事实"，如行为；给行为提供积极的意义。也就是将一些不太理想的"行为"含义重组结构，使其变成具备积极条件的事例，比如"懒散的"行为，重组结构后变成"从容的"或"淡定的"行为。

（8）结束会议

一个有经验的督导者会留意会议时间的架构和设置，技巧如下：

① 总结。在会议结束前花几分钟来总结所讨论过的内容：确定达成的一致意见，回顾与案例有关的所理解的内容，精确地指出在会议中出现的重要想法。

除了这八大类技巧外，还有一些技巧是医务社会工作督导者需要掌握和运用的，它们是：澄清、反馈、教育、对质、自我披露，等等。适时和有效地运用这些技巧，对督导的开展和被督导者问题的改善，都会有所助益。

② 概括。在讨论内容的时候，我们往往会很具体地表达，然而快结束的时候，我们只需要对会议中讨论的内容整体概括来做个总结即可。

③ 明确下一步任务。在个别督导时，尤其是对案主开展工作的特定技术问题，这个技巧很有帮助，特别是还有什么潜在的矛盾心理也应该在结尾处予以澄清并再次确认。

④ 预习演练。小范围的角色扮演有助于被督导者在之后遇到更棘手的情况时变得有信心和准备，尤其对于新技术和技巧的学习，通过角色扮演的方式，让被督导者有实际操作的机会并体验。

⑤ 确定门把手综合征。我们常常发现在会议接近尾声，被督导者往往会提出一些关键问题，而这时候已经没有足够的时间来详细讨论了。这种情况在临床个案工作或者会谈时也会出现，某些来访者会显现门口效应，总在离开之前讲重要的事情，或者提一些问题。因此，我们应该帮助被督导者意识到这个问题并且让他了解这个行为的后果，同时鼓励他们采用更积极、直接的形式来提出问题，而不是把问题都留到会议快结束时才提出来。

（二）个别督导和小组督导的方法和技术

1. 个别督导的方法和技术

在成为专业社会工作者的训练中，尽管大多数被督导者都要经历某种形式的小组督导以及参与现场督导，但事实上所有的被督导者都要体验个别督导。个别督导本质上是一种一对一的谈话，践行督导所具有的行政、教育和支持的功能。与所有面谈一样，个别督导也要有一定形式、内容安排和角色区分，它应该在双方都合适的时间定期举行，还应该在安全的、不受干扰的、舒适的、有助于良好沟通的环境下进行。虽然以下所讨论的是个别督导的方法和技术，但某些技术也可以应用于小组督导中。

（1）督导的时间安排

督导会谈的时间安排是必须考虑的，文献中较少论及，但不能为了方便（比如，每周二上午 10 点，一个小时）就草率决定或死板地固定下来，如果被督导者有紧急需要获得督导者帮助的情况却没能获得帮助时，可能会出现问题。在心理学临床督导中，科休恩和伯纳德（Couchon & Bernard）研究引入了三种督导时间的安排方案[1]：① 在咨询开始前4小时内进行督导；② 在确定咨询前一天进行督导；③ 在确定咨询前两天进行督导。他们的研究强调时间安排作为一个过程变量在督导中的重要性，认为应根据被督导者的发展水平和学习需要，选择不同的时间安排方案。但研究中也发现，不管督导在什么时间进行，被督导者对督导者都很满意。因此，对于督导者来说还有最重要的一种时间安排，也就是在与被督导者会谈结束后立即进行督导，即时督导不仅是众多实习生对督导方案的优先选择，也是很多被督导者的偏好。

（2）现场观察

现场观察是观察被督导者的一种方法，但整个过程中督导者并不与被督导者发生互动（除了紧急情况下）。这与现场督导不同，现场督导是督导过程中观察与主动督导的结合。现场观察有其自身特有的优点：① 有利于维护被服务者的利益，某些紧急情况下，督导者能立即实施干预。② 督导者能更全面观察被督导者在各种工作情境下的真实状态。虽然督导者可以根据被督导者提供的录音、录像等资料开展督导，但是有时录音质量、录像等固定机位仍然会影响到督导者评估整个服务状况，而现场看到的情景最逼真展示了被督导者所遇到的问题或者真实表现。③ 工作结束后，督导者可以即刻组织开展督导工作，这样被督导者就能有最大限度的时间为下一次服务做好准备。④ 边监控边督导。有些个案工作或小组工作进行中，督导者是在观察室进行现场观察，在观察室内的其他被督导者可以及时与督导者进行提问和沟通，督导者能更快做出一些问题的回应，而被督导者也能更及时得到问题的解答。

现场观察可以让督导者更直观地看到被督导者的表现和现场状况，但是有些被督导者也会因此紧张而表现不佳，对此，督导者需

---

① W. D. Couchon, J. M. Bernard, "Effects of Timing of Supervision on Supervisor and Counselor Performance", *The Clinical Supervisor*, 1984, 2(3).

要加以考虑和选择。

（3）自我报告

相较其他形式而言，自我报告（主要针对个案工作）是一种比较简单的督导形式，但做好自我报告也是有一定难度的。现实情况下，最好的和最差的督导都可以在自我报告的领域里找到。但这并不影响自我报告成为一种较常用的督导形式，尤其在对社会工作专业硕士学生的督导中。运作得最好的情况下，被督导者可以运用自我报告的形式，对涉及社会工作者-案主关系的案例概念化能力和个人知识进行精细的调整。在最糟糕的情况下，被督导者的自我报告可能会扭曲事实而并不是报告自己工作的真实情况。根据霍洛韦（Holloway）[1] 的观点，自我报告一般是不适合初级被督导者的，他质疑排除直接观察（如包括使用录音或录像）的督导模型是否明智。霍洛韦指出，直接观察的督导有以下几方面的益处：① 关于案主问题的独立判断；② 直接通过有问题的案例来说明，如何从案主处收集的信息当中得出推论。马斯林等人（Muslin, Thurnblad & Meschel）的研究发现，精神病学专业受训者的治疗录像带中，有 50% 以上非常明显的重要问题没有在督导过程中报告出来。而且，被督导者的报告中 50% 以上的内容有不同程度的歪曲变形[2]。这样的状况其实可被视为督导缺失，由于缺乏经验，受训者发现自己很难理解案主的问题。而由于督导者并没有观察受训者，所以他们发现很难纠正受训者的错误。因此，受训者在努力与他们所不能理解的内容作斗争，督导者也苦于应付他们所没有看到的东西。

国外有一项研究，要求持证的心理治疗师从真实治疗过程的具体片段里，回忆出主要内容和支持性内容，以进一步说明治疗师的记忆力水平。怀恩等人（Wynne, Susman, Ries, Birringer &

---

① E. L. Holloway, "Instruction beyond the Facilitative Conditions: A Response to Biggs", *Counselor Education and Supervision*, 1988, 27(3).

② H. L. Muslin, R. J. Thurnblad, G. Meschel, "The Fate of the Clinical Interview: An Observational Study", *American Journal of Psychiatry*, 1981, 138(6).

Katz）报告，这些治疗师们对于主要内容的回忆率仅有 42%，而对于支持性内容的回忆率仅有 30%[①]。因此，这样一个比率对督导效果来说显然不充足，尤其是当被督导者的经验相对较少的条件下。事实上，有研究对督导中所采用不同方法的频率进行了调查，发现自我报告仍占主要地位，而且经常是使用频率最多的一个方法。同样还是这些被督导者（有时候是督导者），当要求他们确认最有价值的督导形式时，自我报告被排在首位。罗杰斯和麦克唐纳（Rogers & McDonald）一直对于把自我报告作为所选督导形式保持谨慎的态度，他们认为使用自我报告的那些被督导者还没有达到专业能力的最低标准时，自我报告的效果往往是最差的。[②]

　　某医院社会工作部因为疫情关系，鼓励愿意尝试在线上开展小组工作的实习社会工作者开展线上服务，前期招募和个别谈话都非常顺利，组员也是在社区康复比较好的患者。在事后的督导过程中，社会工作督导询问带领团体的 2 名同学对于团体开展的感觉如何，同学的自我报告都反映觉得小组工作开展得还是不错的，组员的互动也比较好。当督导要求他们举例说明时，他们都只能回忆部分内容，大多也只能含糊地说大家很愿意在小组中发言、组员之间能相互支持等，对于具体细节很难讲清楚。同时，督导通过视频后期观看发现，实际上小组整个进程发展得并不是很理想，实习社会工作者对于小组方向的引导、小组讨论主题的把控都出现很多问题，小组时间设置也没有掌握好。于是，督导及时对两名同学进行谈话，指出问题和不足，并鼓励同学进一步完善和改进。

　　由此可见，对专业水准不够高的被督导者，单凭其自我报告的形式是很难了解其真实状态和水平的，需要督导者结合其他汇报手段来实现最好的督导结果。

---

① M. E. Wynne, M. Susman, S. Ries, J. Birringer, & L. Katz, "A Method for Assessing Therapists' Recall of Insession Events", *Journal of Counseling Psychology*, 1994, 41(1).
② G. Rogers, P. L. McDonald, "Expedience over Education: Teaching Methods Used by Field Instructors", *Clinical Supervisor*, 1995, 13(2).

在海外，由于医务社会工作发展已经比较成熟，所以在医院社会工作部或社会服务部都有已经设计和印制好的过程记录表、案例记录表等一系列表格，供医务社会工作者和督导者随时取用。对资料的保存、分析与关注，是专业和服务不断进步的重要基础。

（4）过程记录与案例记录

过程记录是指被督导者的书面解释，包括对会谈中的内容、社会工作者与案主的互动过程、社会工作者对案主的感受、干预方式及其理论基础的记录。由此可见，过程记录涉及的范围可以很广，因此也很费时间。督导者不可能要求被督导者对每一次会谈都作详细的过程记录，但是，有时候这样的记录也很有必要与好处，尤其当督导者认为，被督导者能够从其与案主之间的互动及结果的分析中受益时。

案例记录则是咨询和督导过程中的常规程序。案例记录应该包括咨询过程中所有重要的信息，包括所采用的干预方式。所以，案例记录是对访谈、管理及法律方面的记录。也就是说，我们能够把案例记录作为督导过程的一部分。除了所有的个案记录中应该非常清楚的一些信息外，督导者还可以要求被督导者对一些符合督导目标的具体问题所做出的自我反应进行记录，从而帮助被督导者将理论概括过程与干预方法结合起来。如果我们通过这种方式来使用案例记录，那么它就成为一种直接指导谈话过程的督导干预方法。案例记录可以与其他的督导形式结合起来使用。

帮助被督导者为督导案例讨论作好准备的引导语

① A. 简要描述来访者所提出的问题。

  B. 这次会谈你的目的是什么？

② 说明此次会谈你自己对来访者的反应，以及你与来访者之间的互动。

③ A. 说明在此次会谈中所了解到的其他重要信息。

  B. 简要总结会谈期间所讨论的重要问题。

④ 如果一些相关的文化或发展方面的信息与当前的问题有关，请做说明。

⑤ A. 你对来访者问题的最初印象是什么？

  B. 解释你对当前问题认知的改变（或扩充）。

  （请确定你的判断有充足的理论依据。）

⑥ 列出初步诊断和预估的问题。

⑦ A. 描述对来访者的最初工作计划。

　　B. 解释你对来访者工作计划的改变（或扩充）。

⑧ 在工作计划的基础上，你的下一次会谈目标是什么？

⑨ 本次会谈在多大程度上达到了你的目标？

⑩ 你感觉这个案例有伦理道德方面的问题吗？

⑪ 分享在会谈中的个人感受。

⑫ 你对你的督导还有什么特殊的问题？

　　（说明：A 是初次咨询使用的引导语，B 是后续咨询中使用
　　的引导语。）

上述这些问题可以帮助督导者在督导会议上进行提问，进而更好地了解被督导者书面记录情况。

（5）录音

在没有实验室设备或者没有使用录像设备所需要的空间时，被督导者可以借助录音准确地记录个案或小组工作情况，从而使督导者可以了解当其不在场时会谈或工作的内容。当督导者希望直接了解被督导者的工作情况时，录音仍是应用最广泛的信息来源之一。而且，许多人的研究也都证实了这一督导方法的有效性。比如，麦格努森等人（Magnuson, Wilcoxon & Norem）请有经验的咨询师谈谈他所接受过的督导案例典范时，他们提到了那些与他们的督导者一同回顾录音或录像的案例，而这些督导案例引起的是深刻的积极回忆[①]。

当首次要求被督导者使用录音时（尤其当他们已经习惯于自我报告或过程记录时），经常会遇到类似于"我的案主或组员会感觉不舒服"这样的阻抗形式。在见习或实习期间，如果机构对被督导者的临床工作进行录音时，偶尔也会出现这种反应。尽管案主对录音产生阻抗可能是真实的，而且必须以敏感的和合乎伦理的方式

---

① S. Magnuson, S. A. Wilcoxon, K. Norem, "A Profile of Lousy Supervision: Experienced Counselors' Perspectives", *Counselor Education and Supervision*, 2000, 39(3).

加以对待，但在进行详细记录的具体工作过程中，体验到极度不舒服的常常不是案主，而是社会工作者。事实上，只要案主能够确信社会工作者会为其保密，并且在提供录音资料时的做法符合专业要求的话，绝大多数案主会同意在会谈期间录音。另外，埃利斯等人（Ellis et al.）对被督导者的最初反应进行了研究，发现现场录制（视频或音频）并不会引起他们太多的焦虑[1]。

某精神卫生医疗机构社会工作者在带领门诊抑郁症轻症患者小组时，事先征求和告知每一位入组的组员在团体会谈中会进行录音并签署了正式的知情同意书。在小组会谈开始时，社会工作者将录音笔放在一个小桌子上，并会和组员说现在小组会谈开始，并同时开启录音。在整个 12 次团体会谈过程中，组员并没有表现出反感或不自然，甚至完全没有意识到录音笔的存在。

督导过程中，以下情况表明使用录音的方式无效：被督导者在接受督导前并未很好地分析过录音带的内容，他们带了三四个录音片段，但还没有决定这次督导要讨论哪一次会谈过程，在督导过程中，被督导者通过讲解、倒带等方式让督导者开始听，直到督导者从录音带中发现了重要的东西。因此，使用录音的话，督导过程必须有计划性，督导者有责任提出督导的计划。

如上述案例一样，录音笔录下了小组会谈的整个过程，在每周一次的督导例会上，督导者会要求带领小组的社会工作者分享带小组的过程和所遇到的问题，同时要求社会工作者将要督导的录音片段放出来让其他督导者一起听，并提出建议。开始时，没有要求社会工作者放哪一段录音，督导的时间浪费比较多，后期督导者注意到这些问题所在，就要求被督导者在督导会议开始之前必须提交自己要重点汇报的录音片段，其内容可以是自己觉得做得比较好的方面，也可以是自己觉得不够好的地方，还有就是觉得小组会谈过程明显有问题的地方。这样整体督导的效果和效

---

① M. V. Ellis, M. Krengel, M. Beck, "Testing Selffocused Attention Theory in Clinical Supervision: Effects of Supervisee Anxiety and Performance", *Journal of Counseling Psychology*, 2002, 49(1).

率好很多，大家都很受益。

在督导关系确立的最初阶段，我们建议督导者能够在督导开始之前先听完整个会谈或小组会谈实施过程，这样可以对被督导者的能力有一个大概的了解，同时可以决定选取录音带的哪一部分作为督导材料。如果所选择的录音部分的理论依据不明显，督导者有必要向被督导者解释说明。预先选定录音有以下特征：

① 突出会谈或小组工作中最有效用的部分；

② 突出会谈或小组工作中最重要的部分；

③ 突出小组工作中被督导者感到最困扰的部分；

④ 强调关于内容方面的问题，包括隐喻和重复出现的主题；

⑤ 询问咨询过程中让人感到困惑的内容。

概括而言，所选录音内容应对督导有教学的功能。随着督导过程逐渐发展，被督导者能够很快地学习选择决定所需督导的那部分录音，提前准备好以下内容：说明选择这一部分作为督导讨论的理由；简要说明与这一点相关的内容；解释说明在会谈中的那一刻所试图达到的目标；明确地表达自己希望从督导者那里得到哪些具体的帮助。当然，如果反复使用这类模式，被督导者总是提出困难和问题，他们将很难有机会体验到成功的喜悦。作为替代录音的一个方法，督导者可能会为下一次会谈布置好某一主题，并让被督导者负责录制这部分内容。比如说，对于一个特定的来访者或者家庭来说，督导者可能认为重新构建很有帮助，因而建议被督导者在下一次会谈中，应该尽可能多地采用重新构建的技术，督导者在下一次督导时从录音内容里选出最成功的重新构建的尝试对被督导者进行强化。除了使用督导来强化技能外，督导者还可以使用这一策略把技巧与工作情境联系起来，而且还可以对被督导者的自我评价能力有所了解。

由录音延伸出去，此处需要简要讨论对录音的书面评论和录音脚本这两个问题。

首先，录音的书面评论。对那些更喜欢通过视觉而不是听觉来进行工作的人来说，督导者可以把对录音的书面分析与个人督导结合起来。许多督导者选择在两次督导会谈的间隔而不是会谈期间来听录音内容，尤其是在督导的开始阶段。督导者给学生一些关于会谈的书面分析，而不是在听录音的时候做记录以备下一次督导时使用。文字化过程使得这一繁杂的工作更简洁些，而且也促使督导者在督导之前做好反馈的准备。另外，这种评论也自动地成为一种督导记录。被督导者可以回顾督导者所做的评论，如果还有其他督导者参与督导的话，这种书面的反馈也具有很好的协调意义（如，社会工作专业硕士学生在校的督导老师可以复制一份评论材料呈交给其实习点的督导老师）。事实上，对于督导者的计划性和给予反馈的训练来说，评论是一种极好的指导性材料。但有一点必须指出的是，书面反馈并不能代替个人督导或小组督导。

其次，关于录音的脚本。督导者偶尔也会要求被督导者把录音资料誊写一遍（或者，偶尔也要誊写视频资料）并上交，以便督导时使用。阿瑟和戈勒（Arthur & Gfoer）提出，录音脚本在训练的初期（实习）对于被督导者有很大的帮助。他们认为，将督导建立在会谈的脚本基础上可以促进以合作形式进行反馈，同时也成为督导的一块基石，这对于中级或者高级学习者更有帮助[1]。换句话说，由于会谈内容以印刷品的形式呈现，所以它比单纯使用录音更能使被督导者注意到一些错误的干预方式，比如说多重提问或者陈述不完整。比起单纯使用录音，脚本能够给学生提供更多的机会来评价自己（在初期）的工作。另外，由于脚本借用了一种更加常见的教育模式——文字资料，因此，这对于那些从课堂学习转变到临床督导遇到困难的学生可能会更有帮助。

另外，阿瑟和戈勒也要求督导者识别督导过程中使用脚本的积极和消极作用。积极的作用包括：督导者能够纵观会谈的全局，被督导者通过录音脚本有一个关于会谈的视觉提醒。因为脚本是具体的，所以可以根据学生的需要找到生动的例子，学生在评价自己工

---

[1]　G. L. Arthur, K. P. Gfroerer, "Training and Supervision Through the Written Word: A Description and Intern Feedback", *The Family Journal*, 2002, 10(2).

作时也会感觉更加容易。消极的作用包括：对于督导者和实习生来说，脚本要占用大量的时间；督导过程中没有包括非言语的线索和所有的辅助语言；这一模式比其他督导形式更容易发现出现的错误；精力主要集中在会谈的内容上，而不是被督导者的整体发展上。

（6）录像

在选择督导技术时，录像已经占据了中心位置，有些喜欢使用录像的督导者坚定地认为，录像比录音更有优势。因此，我们前面提到过的使用录音当中的许多过程变量，在使用录像技术时也可以继续采用，反之亦然。录像还有一个主要的优点，那就是它增加了画面的内容。根据这一情况，布鲁恩林等人提议，在同时使用客观精确的录像与被督导者所感受到的动态现实情况时，应遵循六大原则：

① 应对所督导的治疗会谈确立符合现实的目标，从而使录像督导有明确的重点。这样做有两个优点：通过将注意范围缩减到与目标相关的干预方式上，从而减少信息过载；由于现实目标的可实现性，被督导者更有可能对治疗会谈过程感到一定程度的满意。

② 将内部心理过程与工作情境联系起来。

③ 选择侧重于可改进的工作表现的录像部分。

④ 督导者对被督导者的表现作出适度评价。富勒和曼宁（Fuller & Manning）的研究发现，实际表现与目标之间适度的差异对于学习来说是最有利的[①]。因此，督导者必须保证从录像中选取的部分既不能与目标雷同也不能相差太远。

⑤ 适度限制目标。这一原则强调在进行录像回顾时，必须以被督导者的发展为前提进行。有时候，录像回顾所产生的可能结果没有考虑到被督导者的技能水平。另外，布鲁恩林等人提醒我们，在录像中看上去很容易的事情，在真实的治疗过程中要想完成也是很困难的。因此，督导者必须保持适度的目标。

---

① F. F. Fuller, B. A. Manning, "Self-Confrontation Reviewed: A Conceptualization for Video Playback in Teacher Education", *Review of Educational Research*, 1973, 43(4).

⑥ 保持适度的唤醒水平。督导者必须时刻保持警觉，被督导者应该在不受到过度威胁的情况下成长。因此，督导者经常而且必须要对被督导者各种水平的体验具有高度敏感。

在督导会议过程中，从个人工作经验而言，录像比录音或者其他的督导形式更生动有效。在一次线上团体督导过程中，工作人员将团体督导的过程进行了全程的录像。开始督导时，并没有要求社会工作者截取录像片段，而是进行自我报告或小组记录，汇报中社会工作者大多是概括式或者挑选一些自己觉得重要的点来讲述，遗漏了很多细节。同时，听取报告的督导者往往对社会工作者汇报的组员也只有很模糊的概念，后面督导者要求社会工作者提供录像资料后，组员的名字和个人境况有了对照，很快督导者也对要汇报的小组有了更生动的印象，同时也能适时地对小组中工作人员的表现，包括表情、语气，甚至穿着打扮等，给出及时的建议，以保证下次社会工作者在团体督导中表现更佳。

必须注意的是，无论录音还是录像，都需要事先告知被督导者，必要的时候还需与对方签订知情同意书。

2. 小组督导的方法

小组督导是一个被督导者群体的定期集中会议，由一名或几名指定的督导者，监控被督导者的工作情况或质量，旨在提高他们对于自己作为医务社会工作者对其服务对象以及对所提供服务的全面了解。而被督导者在督导者的协助下，通过团体成员的反馈实现上述目的。

（1）督导小组的规模

关于小组的规模，许多学者提出了自己的观点。阿伦森（Aronson）提出，如果一个人想充分地注意每一个人，比较合适的小组规模应该是5—6人，尤其是当每个成员都有相当多的案例需要督导时 ①。蔡克林和芒森（Chaiklin & Munson）建议应有6—

目前，国内有一些小组督导模式在社会工作领域运用得比较成功，如社会工作督导"PBL模式"（Problem-Based-Learning），该模式强调被督导者的主动学习为主，通过被督导者的自主探究和合作来解决问题，形成相关的技能和自主学习的能力。又比如"动态回顾循环"模式，它运用"4F"原则，引导被督导者观察和经验、感受和联想、发现和探寻、思考和计划等，最终来达成督导的目标。这些小组督导的模式完全可以运用到医务社会工作督导的场景之中。

①　M. L. Aronson, "A Group Therapist's Perspectives on the Use of Supervisory Groups in the Training of Psychotherapists", *Psychoanalysis & Psychotherapy*, 1990, 8(1).

12名团体成员[1]，而施赖伯和弗兰克（Schreiber & Frank）建议至少要7人[2]。所有的学者都认为团体人数越少，就越有破裂的风险，因为如果被督导者缺席或退出，督导就只能中断。其实在实际工作中，理想的团体规模很难达到，这个数字或规模通常由实习点的实习生或者新进员工数量，或者参与某项研究的人员数所决定。比如，随着社会工作专业的本、硕实习生陆续进入医院社会工作部，有时实习生督导的规模会达到十多人，虽然人数保证了小组督导能顺利进行，不会因为人数减少而取消，但是过多人数的督导确实只能保证很少部分同学汇报自己的问题。因此，有时不得不开两次督导会，将同学分开，或者对有问题的同学在团体结束后进行个别督导。

（2）强化有益的方面，减少阻碍因素

小组督导有其优势，但也有其难以避免的缺点。一名好的督导者应该对被督导者所提出的有助于或者阻碍学习的方面十分敏感（见表6-1）。

表 6-1　小组督导的优势和劣势

优　势	阻　滞
督导者的影响：督导者具有开放性、幽默感和胜任能力，使小组成员感到舒适，分享过去经验，反馈	**督导者的问题：** （1）督导者的消极行为：缺乏重点，控制督导团体，没有倾听或错误理解被督导者所呈现的材料，过分严厉，以不适当的形式炫耀自己的知识，离题 （2）督导者缺乏经验：专业经验不足，缺乏明确的理论重点，过分注重操作过程而忽略临床问题 （3）辅助督导者的问题：辅助督导者与督导者的理论取向相冲突或双方的互动实践与他们所倡导的理论不一致

[1] H. Chaiklin, C. E. Munson, "Peer Consultation in Social Work", *The Clinical Supervisor*, 1983, 1(2).

[2] P. Schreiber, E. Frank, "The Use of A Peer Supervision Group by Social Work Clinicians", *The Clinical Supervisor*, 1983, 1(1).

续　表

优　势	阻　滞
同伴的影响：得到同伴反馈，听到给予他人的反馈，评价他人的录音或录像，观察到督导材料呈现的不同风格	**小组成员之间的问题**： （1）被督导者的消极行为：小组内部的竞争，被督导者之间的冲突，态度专横或试图控制小组成员，不积极参与小组督导 （2）对消极行为的个人反应：参与者的个人反应，包括"小组成员批评我没有按照他们相同的方式行事"
支持与安全感：小组是一个提问和发表意见的安全场所，充满同伴间的亲密友谊和相互支持，可以安全地分享恐惧、成功或疑问	**被督导者的焦虑和其他负性情感**：不安全感，感到被孤立，不被支持，或焦虑，被迫自我封闭，是小组里唯一的男性或女性，唯一的不同肤色的人或外国人，等等
具体指导：布置阅读任务，讨论伦理道德的问题，临床问题方面的讲解，观看个案、小组相关录像	**后勤保障的条件限制**：缺乏临床案例的多样性，小组督导时间安排太晚，主要的督导者不在或生病
自我理解：从工作中所犯的错误中吸取教训并学习经验，能处理自己的某些情绪，自我反省来为小组督导作准备，有机会探索不一样的和困难的临床案例	**小组督导的时间管理不善**：没有足够的时间来讨论案例或相关问题，个别人掌控了小组时间，个别案例花费太长时间，没有顾及到其他案例，有太多人都需要时间，在其他事情上耗费太多时间而没有充分讨论被督导者的案例
经验的有效利用：治疗干预和技能是有效的，被督导者感到被肯定，发现自己的体验与他人一样	

资料来源：Janine M. Bernard, Rodney K. Goodyear：《临床心理督导纲要》（第三版），王择青、刘稚颖等译，中国轻工业出版社 2005 年版。

正如表中所列，现实的团体中常常是有益因素和阻碍因素会同时出现，而不是仅仅只有有益因素或者仅仅只有阻碍因素存在。但一个小组督导与带领一个小组一样，对督导者的要求更高。例如，督导者本身专业素养和消化自己情绪的能力、小组时间控制、清楚被督导成员的问题并及时化解、促进小组联结、建立支持和安全感等。

（3）督导角色、任务与策略：针对小组督导的不同阶段

第一，组前阶段。

① 筛选小组成员：在理想状态中会考虑参与小组督导成员的同质性和异质性问题。如果被督导者在经验水平方面有或多或少的相似性，他们就更容易对彼此产生共情，确立信任感。而且在同质性小组里，由于个人能力没有被经验水平所掩盖，所以彼此之间更容易互相欣赏。但实际情况往往没有那么完美，比如在机构实习的可能是来自不同的学校的学生，可能是来自不同地域的进修社会工作者，因此异质性的情况比较多。作为督导者也应当看到异质性的好处，如团体组员可以互补达到教学相长，但也要注意差异太大而专业性不够强的组员，或者刚进入这个领域的社会工作者的积极性被打消而产生的挫败感。被督导者的不同经验水平也就意味着他们对督导有着不同的期望，这需要督导者做出调整和一定的妥协。

② 与会地点：督导小组在固定地点（如在工作地点）还是轮换地点（如在其他会议室）开会，会影响小组成员彼此间的感受，促进或降低团体凝聚力。所以，在确定与会地点时，要尽可能地制定相应的规范和原则，如开会的时间、场所的专业化，以及小组成员的行为规范。

第二，形成阶段。

对督导者来说，制定基本原则和结构是督导小组在形成阶段的首要任务。如频率，小组每周相聚一次（相对于每两周一次）能够使得小组成员有更好的发展；出席情况，定期参加督导会议也很重要，缺席将会影响整个小组氛围；提交或汇报方式，这个需要督导者一开始就对提交方式做出规定；促进成员间保密、参与、开放和尊重等基本原则建立。尽量避免短时间内一次提交多个案例，可以提交一个具体问题或在案例中附加问题，干预等措施不应超出社会工作者的能力。下面列举一些结构式团体督导步骤。

① 请求帮助。被督导者说明希望从小组获得什么样的帮助。被督导者向小组提供与所请求有关的简要信息资料。资料可以通过录音录像、书面总结或语言交流来提交。提交完简要信息后，被督

无论在小组督导的哪一个阶段，督导者和被督导者的良好专业关系的建立与维系是督导工作顺利开展首要考虑的因素，而相互的信任则是专业关系建立和发展的基础。

导者正式提出帮助的请求。

② 提问阶段。小组成员就被督导者所提交的信息进行提问。这个步骤有助于小组成员获得额外信息或澄清关于提交信息的错误认知。小组成员可以按顺序依次提问，每次只提一个问题，直到没有要问的问题为止。

③ 反馈或辅导。小组成员对前两个步骤中获得的信息进行反馈，说明他们会如何处理被督导者遇到的困难、问题、来访者等。这个阶段被督导者可以保持沉默，记录其他人的评价和建议。在提供反馈时，也是依次进行，说明他们如何处理被督导者遇到的困难。一般可以这样说："如果这是我的案主或者如果我遇到这类情况，我会……"这个过程重复进行，直到没有反馈。

④ 做出反应。被督导者对每一位成员提出的反馈做出反应，同时被督导者告诉小组成员哪些反馈意见对自己有帮助，哪些没有帮助，哪些已经实施过，并说明为什么这些反馈是有利的或不利的。

⑤ 讨论。督导者对上述四个步骤进行讨论、总结，提出进一步的反馈等。

在小组督导过程中，确立规范是很重要的一点，也是保证小组督导有效性的关键点。如有些错误的规范可能把团体变成一个部分被督导者散布其消极情绪的地方，他们可能会呈现一些敏感的材料以使别人对自己的同情心很高，但反馈很低。这种行为模式很容易被小组中其他成员采纳，尤其是社会工作者出于职业习惯常常倾向于帮助或照顾他人。因此，督导者需采取主动的态度来影响小组督导规范的建立和发展，这样才能使小组成员更有安全感，被督导者才能坦然地把自己临床工作及自身优缺点暴露给其他同伴。但是，我们需要注意的是，建立的规范应当是"合适的"，如果框架太过死板，也会产生紧张感，从而抑制成员主动性。所以，督导者在督导之初建立初始规范结构，为团体确立规范做好基础的准备工作外，还需要不断修改和完善，有时需要放弃一些不合理的地方。

第三，操作阶段。

在操作阶段，小组成员有很多重要工作开展。如果这项工作卓有成效，小组成员将会为小组及其他成员分担自己应尽的义务和责任。逐渐地，他们开始彼此信任，通过探索反思自己的经验，小组开始变得充满活力。被督导者所提交的案例常常已经显示出他们技能的最高限制，而不是提交那些过于简单清楚或者本身不可能引起评判性评价的案例。作为小组阶段的功能体现，一项可以预计到会发生变化的督导行为就是督导者和成员之间发表言论的比例。也就是说，我们可以推测，随着凝聚力的增加和团体进入操作阶段，被督导者发表的言论要多于督导者，而督导者则相应地较少发言了。

在小组督导的操作阶段，还有两个特别的地方。第一个方面，在这一阶段个体差异更加突出。由于小组的凝聚力增大了，因此对小组一致性的需要就会降低。每一个被督导者自身独特的能力、看待来访者问题的独特方式、个人的督导目标等方面都将被大家所熟知。每一个人都能够从这个小组学到一些东西，并能够为这个小组提供有价值的帮助。一些小组可能从来没有真正到达这个操作阶段，而且可能所有的小组在整个过程中都要经过停滞时期。舒尔曼（Shulman）认为，督导小组的"文化"是值得注意的一个重要现象。这种文化是一种整体标志，它使得这一小组区别于其他小组；每一个小组都形成了自己的规范和原则①。这些内容有许多是在成员意识之外的，然而却很有影响力。比如，有这样一条原则："给予反馈，但不许让任何人生气。"尽管在督导的开始阶段，这样的原则显得很温和，但如果它能够强有力地得到实施而不是只保持真诚的话，就会影响小组成员的工作。值得注意的一点是，被督导者如果能对督导小组文化的非建设性方面提出异议，将会产生积极的结果。但如果没有发生这种现象，最终就要求督导者必须意识到这一点，并能够质疑小组文化的某些方面所带来的局限性。

第二个方面，在这一阶段，最理想的小组功能依赖于小组成员

---

① L. Shulman, *Skills of Supervision and Staff Management*, Itasca, Illinois: Peacock Publishers, Inc., 1982, pp.27–28.

间的相互信任和支持。例如，作为实习课的一部分，许多学生参加小组督导，就像是进入了"社会工作者的摇篮"，当他们完成这一过程后，"将会知道他们不再是学生，他们开始是专业的社会工作者了"，这番话肯定了小组督导的重要性。但用一个军事化的比喻来说，也有人暗示这种体验可能是痛苦的，甚至是过分严厉的。但是我们相信，实际上大多数被督导者发现小组督导比个别督导提供的帮助要大得多。因此，有些专家认为在小组督导的早期阶段，督导者必须提供必要且充足的能量。随后，当小组成员开始对小组和其他成员投入情感时，负责营养能量的责任就应该从督导者身上转移到小组成员身上。这个过程是与小组凝聚力的发展相呼应的，这就是亚隆所称的小组中共情的对等性。这些过程能够帮助小组成员形成一个支持的氛围。随着支持水平的提高，成员间的信任水平也在增长，因此，被督导者接近他人，暴露自己的弱点和错误的意愿也在增长。所有这些都有助于提高督导小组对于各成员的价值。我们可以将支持理解为小组成员间相互竞争的反作用力。事实上，在小组督导的早期阶段，竞争通常表现得很明显，但随着小组凝聚力和相互支持的增强，这种竞争逐渐变得缓和了。

例如，我们所参加的一些小组督导在最初开始时，总是督导者带领大家按部就班地进行提问、汇报工作、提出困扰等，也主要由督导者来帮助小组组员进行联结和互动，由于组员异质性成分比较高，所以大家似乎都不轻易发言或发表建议。但随着小组安全感和凝聚力的增加，针对部分组员讲述的问题，其他组员开始积极主动地回应。小组中的组员还常常显现出自己不同的个性特征，有的人更幽默风趣，有的依旧保持比较多的沉默需要邀请才会发言，但此时其他组员也不会勉强，有的则总是非常主动，甚至会对小组督导如何开展提很多要求。此刻主要的督导者反而变成了配合或观察的人，只是在小组讨论和督导离开主题较远的时候进行把控。

第四，解散阶段。

大多数督导小组都是有时间限制的，一小部分则是连续进行，没有时间限制。因此，我们将分别讨论一下结束过程。

有时间限制的小组。许多督导关系的时间是由训练计划决定的，例如医疗机构接收的高校的实习生，通常情况下，是一个学期、一个实习周期，还有一些可能会是医学生在不同部门间的轮转。对实习小组来说，督导体验应该只能几周或几个月，因此结束小组对每个成员来说会显得很仓促。而督导小组匆忙地结束是有问题的。我们在开展小组社会工作时，都有其独特的框架结构，这也同样适用于有时间限制的督导小组。小组督导的目标应该足够具体，这样督导达到目标后，被督导者才会感觉到快到结束时间了。同时，结束督导时，督导者需要帮助被督导者把学习过程放在这个背景下，还应该向每个被督导者指出今后学习的方向，这个可以单独进行，如果督导小组发展比较成熟，也可以在小组内共同完成这项任务。

有时间限制的督导过程肯定会限制被督导者学习的机会，因此被督导者结束督导时有必要制定一个未来自我提高的计划。督导，一个重要的最终体验是归纳自己从督导过程中所学到的知识，总结自己在这种类型督导中所获得的技能。

持续进行的督导小组。这类小组可能虎头蛇尾，而不是以一种清晰的形式结束。因此，小组开始前就预先制定好结束的计划，比如告诉小组成员一个时间，可能是1年，到了这一时间，有些成员会离开，也会有新成员加入进来。或者，督导者决定督导小组从督导者带领小组向同伴小组督导转化；督导者也可以利用时间作为标记，经过每6个月的督导后，可以安排4—6周的间歇，鼓励小组成员在这个间歇之前或之后进行评价和再商议。一旦认识到结束的意义，每一个团体都会找到自己的结束方式。

几乎每个医疗机构都接收社会工作系的实习同学，也会有其他区域的社会工作者来学习和进修。这些被督导者参与的基本都是有时间限制的小组，因此每个机构也会根据实际情况去做一些训练或督导计划，对于如何结束小组，每个机构所采用的方式也不同。有的是在最后一次小组督导中做总结结束；有的医院社会工作部会专门开个实习总结报告会，最后给同学颁个奖励作为结束；有的会有巴林特，1876—1970，精神分析学家，生于匈牙利，后移居英国。在20世纪50年代早期创建巴林特小组，以小组讨论的方式，帮助全科医生发现和解决他们在治疗实践中遇到的各种问题。巴林特小组在实施过程中有三条非常明确的规则：

其一：清晰的设置。小组8—12位成员，呈开放或封闭状态，其他人可以在旁观察。组长一般是精神科医师或心理治疗师。开组的时间间隔一般是1周、2周或1月一次，每次1个半小时。

其二：保密原则。不具体指出患者的姓名。小组讨论结束后不再讨论或透露小组的内容。

其三：不伤害的原则。组内奉行大家发言，相互尊重。组员分享自己的想法、想象、幻想，等等，以"我……"的形式发言，避免分析、评论和建议。

实习启动、实习中期汇报、实习结束报告这样的形式完成从开始到结束一个督导全过程。不论怎样，后两种的方式让被督导者感觉会更好，就像一个小组从开始到结束要处理离别情绪一样，给被督导者一个慢慢结束的心理准备过程。有的督导者会在即将结束督导前，和将来会从事相关工作的被督导者进行个别谈话，帮助其更好地明确将来进修的目标和进一步督导建议，这对被督导者也是非常有益处的。

最后，小组督导的变式——巴林特小组和同伴督导小组。这里只为了和一般小组督导作区分而简单介绍。

巴林特小组（Balint & Norell）[1]，是在对新手医生进行训练时广泛采用的一种形式。巴林特小组是从心理动力学模型发展而来的，其最初的目的是为了教会新手医生能够对病人产生共情，采取的形式就是让新医生自发地回忆自己治疗的病例。作为一个团体，接受调查的督导者表示，他们组织的巴林特小组有两个主要目的：一是为住院医生提供支持帮助；二是帮助他们解决职业角色冲突。

经验表明，巴林特小组在很多综合性医院针对医生展开比较多，对于医生处理一些应急事件而产生的系列情绪有较好的作用，并且成效显著。

同伴小组督导。同伴督导并没有等级差异，而且也不包括正式的评价。从这种意义上来说，它更像咨询或辅导，而不是督导。可同时，它又是持续进行的，而且相对在咨询辅导中的关系来说，团体成员对彼此更有责任感。因此，我们很难恰当地把它归类为督导或者咨询。但是，同伴督导似乎是正在成长的一种现象。在助人职业里工作一段时间后，任何人都会听到同事在讨论孤独的问题和对职业枯竭的恐惧，同时也害怕自己会枯竭。越来越多持证的专家正在转向同伴督导来满足这些需要。

---

[1] Enid Balint, "The History of Training and Research in Balint Groups", *Psychoanalytic Psychotherapy*, 1985, 1(2); J. Norell, "The International Balint Federation: Past, Present, and Future", *Family Practice*, 1991, 8(4).

总之，小组督导是一种性价比很高的督导形式，它为被督导者提供了同伴关系所带来的益处，提供了更多接触案例的机会，并使成员可以同时获得直接的或间接的学习。小组督导将会继续成为个别督导的一种重要补充。因此，督导者应多加注意这一重要的督导形式，发展并检验小组督导的方法和技术。

二、督导技术与科学督导

督导具有支持性、行政性和教育性的功能，这在其他章节中已有相关阐述，在这里只是对应这些功能去解读实现这些功能的相关技术。这些技术都相对比较微观，在使用的时候我们会发现和社会工作者平时与来访者的会谈技术也有相类似的地方。这不足为奇，因为本来很多沟通的方式和技术都是相通的。

（一）督导功能所对应的技术

1. 支持性技术

支持性技术主要是被督导者在工作中因各种困扰产生压力时，督导者通过关心或是协助减轻压力，提升被督导者工作效率和自我效能所采用的技术支持手段或方法。在支持性督导中，督导者负有帮助被督导者应对与工作相关的压力的责任，扮演着心理调适辅导员的角色，其技术和方法始终透露着"以人为中心"的表情达意，旨在强化自我防御以及增强自我能力，以应对工作的压力和紧张。因此，此种督导提供的支持主要由支持性言语和支持性行为构成。

（1）安慰、鼓励以及对成绩的认可

社会工作者想要有效地开展工作，他们必须对自己及从事的工作拥有良好的感觉。然而现实是，他们常常感到泄气、不平、势单力孤、受挫折、无力感、自责、迷茫、焦虑，甚至有无用感的沉重负担。因此，需要督导者及时提供情感支持，鼓舞他、激励他甚至是安慰他。及时的安慰、鼓励的话语，尤其是对被督导者做出的成绩及时表达肯定，能够提升被督导者的士气，促使其更积极地投入工作，激发其进一步学习专业知识的兴趣。

（2）恰当真诚的表扬

督导者通过对被督导者的良好表现进行表扬以及代表机构对被督导者的工作表示认可和欣赏，可以对被督导者起到支持作用。恰当、真诚且具体的表扬效果很好，如"你能够意识到这里有点问题已经很不错了，不过，我不能说你这么回应就是最好的方法，我们来谈谈怎么处理当事人交流的问题吧。"篇幅短小的表扬信效果也很好。不恰当的、夸张的、笼统的表扬有时候会起到不好的效果，如"你今天表现真是太好了"之类，被督导者会产生督导者把自己想得太脆弱甚至太愚蠢的感觉。

（3）督导的存在本身也是一种安慰和支持

就社会工作者对督导的反应所作的一项问卷调查显示：有督导者在，并与被督导者定期见面，与督导工作的满意度呈正相关的关系，也与从督导关系中感受到的帮助呈正相关的关系①。因此，定期与被督导者见面，保持稳定的关注本身也是一种支持。

（4）鼓励情感宣泄，接纳被督导者情绪感受

被督导者一旦得到鼓励并且认为被允许表达自己的感受，他们就会主动去表达。也有人认为通过外化——公开表达焦虑的感受，可以减少焦虑。尤其当督导者觉察到被督导者不愉悦情绪的时候，可以支持性地询问，如："你对这次家访有什么感受？"或邀请性地询问："看起来你对即将要召开的会议有些不开心，你愿意和我谈谈吗？"

同时，被督导者也会因为当事人而产生负面的感受，比如愤怒、不耐烦、挫败感这些正常的、社会也接纳的反应，但被督导者会觉得自己身为专业人士不应该有这些情绪。此时，督导者需要表达出，在遵守职业道德规范的前提下，被督导者可以支持性地允许这种感受，只是不在行为上以不能接受的方式表现出来，所有的想

---

① L. Shulman, *Skills of Supervision and Staff Management*, Itasca, Illinois: Peacock Publishers, Inc., 1982, pp.27–28.

法和感受都是可以接受的。

（5）使用现实主义语汇

帮助被督导者在应对压力的时候，对其工作路径进行认知、重建，使他们少些理想主义、多些现实主义，遇到失败的时候，就不会完全怪罪自己。督导者要表达"尽力而为""量力而行"两种意思，帮助被督导者认识到，即使再好的技术也有其局限性，所有的方法也只是有时候奏效，而非放之四海皆准。

（6）压力预防与减压

工作压力和职业倦怠往往容易产生负面情绪，可以通过以下方法进行干预。

① 预防与工作相关压力的产生或发展。例如，提供精准的工作信息；清晰地向被督导者表达机构的期望；督导者有效地履行其行政职能的义务；提供清晰的机构政策等。

② 帮助工作者减压。例如，暂时减少其工作负荷；选择更适合被督导者能力的工作；弹性的工作时间；工作内容丰富多样化；协助被督导者做一些较艰难的决定责任；与被督导者讨论工作方面产生压力的征兆；协助被督导者在负面情况下找到积极意义来调整认知；给予适当休假等。

③ 消除被督导者的压力源。例如，讨论压力源，针对不恰当的工作安排或者超负荷的工作安排进行讨论并做出调整等。

④ 运用幽默。幽默可以缓和紧张的气氛，也能缩短督导者与被督导者的距离，增加平等的感觉。但幽默也必须谨慎小心，尤其需要注意一些文化禁忌。

2. 行政性技术

督导是组织进行行政管理的一个特殊方面，医务社会工作者所在的医疗机构中，工作人员都是在行政科层制中从事专门工作，有一整套明确规定的规则和方法以及一系列明确定义的角色和位置，所有这一切都是为了达成某一具体的目标。因此，医疗机构也是科层制组织，需要行政管理，而行政管理是实现组织目标的方法。督导是行政链上的一个纽带，是直接与社会工作者打交道的行政人员。督导者对于机构的管理也负有责任，特别是明确指派给他或她的行政管理职责。

行政性技术是体现在其职责任务过程中的，包括员工招募和筛选、引导和安置社会工作者、拟定工作计划和分派工作、监控检查评估等。其中，比较关键的技术是工作授权、沟通技术和监控检查和评估。

（1）工作授权的技术

工作授权指督导者要在一定程度上与被督导者分享权力，在分派任务过程中，被督导者被赋权做出决定并采取行动。对那些训练有素、经验丰富的社会工作者，督导者往往放手让他们自己决定工作实施细节，但对缺乏经验的社会工作者，督导者就需要多交代更多细节并承担更多行政责任。因此，授权的方法根据不同的对象，既可以是提纲挈领、点到为止，也可以是事无巨细、交代清楚；既可以是与社会工作者讨论协商一致完成任务计划，也可以完全放手由社会工作者去执行。当然，社会工作者的自主性再大，都不能逾越机构的目标以及专业信条，包括任务设定的总体目标和时限。授权在一定程度上有风险，最好是督导者可以监测社会工作者的所作所为，便于随时调整错误的授权决定。授权技术应用也和任务的复杂性、时间压力有关系，越复杂往往交代越具体，时间压力越大就越要求更严格的督导控制。

（2）监察、监督和评估技术

督导者或者行政管理者对于分派给社会工作者的工作任务应当进行监控，以监督其是否在规定时间内完成机构规定的任务，且完成方式是否恰当，比如听取口头汇报、阅读工作记录以及统计报表。同时，还需要了解被督导者能否应付目前所有工作。关于工作人员的迟到或缺勤问题需要督导者公正、公平合理地控制，并与被督导者沟通。同时，对于分派的任务或工作，督导者还需做出评判，确认其是否达到了及格的要求，也就是有评估的责任。通过开展定期的正式评估，可以确保机构制定出合理的提拔、升职与转换工作的程序。

（3）沟通技术

督导者是行政沟通中不可或缺的一环，既面对上级领导，又面对下属的一线社会工作者，所以督导者是一个行政上的控制中心，负责对上级和下属的信息处理收集，上传下达，形成较畅通的纵向沟通。但是，在机构内部、机构之间、各个部门督导层面或同行间，督导者也进行横向沟通。通过促进横向沟通减少重复服务、争取资源、增进服务效能、转介、服务整合等。同时，机构中还存在非正式沟通形式——同事与朋辈之间沟通。虽然这种沟通以非正式形式存在，但某些时候可以对纵向沟通起到修正、诠释的作用。当非正式沟通变成谣言打击士气时，督导者则有必要对造成分裂的歪曲和假象进行纠正。

3. 教育性技术

教育性督导旨在教授社会工作者"如何向具体的当事人提供具体服务"，帮助社会工作者实现从"知"到"行"的转换。具体而言，教育性督导的目的在于提升社会工作者人员的技能，以便更有效地开展工作，帮助社会工作者获得专业成长和发展，扩充知识和技巧，理解和检验社会工作者的基本价值和专业价值。教育性督导包含了教授、促进学习、培训、分享经验和知识、告知、澄清、指引、帮助社会工作者找到答案、促进专业成长、提供忠告和建议以及帮助社会工作者解决问题等活动。研究表明，大部分个案工作者（75%）"都是通过在职培训和督导获得开展工作所需的知识和技能的"。督导中最常用的方式是个别督导，其中对于新入职的社会工作者需要每周进行一次个别督导，时间以 1 小时为最低标准。

（1）与被督导者建立积极良好的关系

"关系"是指情感上的互动，只有这种互动具有积极的性质，即督导者与被督导者彼此接纳，并和谐相处，学习才能取得最佳效果。在积极的互动中，参与的程度比较高，焦虑的程度比较低。关系推动了学习，并使得学习被接受。同时，与被督导者建立并保持一种积极的关系，其本身就是在传授社会工作的基本技巧，就是培养临床工作能力的一种教学示范。积极有效的督导关系与临床助人

"关系"是社会工作的"灵魂"和专业氛围的"催化剂"，体现在社会工作实务的各个环节，因此，督导者与被督导者建立积极、正向的专业关系，对于督导过程的顺利开展以及被督导者的健康成长至关重要。在实践中，社会工作专家总结出了四个有助于专业助人关系建立和发展的核心条件，即：同理心、尊重、真诚和具体。它们同样适用于督导者与被督导者良好专业关系的建立。

关系范式在很多方面如出一辙。因此，作为督导者，要在沟通中创造诸如设身处地的理解、尊重和接纳，树立或增加自身的影响力。如果被督导者认为督导者是值得信赖和有一定专才的，也会促使被督导者改变。

（2）激发学习热情，调动学习积极性

为了获得最佳学习效果，我们可以通过以下技巧实现：对被督导者解释教学内容的用途，强调督导学习的意义；将缺乏积极性的内容与被督导者乐于学习的内容联系在一起；保护和鼓励被督导者的积极性，对于没有积极性的被督导者则要努力提高他们的学习积极性。

（3）对督导的整体结构进行安排

让被督导者明确知道督导的时间、地点、角色、局限、期望、义务以及目标，可以减轻他们的压力，保证他们能全身心投入学习中去。对督导的频率、督导时长、督导者和被督导者各自的责任和义务等有一致的认识和意见。在督导过程中，营造一种接纳和有安全感的氛围，创建安全的架构。

（4）定期正式的评估会。

例如，在被督导者进入机构一段时间后进行简单的工作汇报，以了解被督导者对机构的了解程度和初步想法。半年后可再进行一次工作汇报，保证被督导者从学习中获得正面的满足感和进步感。

（5）督导内容的刻意安排

有些东西要比其他东西更重要，有些内容需要给予更多关注和强调，督导内容有选择，其强调程度也有轻重缓急之分。同时，督导者也应尽可能从被督导者的兴趣和关注点出发去选择教学内容，这样效果最佳。另外，不同的督导者也可能从属不同的理论流派，但无论选择的流派如何，重要的是督导者都要掌握一些全面的解释人类行为的理论框架，将分散的知识点统一在一起。

（6）因材施教技术

因材施教之前可以先对被督导者做一些简单的评估，包括：被督导者已经了解了哪些内容；他们还想要学习些什么；他们想要以什么样的方式学习；他们的目标是什么；对于特定的被督导者，采用什么样的教授方式效果好，以及考虑被督导者对这种方式会产生怎样的反应等。在了解的过程中，我们要让被督导者积极参与评估自己已有的知识和想学习的东西。此外，还可以针对每个人学习速度的不同，开展个性化学习，确保每个被督导者的学习富有成效。

（7）督导过程中教育性技巧

① 提问。要求被督导者把事情讲清楚，并提醒他注意工作中犯的错误，指出他可能失去的机会、明显的误解、差距及前后不一致的地方。督导者通过提问的方式让被督导者感到关心他或者试图了解他的想法，是为了帮助他归纳和整理观点，增加他的知识，而非对他进行检查。例如："你是怎么想的呢？因为我们需要共同决定这个事情"；"你都知道哪些情况，我可以帮助你补充你所未知的事情，让你更好帮助当事人"。通过问答式的对话，鼓励发散思维。

提问是督导过程中最常用的技巧，尤其是开放式的问题可以让被督导者无拘无束地自由探讨他的困难，督导者可以使用不同的导词来提出开放式的问题。如："什么"的问题、"怎样"的问题、"可以"的问题、"如何"的问题，以及"为什么"的问题，等等。

② 提供小讲课形式的专业支持。在医疗情境下，针对被督导者对医院环境、医疗常识、实务知识的缺乏，有针对性地开展不同类型的小讲课并提供相关材料让被督导者进行阅读。

③ 示范。督导者挑选和展示一些行为来达到教育的目的。可以角色扮演，还可以通过各种不同的渠道观看想要获得的社会工作者的行为，比如阅读面谈记录、听录音、看电影和录像，通过单面镜看与当事人的面谈过程，或者旁听。

④ 反馈。反馈锚定在一个具体行为上，主要注重胜任力提升。督导者应给予被督导者肯定性的反馈和批评性的反馈。反馈需要遵循的原则：工作结束后尽快给予反馈；反馈要具体；反馈要有客观性；反馈应该是描述式的，而非评价式的；多谈好的工作表现；反馈焦点集中在被督导者行为上，而非其本人身上；以商榷的形式给予反馈；反馈你希望被督导者学习的内容以及他需要学习的内容；反馈是分享而非建议；反馈有取舍，不必面面俱到。

⑤ 区分反应性行为和反移情。每个人对不同事物产生个人化反应是很正常的，被督导者也有同样的情绪。比如，当他们听到一

些创伤性的叙述时，他们感觉很受打击或感到难过、悲伤，或者由此想到一些自己遗忘很久的人生经历，这些都很重要。但专业的社会工作服务需要我们保持觉察，反应性行为和反移情是不同的。反应性行为是我们同理地参与求助者的工作中，当我们听到他们讲述特别悲伤的人生经历，我们会为他们感到难过，我们与他们同在，理解并同理他们，知道他们现实的悲伤或他们当下难过的心境。反移情的时候，社会工作者会把求助者的问题当成自己的问题，求助者的自我表露唤起了社会工作者自己的经历，然后社会工作者开始思考自己生命里发生的事情，和求助者的连接中断了，而且，他们会把自己的价值观、经验带入工作中。那么，对于这个个案的一些假设、预估更多会基于社会工作者的经验，而非求助者的叙述了。因此，在督导过程中，督导者要提醒被督导者保持情绪的自我觉察，鼓励被督导者讲述自己的感受，避免混淆反应性行为和反移情。

综上所述，在督导过程中，督导者自始至终都将这些技术应用于被督导者身上。从被督导者选择进入机构后，督导者运用行政性技术分派工作并有效监控和评估，和被督导者建立督导关系，定期应用教育性、支持性技术进行督导，使得整个督导过程得以顺畅并保证社会工作者的服务成效。

（二）科学技术发展与督导

随着科学技术的进步和发展，越来越多的人在网络上可以搜寻到想要获取的资源。但过去几年，在社会工作服务、心理治疗和临床督导的日常实践领域，技术进步仍然不是很明显。社会工作服务除了在办公场所，更多的还要走进病区、走进服务对象的家庭了解其近况；心理治疗师往往在治疗室等待来访者的到来，在布置温馨的空间和来访者"博弈"；临床的督导，往往选择在小组或团体社会工作的房间或者会议室举行。虽然偶尔会去尝试使用网络技术进行新的空间和方法的探索，但使用技术时常常遇到各种障碍，如网络信号不佳、技术使用的费用、技术的非言语线索的丢失、有关知情同意和对保密性的破坏、缺乏技术培训、对技术失败的不满等，都让我们觉得面对面的工作更真实，效果更好。

　　尽管有那么多现实和重要的问题，科学技术毋庸置疑的优点仍将推动专业不断前进。科技最明显的优点是，它使空间、距离失去了意义。例如，在社会工作发展还不是很发达的地区，社会工作者总是很难受到较好的督导。如果对从业者或者当地督导者的临床或文化特性不熟悉，也可能需要采取远程督导或咨询。因此，不论个别督导还是小组督导的被督导者，常常需要借助网络技术。电子邮件的使用让被督导者与督导者之间沟通更加便利。所以，如果没有条件进行视频会议的话，也可以通过电子邮件就特别困难的督导案例开展专门讨论。

　　由于在社会工作方面科技的应用是非常有限的，所以通过网络开展督导的效果研究也很少。一项以康复专业咨询师通过电子邮件进行督导的定性研究，对这种督导方法的效果进行了考察[1]。在整个学期期间，实习学生必须通过电子邮件与指导者联系，而且至少每周写一封邮件。研究只对三名学生的数据进行了分析，结果显示，一个学期后，来自学生的邮件内容和质量取得了进步。研究者发现，那些来自学生的概念信息可以归为三类范畴：关于来访者的信息、关于实习场所督导者的信息、关于他们自己的信息。在整个实习期间，关于来访者的信息内容始终比较充裕（复杂程度在不断增加）。而关于督导者的信息从高度积极评价到更具批判性，最终以督导者更加平衡的评价结束。实习学生对自己的信息反映出以下模式：开始时的预期感和缺乏自信，但他们在正式承担责任前会有一段时间的厌倦感，随着责任感的增长，自信心也不断提升，由于没有足够的改变能力而体验到的挫折感，最终具备不断增长的自我反省和更现实的目标。

　　尽管这些数据不能与使用其他督导方式所得数据进行相互比较，但是它们一定程度上也支持了督导方式的发展模型。电子邮件

―――――――――

[1]　N. M. Graf, M. A. Stebnicki, "Using E-mail for Clinical Supervision in Practicum: A Qualitative Analysis", *Journal of Rehabilitation*, 2002, 68(3).

督导即使不能很好地激发被督导者的发展，至少也能记录他们的发展历程。另外，还有些被督导者报告说他们发现电子邮件督导是很有帮助的。他们特别指出，他们从与督导者的持续交流过程中，从电子邮件督导所提供的更放松、非正式的交流中受益匪浅。被督导者在写电子邮件时可以有充分的时间来加工和澄清自己的思维，并在很短的时间内及时收到督导者的反馈信息，这也是电子邮件督导的明显优点。斯特布尼斯基（Stebnicki）和格洛佛（Glover）认为电子邮件也有一些局限。因此他们建议督导者应该在使用电子邮件督导时遵循一些原则，比如电子邮件督导的时间计划；制定一些措施保护来访者的秘密不受侵害；保持督导记录。其中，他们也谈到了时间管理问题，提出远程督导在整个综合性督导计划内的重要性[1]。由于被督导者之间也存在个体差异，所以督导者必须认识到有些人可能不适合进行电子邮件督导而需要更多面对面的督导。使用远程督导并不意味着杜绝面对面的个别或者小组督导。实践证明，远程督导是对这些传统督导方式的补充，是了解被督导者认知发展的有力工具。

虽然之前的研究和实践都表明远程督导或网络督导是传统督导方式的补充，但现实社会的发展已经迫不及待地将这种新的督导形式摆在我们面前，并且没有更多的时间给予思考和实践。2020年之初的疫情，更是推动了社会工作服务包括督导采用网络科技的形式来进行工作，从而不至于耽误工作和学业。通过尝试互联网形式督导，实现了督导的即时性，不必因为总是要约时间聚在一个固定又远近适中的地方而把督导时间一拖再拖，也不必克服各种交通问题赶时间来参加督导。一切都因为网络，督导形式得以调整和改变。虽然参与者最初不太习惯，但不得不承认，网络为督导工作带来了极大的便利。网络督导或者线上开展工作仍然存在一定的问题，比如当督导者提问时，被督导者比线下更为沉默，需要督导者

---

① M. A. Stebnicki, N. M. Glover, "Esupervision as A Comple-mentary Approach to Traditional Face-to-face Clinical Supervision in Rehabilitation Counseling: Problems and Solutions", *Rehabilitation Education*, 2001, 15.

邀请才会发言；有时线上网络不够稳定；线上督导时，有些被督导者并不能保证处于独立空间，其发言时不能保证保密性等。随着科技的发达，未来可能会越来越依靠网络或电子设备，如何做好线上督导以及网络督导的安全性，值得我们进一步去思考并通过实证研究得出最佳结论。

本章小结

督导的目的是进一步帮助被督导者提升专业水平且身心愉悦地投入专业服务中。面对被督导者的不同需求，督导者要给予不同的回应方式或不同的方法。因此，督导者在不同的督导形式下，采用的技术和方法也就尤为重要。

督导工作中很重要的阶段是督导会议，会议时间一般每次90分钟或更长。会议的开始阶段通常是导入或引入主题，过程阶段是处理督导内容和议题，结束阶段主要是对会议进行一个总结。

督导具有支持性、行政性和教育性的功能，这里对应这些功能去解读其实现的相关技术。支持性技术主要是被督导者在工作中因各种困扰产生压力时，督导者通过关心或是协助减轻其压力，提升被督导者工作效率和自我效能所采用的技术支持手段或方法。行政性技术是体现在其职责任务过程中的，包括员工招募和筛选、引导和安置工作者、拟定工作计划和分派工作、监控检查评估、制定细则等。其中，比较关键的技术是工作授权、沟通技术、监控检查和评估。教育性督导旨在教授社会工作者"如何向具体的当事人提供具体服务"，帮助社会工作者实现从"知"到"行"的转换。其目的在于提升社会工作者的技能，以便更有效地开展工作，帮助社会工作者获得专业成长和发展，扩充知识和技巧，理解和检验社会工作者的基本价值和专业价值。

随着科学技术的进步和发展，我们在网络上可以搜寻到越来越多想要获取的资源，科学技术毋庸置疑的优点将推动我们的专业不断前进。科技最明显的优点是，它使空间、距离失去了意义。例如，在社会工作发展还不是很发达的地区，社会工作者总是很难受到较好的督导。因此，不论个别督导还是小组督导的被督导者还需常常借助网络技术。

由于在社会工作方面科技的应用是非常有限的，所以通过网络开展督导的效果研究也很少。2020年之初的疫情，推动了社会工作服务及督导采用网络科技的形式来进行工作。通过尝试互联网形式督导，实现了督导的即时性，但网络督导或者线上开展工作仍然存在一定的问题。如何做好线上督导以及保障网络督导的安全性，值得我们进一步去思考并通过实证研究得出最佳结论。

思考题

1. 简述医务社会工作督导的含义及意义。
2. 简述教育性督导、技术性督导和行政性督导的含义。
3. 结合自身经验，谈谈上述三种督导技术，你认为哪一种对你更有帮助？
4. 简述个别督导的方法和技术。
5. 谈谈你对运用网络技术督导的看法。

推荐阅读

1. 陈锦棠：《社会工作督导：经验学习导向》，华东理工大学出版社2018年版。
2. Heide Otten：《职业化关系：巴林特小组的理论与实践》，曹锦亚、魏镜译，中国协和医科大学出版社2015年版。
3. Janine M. Bernard、Rodney K. Goodyear：《临床心理督导纲要》

（第三版），王择青、刘稚颖等译，中国轻工业出版社 2005 年版。

4. 阿尔弗雷多·卡杜山、丹尼尔·哈克尼斯：《社会工作督导》（第四版），郭名倞等译，中国人民大学出版社 2008 年版。

主要参考文献

1. 陈锦棠：《社会工作督导：经验学习导向》，华东理工大学出版社 2018 年版。

2. Heide Otten：《职业化关系：巴林特小组的理论与实践》，曹锦亚、魏镜译，中国协和医科大学出版社 2015 年版。

3. Janine M. Bernard、Rodney K. Goodyear：《临床心理督导纲要》（第三版），王择青、刘稚颖等译，中国轻工业出版社 2005 年版。

4. S. Magnuson, S. A. Wilcoxon, K. Norem, "A Profile of Lousy Supervision: Experienced Counselors' Perspectives", *Counselor Education and Supervision*, 2000, 39(3).

5. M. L. Aronson, "A Group Therapist's Perspectives on the Use of Supervisory Groups in the Training of Psychotherapists", *Psychoanalysis & Psychotherapy*, 1990, 8(1).

第七章

医务社会工作实务过程督导

小林是社会工作专业学生，最近开始在某医院社会工作部实习。由于小林之前没有在医院实习的经验，所以实习前她内心非常焦虑，担心自己对医院环境不够了解，欠缺医疗知识，无法胜任实习工作。

在第一次和医院实习督导者见面时，小林很紧张，担心自己犯错。督导者看出了小林的焦虑，主动向小林介绍自己的督导经验和风格，同时也非常耐心地了解小林对实习的期待。督导者还给小林介绍了工作内容和医院的相关政策，帮助她熟悉医院环境和科室，提供了一些需要了解的知识和资料等。小林在会面过程中也慢慢放松，开始期待在医院中的实习生活。

随着实习的展开，在督导者指导和支持下，小林开始接触转介到社会工作者部的服务对象，对患者和家属进行需求评估，与医护团队沟通合作，还尝试在科室开展自己设计的小组活动，也参与了一些志愿者活动和社区项目。小林不断把自己在学校学习到的理论知识应用到实习中，也学到一些在医院场域下从事社会工作的技巧。

与此同时，她也遇到很多问题和挑战。例如，医护团队为患者提供的治疗方案对患者有利，但是与患者本人的治疗期待存在冲突，小林觉得自己夹在中间左右为难；在小组会谈过程中，一位患者家属在分享环节一直哭诉，小林尝试使用书上介绍的技巧进行安慰，却达不到想要的效果；某些患者支付不起高昂的治疗费用，需要经济支持，小林感受到深深的无力感……小林每次遇到这些问题都会写在实习日志上，或者总结下来，在与督导者面谈时讨论解决方案。督导者会引导小林进行反思，也会根据自己的经验和专业知识，提供反馈和建议。同时，督导者也在小林灰心丧气时不断地鼓励和支持她。每次和督导者聊完，小林都觉得学习到很多，之前觉得无法解决的问题也有了头绪。根据督导者的评估反馈，小林也了解到自己在实习过程中的优势和不足，获得了很多专业的成长。

　　在医务社会工作实务过程中，督导是一个帮助被督导者成长、提高服务质量，进而提升医务社会工作效能的重要环节。本章从督导的过程、不同督导方式的特点、医务社会工作督导的运行机制和医务社会工作实务与项目督导这四方面内容展开详细介绍。

一、督导的过程

　　督导的过程是督导者开展社会工作督导服务需要遵循的程序，是社会工作督导标准化的表现。督导程序不仅保障了督导的规范性和科学性，还让督导者和被督导者有章可循。舒尔曼（Shulman）在《互动督导》（*Interactional Supervision*）一书中将督导的过程视为督导者与被督导者双向互动的过程，得到了学界的广泛认同。本章参考互动督导模式将医务社会工作督导的基本过程划分为准备与开始阶段、工作阶段、评估与结束阶段。

　　（一）准备与开始阶段

　　准备与开始阶段对于督导者和被督导者双方都是一个紧张、不确定的阶段。这个阶段的主题是调整、准备和建立督导关系。

　　1. 调整与准备

　　为了更好地开展医务社会工作督导活动，需要进行一定程度的准备，以促使督导者和被督导者顺利融入新的关系，提高社会工作督导成效。

　　担任医务社会工作督导者需要具备一定的资质，在医务社会工作专业领域具备一定的资历和知识，甚至拥有一定的身份，才能够为被督导的医务社会工作者或实习生创造出合适的工作环境，帮助被督导者提升专业能力和专业认同感。医务社会工作督导者通常有三种来源：一是医疗机构内部有资历和经验的医务社会工作者；二是其他医疗机构有资历和经验的医务社会工作者；三是非医疗机构有社会工作资历和经验的专业人员，如高校社会工作系教师、社会组织督导人员等。

督导工作安排的三大基本要素——地点、时间、督导内容，也需要提前进行准备。就地点而言，督导工作的开展需要准备合适的环境。督导环境应该注意四个"C"，即保密（confidentiality）、舒适（comfort）、沟通（communication）和一致性（compatibility）[1]。具体来讲，督导环境尽量确保是一个独立的、保护隐私的空间，以保护案例中患者及家庭隐私，同时能够让督导者和被督导者分享和讨论，并感到安全和可靠；督导环境需要舒适，让督导者和被督导者都能够畅所欲言；督导环境能够提供给督导双方开放、清晰交流的平台；环境安排与医疗机构的目标、结构、文化等相匹配。督导会议的频率和时长不尽相同，有些督导者偏向于每周开会，有些偏向于每月一次；督导会议的时长没有明确规定，一般由督导者和被督导者共同商议决定。就督导内容的准备而言，每次督导需要处理的议题可能很多，但是督导时长有限，因此督导者需提前与被督导者一起确定每次督导的主要议题。督导双方应提前做好议题收集及相关资料的准备，避免在正式进入督导过程中出现泛泛而谈、没有重点的情况[2]。督导内容的准备也有所差异，如有些督导者会事先准备或要求被督导者提供一些书面资料作为讨论的基础，比如服务记录、工作报告、项目计划书、个人评估或日期安排等。

2. 建立督导关系

良好的督导关系是有效督导的关键因素，是督导工作成功的开端。建立督导关系的主要工作内容包括以下三项。

（1）促进督导者与被督导者之间的了解

督导双方需要充分了解对方的专业背景、实践经历、理论取向

---

① 张洪英：《社会工作督导理论与方法》，中国社会出版社 2019 年版。
② 赵静：《社会工作督导实务手册》，中国社会出版社 2019 年版。

等内容。被督导者通过了解督导者来判断和选择对方是否符合自己的期待，督导者通过了解被督导者来判断对方和自己的工作方式是否匹配。

被督导者可以根据以下的框架进行介绍，以促进督导者对自己的了解。① 过去的经验：是否在相关医疗机构工作过，曾经有关医务社会工作实务的内容和经验，过去是否有过相似服务群体的社会工作实务经历等；② 选择本医疗机构的原因：对本医疗机构的认识和理解，对工作内容的期待等；③ 目前的能力和需要成长之处；④ 对督导的期待：期待从督导中获得什么；⑤ 个人情况：简单的自我介绍和学习模式，是否有特殊需求和特殊情况需要介绍。

督导者可以根据以下框架进行介绍，以促进被督导者对自己更快熟悉，即：① 过去经验，督导者过往的社会工作经验，特别是在医务社会工作领域的经验以及自己作为社会工作督导的经历；② 督导风格与督导能力，督导者应介绍自己督导的风格偏好、习惯和能力擅长之处；③ 个人情况的说明，简单的自我介绍、学习经历以及可能影响督导的价值偏好等。

（2）熟悉医疗机构环境

除了督导双方相互熟悉以外，督导关系的建立也离不开督导者和被督导者对医疗机构环境的了解。医疗机构环境间接地影响督导关系和督导成效。因此，外聘督导、新进医务社会工作者、社会工作专业实习生等需要了解和知晓相关疾病及治疗知识、医疗机构部门设置、相关规定、工作程序、实务环境等。

（3）签订督导协议

当督导双方彼此熟悉了解，被督导者也初步了解医疗机构环境之后，督导工作进入签约阶段。督导协议是指督导双方之间建立关于督导过程、目标和内容的共同约定。督导"协议"并不是一个法律意义上的协议，尽管也包括一些法律意义上的元素，但是更多内容是关于督导关系、内容和形式的，例如彼此在督导工作期间对对方的期待。

协议可以采取口头或书面的形式进行，较常见的为书面形式的

医务社会工作督导者与被督导者建立专业关系犹如社会工作者与案主建立关系一样重要，没有良好的专业关系，督导和服务均无从谈起。研究表明，医务社会工作督导者所具备的三个方面的素质："专业技能""吸引力"和"值得信任"，都对建立和强化专业关系具有重要影响。

督导协议。督导协议可以明确督导双方的责任和义务，是督导双方达成共识的体现。一般来讲，督导协议应该至少包含以下几个方面的内容：① 督导目标；② 督导双方的权利和义务；③ 医务社会工作／实习工作的工作内容和重点；④ 督导的形式；⑤ 督导的安排；⑥ 督导评估等。

（二）工作阶段

工作阶段是督导过程中最重要的阶段。在这一时期被督导者分享实践经验和感受、提出疑惑和需求，督导者进行答疑解惑、指导工作，支持被督导者做好医务社会工作服务。

1. 督导会议

督导会议的内容通常围绕督导的行政、教育和支持三大功能来设计，需要遵循以支持性督导为先、行政性督导以专业为中心、以教育性督导为重这三大原则。在会议开始阶段，被督导者可以通过分享个人的感受、想法和情绪引入会议讨论内容，督导者关注被督导者的感受，为被督导者营造一种支持性的心理氛围和人际关系环境，促使被督导者充满活力地开展工作，并从工作中获得认同感。行政性督导可以为被督导者提供有助于服务开展的医疗机构组织结构和资源信息，同时督导者应有意识地引导被督导者从专业实务的角度来看待行政性事务，或者让被督导者分享与专业实务相关的行政性事务，如医疗信息资源获取途径、医疗机构各部门协调、经费报销方式等。教育性督导中督导者扮演教育者的角色，督导的内容可能是某个常见医务社会工作议题，也可能是某个医务社会工作知识、技巧或理论的补充。

督导会议中有三种基本督导方法，分别是以案例为中心的督导方法、以被督导者为中心的督导方法和互动的督导方法。以案例为中心的督导方法中，督导会议围绕着被督导者提供的医务社会工作服务案例展开，督导双方以一种理性的方式集中关注社会工作干预方式和技巧，很少涉及被督导者的感受。以被督导者为中心的督导方法，将重点放在被督导者在干预过程中的行为、感受和过程。互动的督导方法中，督导者帮助被督导者对自己的服务干预进行反思，拓展被督导者对整个干预过程的思考，督导过程中也会留意被督导者在讨论这些议题时的情感反应。

库尔谢德（Coulshed）提出督导会议可以分为以下几个阶段：① 描述，主要目的在于了解"发生了什么"，让被督导者描述每一种情况，而督导者以倾听为主，基本不予指导。② 澄清，焦点在于"这意味着什么"，尝试去理解被督导者所察觉到的情况。③ 分析，在此阶段，督导者将帮助被督导者明确可能成为问题的各个方面，例如"哪些是有帮助的，哪些没有？为什么？你从中学到了什么？"等。④ 执行，即下一步切实可行的行动，主要解决的问题是"从这儿起，我们往哪儿去"。

2. 面谈技巧

掌握督导的面谈技巧有助于督导会议顺利进行，佃乾乾[①]详细总结了督导面谈时的面谈技巧，主要包括以下三部分。

（1）倾听

督导者有效的倾听，能更好地与被督导者建立信任关系，并为后续的回应做好准备。倾听是发问和回应的基础，在倾听前，社会工作者需要自我提醒以达到倾听的实际效果。以下十条建议提供给大家作为参考：① 在你说话之前，你能让别人把话说完。② 如果说话的人犹豫不决，你会鼓励他把话说完，而不是直接回应他的话。③ 当别人把话说完之前，能保证自己不做判断。④ 你能听完别人所说的话，即使他说的一切你已经了如指掌。⑤ 即使你不喜欢正在说话的人，你也能客观地听他把话说完。⑥ 你在倾听时能放下手中一切活动，专心倾听。⑦ 你在倾听时与说话者有非语言信号（如适当的目光交流等）来表示你正在倾听。⑧ 你能认真倾听而不去注意说话人的说话方式（如口音、语法、选词等）。⑨ 你要求说话人把他的观点说得更清楚。⑩ 你会把说话人的观点进行复述以便确认自己的理解是否正确。

一般来讲，督导者可以从被督导者的讲述中得到事情、行为、

关于社会工作督导过程中，被督导者的角色问题一直颇有争议，从督导的目的和被督导者的需求出发，很多实践者倾向于将被督导者归类为个案工作中的案主。然而在实践过程中，不可否认的是，"督导者—员工"之间本身就存在着一种专业关系，这种关系和纯粹的个案工作过程中的服务关系是有本质区别的。

---

① 佃乾乾：《社会工作督导面谈技巧入门》，《中国社会工作》2018 年第 12 期。

想法、感受等重要信息。事情即发生了什么事情；行为即被督导者做了什么或没做什么；想法即被督导者在想什么，关注点是什么；感受即事情引发了被督导者什么感觉，如果被督导者在表达时有比较明显的情绪反应，那么督导者要先处理被督导者的情绪。

（2）发问

督导者有效的发问能够帮助被督导者积极思考，从而找到自己的答案。一般来讲，常用的问题类型大致包含以下六类：① 事实性问题，针对具体的事件、发生的情况进行发问。② 解释性问题，针对已发生的，但中间看不到的详细情况，需要被督导者进行阐述性发问。③ 选择性问题，提出几个选择性的发问，如"你认为案主在住院期间最困难的是家庭问题、经济问题还是情绪问题？" ④ 假设性问题，针对还未发生的，看不到的详细情况，需要进行设想性发问，如"如果我们想加深服务对象对医务社会工作者的了解，我们能做些什么？" ⑤ 引导性问题，那些我们已经知道答案，只是想让对方去确认的印证性发问，如"我觉得你现在的情绪有些激动，你觉得呢？" ⑥ 总结性发问，对之前的讨论进行归纳总结性发问，如"根据之前的结论，你下一步应该做什么？"

发问的次序可以遵循"目标—现实—选择—行动"来进行。① 目标：通过一系列启发式的问题协助被督导者设定目标，发问的语句如，"你想在这次讨论中达到什么样的目标？如果只可以选择一个目标，你会选哪个？" ② 现实：围绕目标了解已经发生的事实，包括具体发生了什么事件，围绕着被督导者做了哪些工作等。发问的语句有："现在的情况怎么样？现在的现实情况是什么？什么事、什么时候、在哪里、有多少、频率、和谁相关等，你如何知道那是准确的？对你有什么影响？到目前为止你是怎么处理的，结果如何？" ③ 选择：引导被督导者探索更多的方案选择，从而找到最佳的选择，发问的语句如，"要解决这个问题，你有哪些办法？有什么选择？这样做的好处和坏处是什么？" ④ 最终行动：协助被督导者找出可能出现的障碍，把工作具体化，落实和提供所需的支持。发问的语句如，"这可以在多大程度上达到你的目标？如果达不到目标，那还缺少什么？你将会在什么时候开始并结束每项行动或步骤？可能会有什么障碍？你需要什么支持？如何可以获得？"

（3）回应

督导者的有效回应能够让被督导者感受到被支持，并更清楚工作的努力方向。督导者的回应应遵循及时回应、客观表述、重视改善、重视情绪或意见四个原则。

回应也有特定的技巧。① 同理：同理技巧是社会工作的基本技巧，同样适用于督导面谈。② 正面回应：以优势的视角表达对被督导者努力和工作的肯定，具体说明其工作的重要性和贡献。③ 纠正回应：客观描述，说明不能接受的行为，解释原因和影响，说明期望的改善等。④ 提出建议：督导者为被督导者提供关于理论、伦理、技术、方法等专业建议与指导，进一步改善医务社会工作服务。

（三）评估与结束阶段

评估与结束阶段是结束督导关系之前的最后一个阶段，是督导任务即将结束的阶段，也是整个督导过程中不可或缺的重要一环。这一阶段的主要任务有三个：首先，要处理好被督导者的分离情绪；其次，要总结督导过程，做好工作的交接和转介；最后，评估督导成效，督导双方对督导工作做出客观准确评价，为将来进一步提高医务社会工作督导质量提供依据。

1. 正视分离焦虑

督导关系的结束可能会使被督导者因关系的缺失产生对未来不确定、焦虑不安等情绪反应，甚至出现退化性问题。在实际工作中，可能表现为督导会议中的淡漠，或表达出对未来的担忧。这要求督导者对分离焦虑保持敏感，并恰当地处理分离情绪，以保证督导成效。

相互表达感受是正视分离焦虑最直接有效的方法。督导者应主动营造一个诚恳表达的氛围，鼓励督导双方表达对这段督导关系终止的感受。这样做对此阶段的被督导者，不仅在情绪上会产生很大的安慰作用，而且会鼓励其分享相似的感受，甚至是在之前工作关系中较难提及的一些感受。此外，通常督导者会选择借助一些仪式来进行分离及其感受的表达，如交换礼物、聚餐、聚会等。

除此之外，提前预告关系结束，使被督导者有一定的时间对关系的结束进行适应和准备，告知被督导者督导关系结束后可以运用的支持体系和资源等，也是处理分离焦虑常用的对策方法。

2. 总结督导过程

督导结束阶段，督导者可以与被督导者一起对整个督导过程进行总结，目的在于回顾督导过程，总结双方在督导工作开展以来所有的共同努力和成就，系统梳理督导中已完成和未完成的议题，对已达成的议题和实现的成果夯实成效，对未完成的议题进行处理、交接或转介。

3. 评估督导成效

包括医务社会工作在内的社会工作的专业督导，其成效评估一定是广义的，并不是在督导过程中真正解决了多少可见的困难或障碍，而是应着眼于通过督导这样一种专业工作方式，助力被督导者的成长，从而间接有助于服务机构的发展，推动社会工作专业的与时俱进。

在评估督导成效阶段，督导者与被督导者应该系统梳理督导过程中被督导者的进步和成长，以便对督导效果进行评价。评估内容可以与督导协议对应起来，通过评估来衡量被督导者是否达到了双方所期待的学习目标。评估内容一般包括专业行为、价值观、批判性思维、多样性理解、人权和社会公正、社会政策、专业环境、实践、专业身份等。

另外，督导双方可以对彼此进行客观的评价。作为督导者，在评估阶段需要对被督导者的能力、优势与不足做出评价，以督促被督导者正确认识自己，挖掘自己的能力与优势，弥补专业不足之处。同样，被督导者也需要对督导者进行反馈，总结督导者的优势与不足，帮助督导者在今后督导过程中提升督导能力和成效。

二、不同督导方式的特点

方式即所采取的方法和形式，医务社会工作督导方式是指医务社会工作在督导中的方法和形式。按照不同的标准，医务社会工作督导方式有多种类型划分。根据督导者的配比，即一位督导者对应的被督导者人数，可以划分为个别督导和小组督导，还有遵循督导参与成员互惠互助原则的同辈督导。根据督导场域和媒介的不同，督导方式还可以划分为依托电话、网络等作为媒介的线上督导，以及督导者进入服务现场，直接观察、指导被督导者的现场督导。在医务社会工作领域，将相关科室等整合纳入督导讨论中，以达到各学科之间相互学习目的的整合多学科督导方式是医务社会工作督导的新趋势之一。在国内高校医务社会工作专业实习中，也常采用"高校—医疗机构"联合督导方式。

尽管这几种督导方式存在相互叠合的情况，如个别督导可以进行现场督导，也可以通过线上督导，小组督导中也可以加入"高校—医疗机构"联合督导等，但是在实务过程中，各种督导方式均发展出各自鲜明的特点。本章将简要概述各类督导方式的概念，重点从各种督导方式的优点与不足进行阐述，以期对督导方式的选择提供参考。

（一）个别督导

1. 个别督导的概念

个别督导是医务社会工作督导方式之一。个别督导是指由一名督导者与一名被督导者组成的督导关系，并且通过会面方式开展一对一的督导工作。

2. 个别督导的特点

一对一的督导关系是个别督导最主要的特点。这样的督导方式适用于对保密性要求高、强调督导针对性和高效性等情况。

保密性。在一对一互动过程中，督导者能够在了解被督导者的过程中最大限度地保护隐私，保护专业服务中涉及的相关方的权益。

针对性。督导者能够与被督导者进行深入的交流，了解其在实际医务社会工作服务中遇到的实际困难和个人发展需求，并能够与其仔细地进行服务回顾和讨论，有针对性地给予教育、指导和支持。

高效性。通过一对一指导工作，能够根据被督导者的要求进行精心的规划和干预，可以快速提升被督导者的专业能力。

社会工作领域有一句比较经典的话语，即：社会工作者是和案主一起工作，而非为案主工作。此话同样适用于医务社会工作督导过程，可以改为：医务社会工作督导者是和被督导者一起工作，而非为被督导者工作。因此，在个别督导过程中，督导者如何充分发挥被督导者的主动性和主体性，如何强调被督导者的正面成长，等等，始终需要引起高度重视。

同时，个别督导也存在一些明显的不足，需要在督导方式选择时加以考量和注意。

督导成本高。不同的被督导者尽管督导的需求不尽相同，但是通常具有一定的相似性。如果针对每一名被督导者都采用相同的个别督导方式，就会出现督导工作的重复。另外，个别督导的人均督导成本较高。面对督导资源缺乏的现状，个别督导无法避免容易重复和成本高的缺陷，造成督导资源浪费。

形式单一，内容不够全面。被督导者只能接触一名督导者，尽管双方的交流可以比较深入，但是毕竟交流的范围有限，并且每一个人的知识和技能都是有偏重的，可能有意或无意地限制被督导者的专业成长。

利益捆绑。长期一对一的指导交流方式很容易形成利益上的捆绑，不仅不利于被督导者的个人专业成长，同样也不利于医务社会工作部门的发展，甚至对医务社会工作专业服务产生负面影响。

（二）小组督导

1. 小组督导的概念

小组督导，又称为团体督导，是指以团队的方式来开展社会工作督导，即一名督导者运用团队指导的方式，同时针对多个被督导者开展督导。在医疗机构中，小组督导是较为常见的督导方式。

2. 小组督导的特点

一对多的督导关系是小组督导的重要特点。小组督导并非个别督导的叠加，除了督导者的指导和支持外，小组动力是小组督导发挥作用的有效因素，参与督导的被督导者之间在一定程度上形成相互支持的网络。相比于个别督导，督导者与被督导者之间的权利关系要更为平等。

一是督导需求具有普遍性。被督导者中存在相同或相似的督导需求，采用个别督导的方式成本高，重复性高，无法避免督导时间、精力和经费的浪费，且容易造成督导成效不佳，不利于督导目标达成。

二是督导支持有更全面的要求。不同的被督导者有不同的专业经验和知识，他们之间可以相互分享，这样能够帮助被督导者从不同的角度学习督导的经验，有助于被督导者专业能力的提升。

三是更适合相对长期固定的社会工作团队。对于长期相对固定的医务社会工作者团队或实习生团队来讲，被督导者之间有机会相互分享和相互支持，便于被督导团队相互了解，建立起认同感和归属感，从而培养医务社会工作者团队合作能力，促进整个医务社会工作者团队的发展。

小组督导方式也存在一些不足，需要在督导过程中注意。

忽视个别化需求。受到时间、精力的限制，小组督导优先回应和满足团队中的共同需求，对于被督导者的某些个别需求可能会无法立即得到处理。

缺少隐私空间。小组督导中，一对多的形式难以保证被督导者以及讨论内容的隐私安全，存在违反保密原则风险，或者较难对保密性要求较高的情况开展督导。

对督导者能力要求较高。小组督导对督导者要求较高，督导者需要具备较强的组织能力和团队动力的调动能力，否则容易造成团队讨论过程中无法聚焦或偏离主题的现象。

（三）同辈督导

1. 同辈督导的概念

同辈督导较早在心理学督导中运用，有心理学者将同辈督导看作是小组督导的一种变式。随着社会工作的不断发展，同辈督导逐渐成为社会工作督导的一种重要方式。在医务社会工作者内部与医务社会工作实习生之间，同辈督导是一种被广泛应用的督导方式。

同辈督导是在医疗机构中，关系平等，志同道合，有相同需求、观点、技术或共同价值观的被督导者之间，互惠互助、共同参与，按照督导程序，相互教育、相互培训、共同提升的过程。

2. 同辈督导的特点

沙拉（Sara）[1] 等人总结了同辈督导方式的优势，至少包括以下

小组督导有些类似于小组工作方法，它需要的是团体的互动、动力、压力、凝聚力，等等，但是，它也有一些限度，如从众现象、"代罪羔羊"、"社会性闲散"、过度依赖，等等。对此，医务社会工作督导者需要仔细考量，事先有所准备。

---

[1] Sara Mack, "Supervisory Alliance and Contertransference Discloure in Peer Supervision", *Pepperdine University Graduate School of Education and Psychology*, 2012.

几个方面。

经济、便捷和有效。被督导者可以在最方便的时间组织和安排督导会议；同辈之间的督导不发生经济费用；同辈督导的方式受到时间、地域、语言等因素的影响较少，相对简便易行；对于有一定经验的被督导者而言，同辈督导方式也更容易有所收获。

赋权督导参与者。赋予参加督导的被督导者更多的权力和权威，创造更加自主和独立的环境，促进其自助解决问题能力的提升和个人的成长；同时为参与者提供学习如何督导他人的机会，发展其督导应用的能力。

创造非批判和非压迫性的关系和环境。在督导关系中，权威力量降到最低，甚至没有权威现象，成员之间的平等关系更有可能进行平等的对话和讨论，避免评判的环境，并且避免因与权威人物的冲突而发生的妥协。督导过程中甚至可以发展出一些治疗性要素，如安全感、被肯定和归属感，从而避免潜在的职业枯竭。

提高成员自主性和参与度。每一个被督导者都是参与者，都需要主动参与督导活动安排，推进督导工作进展。

同辈督导方式在运用时容易产生以下弊端。

督导关系的约束性不强。参与督导的被督导者之间彼此不具有强制性的义务和责任。如果参与人员不积极参与，就会影响到督导过程的顺利开展，甚至造成同辈督导的终止。

参与人员容易形成利益捆绑的关系。不仅不利于新成员的成长，而且会给专业的发展造成不良的影响。

参与成员之间容易发生争执。在实际的督导过程中很容易出现不同的观点和经验之间的争论，如果不加以引导，很容易使相互之间的不同声音、认识演变成相互之间的对立。

缺少专业权威指导。同辈督导之间的相互支持和督导成效受限于参与者的能力和水平。如果对于某一议题，所有参与者都不擅长，则无法对该议题提供有效的督导。对于被督导者来讲，尽管同辈督导方式便捷可及，但仍无法替代有专业权威督导者参与的督导。

张网成等[①]从团队成员、督导需求、成员角色、专业督导支持等方面提出了同辈督导使用时的设计原则，认为团队成员应受过较为系统的社会工作专业训练；督导内容一般围绕一般性的需求，对于难度较大的个案社会工作等应该采取其他更有效的方式；督导成员之间应形成共识，能够做到全过程参与，并遵循分享和互助的原则；在同辈督导过程中，一个固定的、被成员认同的负责人有助于同辈督导的开展；同时，为避免同辈督导缺乏专业权威的情况，应配备一名资深的医务社会工作督导者以备不时之需。

（四）现场督导

1. 现场督导的概念

现场督导是指督导者实际参与被督导者提供服务的过程，通过亲自观察社会工作服务来指导被督导者，必要时督导者可以直接介入服务，为被督导者进行现场示范。这种督导方式将督导互动推进到距离服务现场更近的地方，使得督导更加直接和及时，有利于被督导者问题的解决和个人的学习反思。

现场方式需要尊重服务对象知情同意权，一般需要提前告知被督导者督导方法并征得服务对象同意。这种督导方式的常见方法有两种：一种是借助无线声讯系统和技术平台，如督导者可以在单面镜后面观察或观看现场直播，督导者可以利用声讯技术向被督导者提供只有被督导者能够听到的建议；另一种是督导者直接走进社会工作服务现场，参与到服务的过程中，通过直接与被督导者接触进行督导工作。

卡杜山根据长期实践经验对现场督导方式的运用提出一些建议：督导者将介入限制在一些关键的互动节点上，比如医务社会工作者出现严重失误或者处于特别困境之中时；在进行督导时应将措辞笼统一些，让被督导者把握时机选择对话形式和行动模式，避免"遥控"医务社会工作者成为"学舌的鹦鹉"，协助其发展出自己的

---

① 张网成、蔡葵：《同辈督导在社会工作者实习中的运用》，《中国社会工作》2014 年第 36 期。

服务语言和风格；督导者与被督导者还可以进行事先约定，当被督导者混乱无助时，可以邀请督导者进行指导或介入。

2. 现场督导的特点

现场督导有许多其他督导方式难以做到的优势。例如，现场督导中督导者对于被督导者可以进行及时、直接的干预和指导。社会工作服务中，一旦督导对象可能对服务对象造成伤害，督导者可以及时加以制止，将保护服务对象与促进被督导者的专业成长有效结合在一起。对于新进医务社会工作者而言，在场的督导者将成为一种巨大的支持力量，可以帮助其减少初期服务时的紧张和焦虑。

对于现场督导的经验性研究也发现，现场督导存在一些缺陷不容忽视，包括以下几个方面：现场督导成本高，特别体现在耗时和费用上；督导者对医务社会工作者和服务对象之间的互动所进行的直接观察，可能会构成一种干扰，造成社会工作者的不安和困惑，阻碍其形成自己的服务风格；通过现场督导中学到的技巧不一定具有普适性；长期进行现场督导，被督导者很可能会产生惰性，过于依赖督导者，缺少自主能力和创新性；现场督导更多关注服务当下，督导时缺乏系统性。

（五）线上督导

互联网的快速发展为督导方式提供了新的媒介和选择，线上督导方式应运而生，成为社会工作督导发展的新趋势之一。线上督导是相对于线下督导而言，是指运用电话或网络等作为督导媒介，督导者与被督导者不进行线下接触，而采用远程线上的方式进行督导的形式。日志回复是医务社会工作实习过程中常见的线上督导方式，是指督导者通过批阅被督导者的工作日志（或周志）进行督导，通常以电子邮件沟通的方式为主[①]。

线上的便捷性可以令督导双方"足不出户"实现督导，对于督导地点无限制和要求，一定程度上节约督导成本；同时打破了地域限制，有机会实现督导资源跨地区流动，延伸了督导服务触角；线

---

① 沈黎、王安琪：《本土社会工作督导运作状况研究——基于上海社会工作实务界的探索性分析》，《社会工作》2013 第 1 期。

上督导内容一般可以进行详细记录，如线上录影、日志回复等，便于被督导者反复多次学习和查看；同时，在难以进行线下面对面督导时，如公共卫生事件期间（2020年的新冠肺炎疫情一定程度上改变了人们之间的交往互动方式。与此同时线上督导方式具有鲜明优势，被广泛地运用起来），督导者与被督导者相隔较远等情况下，线上督导方式可以延伸督导服务的触角，其优势更为明显。但是，线上督导需要借助电子设备（如电脑、智能手机等）才能开展；督导时一般对网络、电话等媒介依赖程度高，如果遇到网络卡顿或信号不佳等情况将直接影响督导效果；另外选择线上督导方式时，需要注意社会工作伦理（如保密性等）。

（六）跨专业学科的督导

近年来，医务领域越来越强调多学科合作，医务社会工作督导也出现整合医疗机构各学科力量加入社会工作督导的趋势。来自医疗机构中不同专业领域，为同一服务对象提供服务的医务工作者，共同讨论工作中的相关问题，相互支持与学习，以促进团队合作、提升服务水平。例如，在精神卫生领域的社会工作服务中，社会工作督导可以整合精神科医生、护理人员、心理咨询师、医务社会工作者等不同学科背景的人员共同参与。

这种方式有助于实现医疗机构各个学科之间的合作，相互借鉴、相互交流、共同提高，一定程度上弥补医务社会工作者和实习生医学知识不足的短板，培养具有医疗知识和社会工作专业知识的复合型人才。同时，跨专业学科的督导可以起到促进医生、护士等医疗伙伴对医务社会工作者的熟悉和了解，促进医务社会工作融入医疗体系的作用。但是，也有学者提出，这种督导方式在实际运行过程中可能会产生多学科之间的价值观和不同学科的专业权威之间的冲突，值得进一步讨论处理[1]。

对于跨专业学科督导中面临的价值观和伦理冲突，目前没有

虽然从全球范围看，医务社会工作已存在逾百年的历史，但我国本土真正意义上的医务社会工作自改革开放后重新起步至今，不过二十年有余。结合我国的医疗卫生体制改革宏观需求，很多服务理念、服务模式和服务方法都在摸着石头过河，实践经验还需进一步积累，督导自然也是如此。因此，在督导的形式和方法上，不排除会随着专业发展而愈加丰富的可能。

---

[1] 乔世东：《社会工作督导的新趋势》，《重庆城市管理职业学院学报》2007年第1期。

相关规范指引。督导者可以参考借鉴社会工作者处理伦理困境的一些原则，包括比彻姆（Tom Beauchamp）和查尔瑞斯（James Childress）的生命伦理四原则、洛温伯格（Frank M. Loewenberg）和多戈夫（Ralph Dolgoff）的社会工作伦理抉择七原则等。

（七）"高校—医疗机构"联合督导方式

就高校社会工作专业实习生的督导方式来说，学校与医疗机构合作开展联合督导，是当前比较常见的一种督导方式。医务社会工作专业联合督导一般建立在社会工作院系与医疗机构签订正式实习协议的基础上，高校社会工作院系安排或派遣社会工作专业学生到医疗机构开展社会工作专业实习，由社会工作院系与医疗机构社会工作部门共同为学生提供实习督导，将高校督导与医疗机构社会工作督导结合起来，指导学生将课堂习得的理论、知识、实务技巧应用于医务社会工作实践。

张敏杰等[①]提出，在联合督导的过程中，院校督导者和医疗机构督导者应相互配合，扮演不同角色。院校督导者实行"项目督导"，主要负责实习项目的规划、联络、过程监督与总结评估；医疗机构社会工作督导者则负责"岗位"督导，负责学生在医疗机构实习期间的日常活动安排、医疗环境适应和专业服务程序指导以及实习能力鉴定。

这种督导方式有助于发挥高校和医疗机构双方的优点，为医务社会工作实习生提供更加全面的督导，协助其专业成长。但是，由于院校督导者和医疗机构督导者往往身处两地，在相互配合和沟通方面存在较大挑战。

三、医务社会工作督导运行机制

（一）医院对社会工作督导的设置与管理

社会工作督导是指导和规范社会工作实务的基础，是为服务对象提

---

① 张敏杰、倪婉红：《社会工作实习联合督导浅析》，《社会工作》2011 第 1 期。

供专业服务的保障。医务社会工作督导是保证被督导者适应医院环境、融入医院科室、与医护团队合作、为患者及其家属提供良好服务的基础。

社会工作督导根据来源的不同，可以分为内部督导和外部督导；根据督导对象的不同，有针对高校社会工作专业实习生的督导和针对一线社会工作者的督导。医院社会工作督导者主要包括从一线社会工作者发展而来的具有多年社会工作服务经验的资深督导者、高校社会工作专业教师和医院其他外聘督导者，比如我国广东地区一些城市依据自己地理优势引进香港地区专业社会工作督导力量，以提升社会工作服务质量，促进专业化发展。

由于我国内地并未制定统一明确的医务社会工作督导机制，故本部分结合部分国家和地区制定的社会工作督导指引及我国内地医务社会工作的实际情况，讨论医院如何对医务社会工作督导进行标准设置与管理，保证督导在医务社会工作服务中发挥更好的效果，为服务对象提供更加完善的服务。

1. 保证督导在医务社会工作服务中同时发挥行政、教育及支持功能

如前面章节所说，医务社会工作督导具有三大功能：行政性功能、教育性功能和支持性功能。无论是医院内部资深社会工作督导者、高校教师督导者还是医院其他外聘督导者，在对一线社会工作者及实习生督导过程中，都应该同时发挥这三种功能。督导者可以与被督导者共同商量并订立一份督导协议，在行政性功能上，帮助被督导者了解：被督导者的职责及医院社会工作部门对被督导者的期待；医院的政策、程序及注意事项；医院内的行政性事务，如医院社会工作服务相关记录填写、报销事项、活动场地预订等。在教育性功能上，督导者的首要任务是帮助社会工作者提升专业服务能力和技巧，增强助人价值观及动力。与此同时，在医院场域下，督导者应帮助被督导者加强医疗相关知识及与患者及其家属相处的技能。在支持性功能上，督导者需要支持被督导者有效完成自身工作和任务，提升信心、动力及自我价值[1]。

---

① 莫黎黎：《医务社会工作：理论与技术》，华东理工大学出版社 2018 年版。

医院及其社会工作部门在制度及运作上应保证督导工作有效进行，配合督导者整合协调被督导者在医院中的工作，各部门积极合作，共同为医院中的患者及其家属提供更全面优质的医疗及社会工作服务。

2. 发展一套适合医院自身实际情况的社会工作督导运作标准

为了保证医务社会工作督导工作更加系统性和标准化，医院社会工作部门应该根据社会工作督导相关标准及要求，制定适合自身实际情况与发展需要的社会工作督导运作标准，如督导方式、频率、要求及督导时长等。

另外，针对不同督导对象，包括新进社会工作者、经验较丰富的社会工作者及社会工作专业实习生，应有不同的督导要求和标准。例如，新入职社会工作者在适应新环境和职责，以及处理工作问题等过程中对督导的需求高于经验较丰富的社会工作者，社会工作专业学生除了学习知识和技能外，在伦理和价值观方面也有更为强烈的督导需求。因此，医院社会工作部门需要根据实际情况为不同的督导对象提供足够的督导服务，且要在保障每位被督导者督导需求和时间的基础上，为督导者分配合适的工作量。

不同国家和地区对社会工作督导者的督导形式、频率及时间有不同规定，例如，我国香港地区社会工作者协会（2009）在其制定颁布的《社会工作者督导指引》里按照督导对象的工作年限对其应该接受的最低督导时间做了规定（见表7-1）。

表7-1　中国香港地区社会工作者督导形式、频率及时间表

督导对象类型	督导形式、频率及时间
新进毕业生（少于3年全职经验）	应每月接受最少1小时正式的且不受干扰的个别面谈督导
具有3年及以上全职经验的社会工作者	应每两个月接受相等于1小时且不受干扰的督导面谈，如督导是由朋辈（相同职级的社会工作者）进行，应由一名更高职位的社会工作者被问责及进行检讨

澳大利亚社会工作者协会公布的《社会工作督导指引》对督导时间和频率提供了更为细致的参考性建议（*Australian Association of Social Workers*, AASW, 2014）[①]（见表 7-2）。

表 7-2 澳大利亚社会工作者督导形式、频率及时间表

督导对象类型	督导形式、频率及时间
新进毕业生（少于 2 年全职工作经验）	应每两周接受最少 1 小时督导，其中有一半的督导形式须为正式的个别面谈督导
进入新工作领域或重新回到工作领域的全职社会工作者	应每两周接受最少 1 小时督导
具有 2 年及以上全职经验的社会工作者	应每月接受最少 1 小时督导（不提供一线服务的社会工作者可以减少督导时间，一般推荐每季度一次督导）
社会工作专业实习生	每 35 个实习时数中应有 1.5 个小时为正式督导时间，其中至少一半的督导时间须为个别面谈督导的形式，另外还需要非正式督导作为辅助

我国香港地区和澳大利亚的督导指引中均强调须保证"正式的面谈督导"，那么在此应明确正式个别面谈督导的定义和标准。

可以参考我国香港地区社会工作者协会颁布的《社会工作者督导指引》中提到的督导会面标准：

① 会面在于促进专业成长；

② 会面是已预约的，参与者做好充分准备，而且是针对目标进行的；

③ 会面是个别面谈；

④ 会面在于促进及监察进度；

⑤ 会面是定期及有系统地进行的，如会面未能如期进行，须记录原因。

[①] Australian Association of Social Workers: Supervision Standards, 2014, https://www.aasw.asn.au/document/item/6027.

因此，在医务社会工作领域，医院社会工作部门可以结合自身实际情况，规定医院场域下的督导时间、频率和要求，以确保临床社会工作服务的质量及社会工作者在工作中所遇到问题能够得到有效解决。

3. 医务社会工作督导人力或能力不足时的解决机制

目前，我国内地的本土督导者多由一线社会工作者发展而来，医务社会工作督导者也不例外。大部分督导者接受了学习班、访问等短期形式的学习，并未受到系统化、专业化的督导培训。因此，当督导者在督导一线社会工作的过程中出现人力或能力不足时，医院社会工作部门应有一套解决机制来应对此情况，比如可以通过外聘督导、招聘兼职督导、邀请客座督导等方式。如果涉及聘任督导，医院社会工作部门需要制定《聘任督导管理办法》，并根据此办法来规范化招聘。

此外，医院社会工作部门应在财务预算中包含督导培训费用，以保障医院内部督导者有时间和机会参加有关督导的课程、培训及研讨会等，保证督导者能够与时俱进，不断提升自身督导能力。

（二）医务社会工作督导的标准

督导者在社会工作督导过程中需要遵循一定的标准，督导标准的设立有利于帮助督导者更有效地在督导过程中发挥教育、支持和行政这三大功能。

例如，澳大利亚社会工作者协会在2014年公布的《社会工作督导指引》中对督导的标准有详细的说明。

第一，督导者在督导关系中需要遵循专业伦理标准，如保证督导者与被督导者之间有清晰明确的边界、遵循保密原则、避免在督导关系中存在亲密关系等。

第二，督导者需要与被督导者讨论并签订督导协议，在督导期间保持督导记录。

第三，督导者需要得到足够的训练和经验，并具备专业的实务能力和知识。如澳大利亚社会工作者协会规定，督导者须为澳大利亚社会工作者协会成员且拥有协会认证的专业资质；拿到相关证书后，具有至少 3 年的专业督导经验；督导者需要了解当前实践领域内相关的专业和实务问题、法律、政策等；持续性学习专业知识及相关实务领域内的知识；需要自我监督；需要保证妥善安排且参与全部与被督导者之间的督导面谈。

第四，督导者需要妥善适当地管理与被督导者之间的督导关系。督导者需要清晰意识到督导过程中的权利关系，用诚实、尊重的方式鼓励被督导者，发展支持、信任的督导关系；督导者需要设置不被打扰的督导时间和地点；督导者需要管理解决督导关系中的任何冲突；督导者需要在小组中管理小组发展互动，促进小组中每位被督导者都能得到督导和成长。

第五，督导者需要在督导过程中实现督导目标和功能。督导者需要帮助被督导者认识自己的学习需求及专业目标，以及了解在督导过程中如何实现；督导者需要支持被督导者对自己的实践过程进行批判性反思，明确对服务使用者积极有效的服务方式（包括应用研究成果和理论视角），同时帮助被督导者处理好伦理及实务问题及困境；督导者需要鼓励被督导者讨论工作和实践中遇到的问题，并提供支持和指导；督导者需要帮助被督导者确定自己的某些影响到工作进展的个人事务需要得到外部协助的情况；督导者需要帮助被督导者了解所处机构的服务目标、环境、实务领域和政策；督导者帮助被督导者了解并增强自己在所处实务领域中的任务和职责，对服务使用者及所工作机构的责任；督导者需要了解多元文化对服务的影响，了解被督导者的文化背景，并据此进行督导安排，增强督导效果；督导者需要帮助被督导者评估督导协议中所列的学习目标是否达成，并按需调整。

第六，督导者需要管理被督导者在服务过程中所有的疑似或明确的不当行为，或违背社会工作伦理守则的行为。当督导者发现这些行为可能或已经发生时，需要第一时间在合适的地点向被督导者提出，并寻求解决途径。如果此问题不适合直接与被督导者沟通或者沟通后无效，督导者需要按照伦理守则或督导协议中的规定决定是否需要向更合适的人提出此问题。同时，督导者也可以向更专业

在助人的领域中，有相当大的可能性会有意或无意出现疑似或明确的不当行为，一些国家和地区的经验是，除了订定严格和明确的制度，还成立"专业伦理委员会"来处理此类事情。医务社会工作督导过程中也有可能出现这类事件的风险，因此，迫切需要订立制度和成立机构来加以防范与处理。

的督导人士寻求帮助。

从以上标准可以看出，督导者在社会工作督导关系中需要遵循社会工作专业伦理标准、符合专业督导知识与技能标准以及管理督导关系的标准。医务社会工作者是在医疗场域下开展社会工作服务，因此督导者在专业督导过程中需要考虑医疗环境的特殊性，结合医护团队、患者、社会工作者等多方因素，帮助一线社会工作者为患者提供更加优质的服务，与医护人员建立良好的专业关系，提升社会工作者在医院中的认可度和影响力。

（三）被督导者的要求及注意事项

良好的督导关系不仅需要督导者的指导和支持，还需要被督导者的配合和自我管理，被督导者需要遵循行为准则，履行自身权利和义务。

澳大利亚社会工作者协会对督导关系中被督导者需要遵循的准则有明确的规定（AASW, 2014）。

第一，社会工作者在督导关系中需要遵循专业伦理责任。社会工作者需要确保在个人、小组及同辈督导过程中遵循保密性原则，除了有法律考虑外，社会工作者需保护同事、同辈以及服务对象的隐私。社会工作者在督导过程中讨论个案时，需要将服务对象的个人相关材料"去识别化"（删除姓名、个人信息及隐私），除非督导者或同事依据法律、机构政策或服务对象提供的手写/口头许可协议同意讨论这些隐私信息。社会工作者还需要将服务对象的隐私信息安全保存。同时，社会工作者需要在督导关系中保持清晰明确的边界。最后，社会工作者需要接受督导者针对其实务或行为提出的建设性评论和建议。

第二，社会工作者需要积极参与督导过程。社会工作者需要参加自己实务相关领域的督导，督导者必须受过良好训练且有相关资质。如果工作的机构无法提供督导服务，社会工作者需要自己寻找督导机会。特殊情况下，也可寻找非社会工作专业的专家进行督导。社会工作者需要参加每一次安排好的督导会议。社会工作者需要寻求和回应督导者的反馈，积极参与督导进程。另外，为了能更好地进行反思性学习，社会工作者在每次督导会谈前需做好充分的准备，对服务记录进行编排，准备好实务相关材料，如个案学习材料、反馈或者相关研究文献。同时，当被督导者认为督导者没有遵守督导标准，或者自己的学习需求并没有被满足时，有权利提醒或要求督导者进行调整。

第三，社会工作者在督导过程中需积极与督导者建立满足其需求的督导关系。社会工作者有义务维持良好的督导关系，并利用督导对自身实务进行批判性反思。同时，社会工作者可利用督导过程或其他相关方式去认识自身学习需求及未来专业发展需求，设定工作及职业目标，并计划如何实现自身需求及目标。社会工作者可利用督导过程去回顾目前工作，管理在服务中的责任和能力，并讨论与自己工作角色相关的机构要求。社会工作者可以与督导者讨论和反思自己与机构、实务领域和专业的关系，认识怎样将自身角色与更大范围的目标、标准、法律、政策联系起来，以及思考满足这些要求的服务方式。同时，社会工作者在督导过程中也需要考虑文化差异及需求。

从以上标准可以看出，被督导者在督导过程中需要遵循专业伦理责任，以社会工作专业价值观、专业知识和方法为服务对象提供服务，同时被督导者也需要与督导者维持明确的边界，并对督导者给予的建议和评论持开放性态度；被督导者需要积极参与督导过程，做好督导前准备，也可要求督导者根据自身情况进行督导方式及内容的调整；被督导者需要利用督导过程来认识和实现自身需求及目标，并将自己与更大范围内的需求联系起来。作为社会工作者，则需要利用督导过程来了解医院规章制度，结合医院环境、政策对自身服务和角色进行调整。

四、医务社会工作实务与项目的督导

社会工作是一门实务性取向的专业，这对于社会工作者能力训练与提升提出了较高要求。医务社会工作实务与项目督导需要让被督导者熟练掌握用什么样的知识与方法去分析和解决专业领域内的问题，也就是提升被督导者包括理论分析以及运用理论解决问题在内的专业能力。实务与项目督导的主要目的也在于帮助被督导者获得专业成长和发展，以扩充社会工作知识与技巧，并理解和检验被督导者的基本价值和专业价值。

英国社会工作教育与训练委员会颁布了社会工作的核心能力并将其规定在下列的社会工作任务中：沟通和接案；促进与使能；预估与计划；介入与提供服务；在组织内工作；发展专业能力。结合以上内容，能力为本的医务社会工作督导是本节的主要阐述框架，我们按照个案社会工作督导、小组社会工作督导、社区社会工作督导、项目督导四个板块，介绍如何帮助被督导者提升专业能力，以完成实务与项目工作的要求。

（一）个案社会工作督导

在开展个案服务中，督导者结合个案社会工作能力要求来回应被督导者的实际需求。

1. 建立关系的能力与督导

在建立关系时，督导者需要关注被督导者介绍自己的方式，说明初次会谈的目的，避免将案主定义为"问题人"等。此外，还需要关注被督导者是否专注地倾听，是否表达同理心和无条件接纳，是否有激发案主的希望和平衡不舒服感，是否避免盲目承诺等。

被督导者与案主建立良好的专业关系并有效开展助人工作，需要提升以下素质。

一是督导者需要帮助被督导者产生足够的安全感，不会因紧张与焦虑而产生消极防卫。督导者可以倾听被督导者在工作中遇到的困难与挑战，并根据自身经验提出建议，为其提供支持，帮助其不断成长。此外，提升被督导者自我发现的能力，引导其认识到自己的局限和不足，并在工作中扬长避短。

二是有影响案主的能力。这需要督导者帮助被督导者掌握服务领域的相关知识，获得案主的信任与合作。

三是提升专业敏感度。督导者要帮助被督导者提升有意识了解他人内在世界的能力，能够接收他人所发出的语言和非语言信息。同时，要避免刻板印象，保持对新事物的开放，这样才能了解案主的需求并提供适当的协助。

四是注重经验积累与推广。通过积累若干个案社会工作的经验，加以总结和推广，被督导者可以提升自己解决问题的能力，同时可以作为解决普遍社会问题的典型实验。

五是尊重和协助案主。尊重案主的人格与尊严，帮助其恢复独立生活的能力与勇气，满怀信心地回到生活中。督导者要提醒被督导者注意和案主建立关系与情感上的协调，避免在取得信任的同时，案主过于依赖社会工作者。

2. 资料收集的能力与督导

督导者需要关注被督导者是否完整收集关于案主生理功能、心理功能、社会功能与环境体系四个方面的信息，以保证综合客观地了解问题的原因。针对医务社会工作服务而言，患者生理功能方面的信息通常是显著且容易获取的，社会工作者除了通过医护团队了解患者生理情况，也需关注患者的主观感受。

督导者可帮助被督导者掌握收集资料的不同技巧。一是直接收集资料。一般情况下，如果服务对象有求助的意愿，会主动说出与问题有关的信息和资料。如果服务对象没有提及或没想到要提及的一些信息，但这些对社会工作者了解服务对象的问题很有帮助，社会工作者可以直接提问。二是间接收集资料。间接提出问题可以避免服务对象感觉尴尬，也能尽快地了解服务对象的问题所在。运用反映感受、简述语义、总结等技巧帮助服务对象和社会工作者进一步澄清问题。社会工作者在与服务对象探索问题的阶段，社会工作者要借助技巧帮助自己和服务对象澄清问题，宣泄对问题的感受，营造一个安全、舒畅、融洽的会谈气氛。

3. 确定目标和制定工作方案的能力与督导

评估案主的需要与确定目标时，应该以案主的界定为主，或是医护人员、患者、社会工作者共同讨论的结果，绝不是社会工作者或医护一方界定的结果。此外，这个阶段案主所呈现出来的问题，

收集资料是提供专业服务的前提，因此，督导者可以协助被督导者从"人、问题、环境"三个方面收集和分析案主的资料。此外，还可以运用量表、访谈，以及评估中常用的绘制家庭结构图、生态图等具体技术来科学地收集案主的信息。

未必是案主真正想解决的问题和真正要面对的问题。督导者需要引导被督导者提升确定问题的技巧，例如从多个问题中选择对案主来说最急于解决的问题、从多个问题中找到最主要的矛盾、从多个问题中找到对服务对象来说最容易解决的问题。

在医务个案社会工作领域，一个好的目标应该考虑以下因素：目标与医护人员、社会工作者和案主解决问题的能力一致；目标应建立在环境资源许可的范围内；目标与社会工作服务的功能保持一致；目标是案主和医护人员、社会工作者共同协商后一致同意的结果。

4.执行计划的能力与督导

在本阶段，社会工作者需要根据案主的问题与需要扮演不同的角色，主要包括使能者、教育者、联系人、治疗者、倡导者等。虽然对于不同的案主和案主带来的不同问题，解决的方法不同，各种治疗流派和理论介入方法也不同，但在督导经验不够丰富的社会工作者或实习生时，需要保证其应给案主提供以下基本的帮助。

一是支持与鼓励。尽量应用小小的鼓励、反映感受、表达同感、正面回馈等沟通技巧，表现出社会工作者对案主的鼓励和支持。

二是情绪疏导。个案社会工作中应非常重视对案主情绪的及时疏导，社会工作者需要借由基本的沟通技巧，帮助案主的情绪得到宣泄，使其冷静和客观地分析自己的问题。

三是观念澄清。澄清观念时社会工作者可以利用多种方法，比如对质、总结、自我袒露、辨别非理性的信念等，协助案主反省自己对事物的看法和态度，澄清和修正以前非理性的信念。

四是行为改变。社会工作者可能要借助一些行为治疗的方法，比如角色扮演、奖赏与惩罚等，帮助案主减少或者消除不适当的行为方式，建立新的行为方式。在行为改变上，社会工作者要有足够的耐心和宽容度。

五是提供资源和信息。提供信息要有两个方面的考虑：一方面是考虑提供的信息对解决案主的问题是否有积极的或者正向的作用；另一方面是提供信息要准确可靠，讲明信息的出处。

六是直接干预。如有可能，社会工作者应尽量将处于危机状况下的案主转介到专门的危机干预机构，也一定要谨慎处理对危机的干预。

5. 结案与评估的能力与督导

在督导社会工作者处理结案的方法时，应注意以下几点：① 提前告知，让案主有心理准备。② 进行过程回顾，稳定并进一步增强案主已经获得的成就。③ 进一步探讨对解决案主的问题有影响的因素，协助案主更深刻地认识到自己离开社会工作者之后要面对的处境，对未来有更多的把握和信心。④ 双方分享结束的感受并处理案主与社会工作者分离的情绪。

评估环节在工作过程中常常被忽视和不被重视，督导者应帮助被督导者及机构制定详细的评估制度和措施，掌握评估的方法。评估时应遵循当事人参与原则、保密原则、社会工作者要透明坦诚的原则。

6. 处理棘手服务对象的能力与督导

被督导者在个案社会工作服务中碰到沉默的、不肯投入的和过度要求的服务对象容易产生焦虑和担心情绪，常常为达到效果而做出一些产生相反效果的事情。在遇到沉默的服务对象时，督导者首先要帮助被督导者了解和判断服务对象是属于什么意义的沉默，其次社会工作者要与服务对象一起探讨沉默的原因，有些情况下应该容许其有短暂的沉默，给服务对象思考的空间，这样双方可能都会感到舒服。

遇到不肯投入的服务对象，督导者需帮助被督导者分析，服务对象不投入可能是因为不了解服务的性质，或者不愿意接受服务。在临床中很多情况是，医护人员由于无法顺利开展治疗而将服务对象转介给社会工作者，此时服务对象容易对社会工作者产生抵触或不配合。因此要让服务对象接受服务和社会工作者，就要清楚服务对象的需要和想法，尽量满足服务对象一些合理的需要和愿望。如果社会工作者为了让无论怎样都不接受服务的案主接受服务，过于

在处理某些问题的时候，也许督导者本身也会面临困难，因为并不是所有的问题都在督导者的经验范畴内。因此，当面对这样的困难时，能不能运用合适的专业方法与技巧就显得尤为关键。文中所述什么时候允许被督导者有短暂的"沉默"，就是一种基于实务技巧的尺度拿捏，这需要督导者本身的智慧。

努力去了解和接纳对方，投入比服务对象更多的精力，对服务对象过分迁就，反而效果不佳。

（二）小组社会工作督导

在开展小组服务中，督导者结合小组社会工作能力要求来回应被督导者的实际需求。小组社会工作对社会工作者的能力要求包括认同核心价值观并掌握核心知识的能力、熟悉小组各阶段的任务并掌握技术。在小组核心价值观和知识部分，核心价值观主要包括尊重人、人的自治和建设公平社会。在小组中，每个人都应该受到尊重，都享有尊严。小组社会工作者要协助组员欣赏其他组员对小组的贡献，该价值的意义在于指导小组尊重和重视多元性的方方面面。核心知识包括关于个体的知识、有关小组和小组行为的知识、有关小组社会工作者功能的知识。

1. 小组前期

小组前期准备关系小组工作的成败，所以，在督导过程中，医务社会工作督导者需要经常向被督导者发问：小组的目标是否科学、合理、可行？小组计划书的制订是否符合组员的需要？小组成员的构成是否会影响小组的开展？小组讨论的议题是否合适？小组评估的方法是否恰当？等等。

小组前期包括策划、招募和小组形成，了解服务对象需求，制定小组目标，根据小组目标选择合适的小组类型、结构、过程和规模。在任务和技术方面，社会工作者应该明确潜在组员的目标、对小组社会工作服务的期望，要根据这些信息来评估现在组员对小组活动的投入程度。社会工作者要协助组员明确小组目标，从而推动目标的实现。社会工作者要准备能够清晰说明小组目标的材料，能够反映组员的需求和机构的使命与目标。在准备材料过程中，社会工作者需要与组员共同完成。社会工作者需要考虑各种情境性、环境和社会因素可能对小组产生的影响。小组互动结束后，社会工作者要协同小组领导者一起总结反思，小组成员之间的异同点对各自工作方法、领导风格和沟通方式都会产生什么影响。

督导者需要关注被督导者掌握并使用的知识包括：被督导者运用的理论方法，如何选择最合适、最有效的方法来实现小组目标；熟悉小组类型以及他们是否能够满足组员、机构的需求；如何发现并开发小组发挥功能所需的资源；把握组员招募程序；了解小组评估程序，如前后测评方法、小组过程记录、问卷等，以记录社会工作者的干预、小组过程和小组社会工作服务。

2. 小组开始阶段

督导者需关注被督导者是否有制定小组契约、培养小组凝聚力、引导形成参与小组的规范。社会工作者要与组员以及整个小组建立信任的工作关系。社会工作者要协助组员彼此之间建立关系，以推动小组凝聚力的产生。社会工作者要强调组员间的相似性，在组员之间建立关联性，鼓励组员间的沟通。社会工作者要采用特别的技巧对非自愿组员开展工作，要深刻认识到，组员的非自愿身份会对小组动力关系产生怎样的影响。

督导者需要关注被督导者掌握并使用的知识包括：被督导者要深入了解小组中出现的社区、机构、小组和个人之间的动态互动；掌握与组员的发展性、心理社会和临床需求相关的理论和证据为本的实务，以及这些知识如何运用到小组开始阶段；了解小组的类型和采用的技术，以及这些技术如何在小组开始阶段影响小组的功能性；认识小组开始阶段的特点和需求，以及相关的技巧。

3. 小组中期

小组中期的任务为协助小组朝着个人目标和小组目标前进。督导者协助被督导者关注：① 强化个人担心／需要与小组目标之间的关联性；② 是否提供有利于小组目标实现的程序化的想法和行动，同时协助组员实现个人目标和小组目标；③ 是否及时发现阻碍小组和组员实现自己目标的困难和障碍；④ 如果障碍与个别组员的具体需求有关，在必要时，在组外要与组员单独开展工作；⑤ 确保小组关注每个组员的特别需求，如生理的、认知的或文化的需求；⑥ 与小组一起总结每次小组活动，一起策划下一步活动；⑦ 必要时要与组员重新协议，以协助他们实现个人目标和小组目标。

督导者应注意小组动力关系、过程是否受到关注。社会工作督导者的行动技巧包括：支持组员发展一个互助系统；在组员之间、组员与社会工作督导者之间建立坦诚沟通模式，主动示范，鼓励组员学习并提供反馈；协助组员识别自己的感受，并清楚表达感受；协助组员与其他组员之间建立关系，这种关系或许会延续至小组结束之后；运用赋权工具协助组员对小组产生主人翁的感受。

4. 小组结束阶段

小组结束阶段的任务和技巧包括：帮助组员明确自己通过参与小组活动的收获和改变；协助组员在日常生活中运用新知识和技巧。

督导者需要关注被督导者掌握并使用的知识有：掌握与结束相关的小组动力关系；了解能够维持和增进组员成长的正式和非正式资源；熟悉不同形式的评估，包括正式和非正式、定量的和定性的评估手段。

（三）社区社会工作督导

在开展社区服务中，督导者结合社区社会工作能力要求来回应被督导者的实际需求。医务社区社会工作主要包括：整合来自社区的信息、健康教育倡导、建立医院公关形象、社区健康营造中心的经营。社区健康营造的策略步骤如下：① 成立社区健康营造推动团队（包含社区工作者、志愿者等）；② 与社区互动，共同找出社区健康议题；③ 凝聚社区居民对于健康议题处理的共识；④ 盘点医院内部资源，结合社区资源建构社区健康促进合作网络；⑤ 激发、鼓励社区民众共同参与健康促进与社区保健活动。

1. 具备的基本知识和能力

督导者需帮助被督导者提升社区服务能力，特别是面对社区中不同需求的服务对象，分析、解决社区服务与管理问题，及时有效提供专业服务的能力；熟悉我国社区服务和管理的方针、政策和法律法规，提高依法办事的能力，确保社区社会工作的法治化；具有公共关系知识，以及较强的语言与文字表达能力、人际沟通和信息获取能力，能够充分了解各种社区资源。医务社区社会工作者的能力要求主要体现在多方关系建立的能力、院前—院中—院后各阶段的服务开展能力。

2. 资源链接与整合的能力

社会工作者能够围绕既定目标组织和争取必要的资源，包括物质资源和人力资源，开展各种社区专业服务。督导者需帮助被督导

由于社区工作涉及的对象人数和空间更为广泛，所以医务社会工作督导者除了协助被督导者扮演好资源链接者、使能者、教育者的角色外，还需要指导或与被督导者一起探讨如何充当协调者、咨询者、推动者、社会福利的执行者以及倡导者等角色。

者提升组织协调能力，特别是组织社区居民参与社区事务，整合社区资源服务社区建设的能力。要平衡医疗资源的主体关系，错开综合性医院和社区医院、地段医院的服务时间，通过合理安排时间和活动内容来弥补医疗资源不足所带来的问题。

3. 发挥使能者角色的能力

社会工作者应当是组织社区居民、整合社区资源、解决社区问题的领导者，能够按照工作目标把社区居民组织起来，集中运用资源，在有组织的社区活动中形成合力，开展联合行动，更有效地解决社区问题，满足社区需要，促进社区发展[1]。

4. 发挥公众教育者角色的能力

在社区，督导者及社会工作者的关注点主要在于提升社区工作者的专业能力，并转变社区工作者项目化的工作理念，通过专业知识和技能的培训学习，加强社区工作者的项目化工作能力，推动项目制更好地落实；同时，加强志愿者团队的技能培训，统一学习基础性的医疗知识和技能，学习正确开展需求评估的方法。

5. 需求评估的能力

综合运用问卷、访谈、观察等方法针对社区居民健康需求进行评估，不仅关注社区居民健康教育的实际需求，还应看到社区中潜在的资源与优势。

总体而言，督导者可从以下几个方面提出社区健康营造的实务策略与技巧：① 善用资深志愿者的服务经验与新进志愿者的活力创意；② 稳定社区健康营造内部团队，以利于对外服务的动力与质量；③ 统筹各方资源与经费；④ 制订完善的志愿者管理措施，并强化志愿者招募与培训；⑤ 争取区域内企事业单位的资源投入，持续推动社区健康营造；⑥ 加强倡导，以提升医院内相关部门对于社区健康促进的认同；⑦ 结合当地社区、非营利组织、专业医疗体系及政府资源等层面的共同参与；⑧ 提升社区居民的参与程度，凝聚社区共识及向心力。

---

[1]　袁光亮：《社区社会工作人才培养研究》，北京理工大学出版社 2012 年版。

（四）医务社会工作项目督导

目前，越来越多的医务社会工作服务以项目化运作方式开展，这对社会工作者的能力提出新的要求，即社会工作者完成服务项目应具备的能力。本节将根据项目开展的不同阶段所需具备的能力，对督导内容进行介绍。

1. 项目立项阶段

在项目立项阶段，一线社会工作者主要负责项目申请的部分工作，需要展现需求评估、项目设计与撰写的能力等。

社会工作服务以需求为导向，项目目标设计来自需求调查与分析，这是社会工作者在项目立项阶段所需具备的能力。需求调查主要通过文献查阅、访谈、问卷或量表、总结以往服务经验等方式进行，可单一使用也可综合使用。关于需求评估能力的督导，可从以下两个方面进行：一是帮助被督导者区分为项目设计而做的需求调查和为开展小组或社区活动而做的需求调查，督导者需要关注被督导者的观察力、沟通能力、问卷设计能力等；二是帮助被督导者提升需求分析能力，即针对整个项目所服务人群的需求分析。

项目设计能力具体包括创新能力、创造能力、资源把握能力等。项目设计需要满足服务对象的需求，具有创新性、实用性和可操作性。在项目申请书的撰写方面，需要社会工作者对服务对象的需求、目标设定、内容设计有清晰的描述，使逻辑性贯穿项目申请书的始终，具备逻辑思维能力、清晰的文字表达能力和撰写的规范性。关于项目设计能力的督导，主要可以从新颖、实用、可操作、可持续与具备影响力五个角度出发进行。

关于项目申请书撰写的督导，目的是通过对项目书的督导和完善，使评审专家认为项目有开展的必要，能够体现服务设计的专业性和有效性，保证申请书各板块相呼应、有联结。在细节方面，可以督导项目撰写人提升语句表达、文字功底，并使页面更具美观性。

2. 项目实施阶段

在项目实施阶段，一线社会工作者主要以项目执行为主，对需求整合、专业关系建立、资源链接、专业方法的使用等能力提出了更高的要求。督导者需要关注被督导者是否了解项目中各个利益相关方的需求，尽可能地将这些需求与服务对象的需求相对接，或在满足服务对象需求的过程中平衡利益相关方的需求。

项目执行阶段的督导，在建立关系能力方面，可建议被督导者注意建立至少所在街道或单位与服务对象两方的关系。被督导者自身应增强亲和力和解释能力、沟通能力。在社会工作服务能力上，要求被督导者遵守社会工作价值与伦理，提升运用社会工作知识和理论、资源链接、方法整合的能力。

3. 项目总结与评估阶段

在项目总结与评估过程中，督导者应关注被督导者提炼、反思并保持批判性思考的能力。同时，将恪守社会工作价值与伦理的能力贯穿于社会工作服务项目运作全过程。

本 章 小 结

本章从准备与开始阶段、工作阶段、评估与结束阶段介绍了医务社会工作督导过程，阐述了如何建立督导关系，开展督导会议，运用面谈技巧，以及在评估总结阶段的注意事项。同时详细介绍了个别督导、小组督导、同辈督导、现场督导、线上督导、跨专业学科的督导、"高校—医疗机构"联合督导等多种督导方式的特点，希望对于督导双方选取合适的督导方式有所帮助。在医务社会工作督导运行机制一节中，由于我国内地目前尚未制定统一的医务社会工作督导机制，因此通过介绍我国香港地区、澳大利亚的社会工作督导指引经验，对内地医务社会工作督导运行机制提供借鉴。最后一节依据能力为本的社会工作督导视角，分别对个案社会工作、小组社会工作、社区社会工作、社会工作项目开展所需的能力要求与督导注意事项提出建议。

思考题

1. 简要概述医务社会工作督导的过程。

2. 在医务社会工作督导过程中，常用的面谈技巧有哪些？

3. 医务社会工作督导的基本方式有哪些？它们各有哪些特点？

4. 个案社会工作督导中，督导者应该培养被督导者哪些能力？

5. 小组社会工作督导中，督导者在小组不同阶段分别有哪些工作重点？

6. 社区社会工作督导中，督导者应着重培养被督导者的哪些能力？

7. 社会工作项目督导中，对被督导者的能力提出哪些要求？

推荐阅读

中国香港社会工作者注册局：《社会工作督导指引》，2009年版。

博戈等：《社会工作实习督导实务》，社会科学文献出版社2011年版。

张洪英：《社会工作督导：理论与方法》，中国社会出版社2018年版。

崔明孙：《社会工作督导：脉络与概念》，陈秋山译，心理出版社股份有限公司2005年版。

阿尔弗雷·卡杜山、丹尼尔·哈克尼斯：《社会工作督导》（第四版），郭名倞等译，中国人民大学出版2008年版。

主要参考文献

童敏：《社会工作督导基础知识》，中国社会出版社 2019 年版。

隋玉杰、杨静：《个案工作》，中国人民大学出版社 2007 年版。

刘梦：《小组工作》，高等教育出版社 2013 年版。

陈锦棠：《社会工作督导：经验学习导向》，华东理工大学出版社 2018 年版。

杨薇：《乳腺癌患者的社会工作介入》，《中国社会工作》2014 年第 27 期。

李沂靖：《社区工作》，中国社会出版社 2010 年版。

第八章

医务社会工作督导的挑战与展望

医务社会工作者小王是某高校社会工作专业的硕士研究生，其自从接触到社会工作这一专业后，便对医务社会工作这一领域怀有浓厚的兴趣，并立志成为一名合格的医务社会工作者。进入实习期后，小王来到所在地的一所三级甲等医院进行专业实习。在病区里，小王遇到了因疾病而产生显著焦虑、紧张情绪的服务对象，因家庭关系而影响治疗的服务对象等。当小王意识到应该运用理性情绪疗法和家庭治疗等专业干预方法对服务对象进行干预时，却无奈地发现根本无从下手，因为之前的课堂教育没有真正实操过这些方法技术，以至于现在无法尝试实际运用。而且每当小王尝试和服务对象深入交谈时，总感觉找不到安静的地方。一段时间后，小王出现了明显的挫败感。

医务社会工作本质上是源于西方的舶来品，因此，它在工作理念、方法技术、服务形式和服务途径上难免留有浓重的西方社会特质，这些特质常常和中国本土的环境不相一致，从而形成各种冲突，使医务社会工作的发展受到挑战。作为医务社会工作服务延伸和专业成长重要环节之一的督导，是保证医务社会工作实务过程规范化、专业化和职业化的关键因素，也是促进医务社会工作者个人不断获得专业素养，能够持续发展的关键因素，对于整个医务社会工作专业而言尤为重要。然而，医务社会工作的督导者，同样不可避免受到上述环境和冲突的影响。因此，必须在实务层面充分认识到这些存在的或是可以预见的可能的挑战，并运用科学、合理的策略加以缓解。

一、医务社会工作督导的本土化过程

如果要解决医务社会工作实务层面的各种现实冲突和挑战，就不可避免地提到医务社会工作在我国的发展过程，这一过程其实就是医务社会工作在我国的本土化过程，也是一个通过实践慢慢积累丰富经验的过程。

（一）督导本土化过程中的价值取向

1. 督导过程中的实操练习导向

职前教育是未来的医务社会工作者的执业基础，对将来的医务社会工作者的执业品质起到非常重要的作用。而本土医务社会工作职前教育的一个显著特点就是高校普遍只注重社会工作基础教育，即使有医务社会工作等选修课，也未见其课程上的个性化设置；此外，高校的师资不完全都具有社会工作专业领域实务经验，这就使得学生在课堂教育中不能充分实现技能获得，如一些最基本的治疗干预技术和一些互动沟通技巧。在这样的环境中，学生的教学体验大都聚焦在理论层面，很少有实操的能力或感性认识。很多初入职者在遇到具备社会工作介入基础的服务对象，并意识到应该运用专业干预方法对服务对象进行干预时，却无奈地发现课堂上所接触的只是这些专业方法的理论基础，而之前并未有机会进行必要的实操训练，如今即便想到这些专业方法，也根本无从下手，无法尝试实际运用。这和医学生能在实验标本上进行各种技术练习有着较大的反差，从而也使得学生一旦进入医院场域，身处具备各种专业技能的医护团队中间时，立即会有明显的心理落差和自卑感。

面对这种状况，在督导过程中首先要解决怎样帮助被督导者内化获得的理论知识，并外化为行为技能，在实践过程中能较好地使用，从而提升被督导者的专业自信，强化其专业认同感。而实现这一目标，对督导者本身是一种很高的能力要求。督导者不仅要掌握各种实务技术层面的专业方法与技能，还应通过实践对来源于书本上的技术方法进行实践化、本土化，使之成为具有可操作性的实务工具，摆脱和课堂教育类似的、枯燥的理论说教，尽可能使督导过程变得生动而鲜明。同时，督导者还应具备洞察问题的敏锐性和传授知识的能力，引导被督导者的理论知识随着服务的深入而产生积极的质的变化，成为能在日常工作中助力专业服务的重要途径。

2. 督导过程中的场域适应导向

由于本土医务社会工作的迅猛发展，近年来在社会工作实务层面内形成了医务社会工作一枝独秀的局面，使得很多学生对医务社会工作产生行业憧憬，渴望能成为一名医务社会工作从业者。然而，当他们踏入医疗行业后，就会发现现实可能并没有那么美好，从业之路困难重重。例如，对于医疗专业知识的缺乏、对于医疗体制知识的缺乏、对于医疗救助信息的匮乏和对于健康保健常识的匮乏等，这些在医疗领域内的基础性知识和信息的储备不足，会成为新入职医务社会工作者开展专业工作的拦路虎。刚接触一线服务的医务社会工作者都希望将课堂上的所学所识能够完整地运用于实际工作中，为服务对象带去福音和希望。然而，面对服务对象提出和自己所患疾病相关的问题时，就没有办法信心满满地解答，更有甚者，某些问题完全出乎他们的人生经验，根本无法用自己的经验和常识回答。久而久之，会使得这些低年资的医务社会工作者觉得之前高估了自己的能力，更对于单独接触服务对象有了心理阴影，非常害怕被服务对象觉得自己不专业。其实，这是一种较为普遍的现象，而要成为一名合格的医务社会工作者，至少应具备一些医学学科的基础知识，如系统解剖学、生理学、病理学、药理学、护理基础理论、免疫学、诊断学、医学心理学、精神病学、医学遗传学、内科学、外科学、妇产科学、儿科学、中医学等，而且还应具备医学哲学、社会医学、医学伦理学、医事法学等知识，以及人际关系与医患沟通等人文类学科的知识。

针对这一情况，在日常督导中，应帮助初入职者明了医疗场域的特殊性，这一特殊性往往较少机会出现在现有的社会工作专业教科书上。例如，医疗机构的概况，即通过介绍医院的概貌、结构、功能和社会属性，帮助学生对医疗机构有全面的认识，这是其他所有后续教学的基础；又如，患者角色的界定，即通过讨论和陈述，使学生对于"患者"这一概念有全新的认识，并引申出诸如患者角色适应、患者心理及情绪反应、患者需求及患者权益等全方位的讨论；再如，医疗基础常识，即内、外、妇、儿等各专科或特殊病种的专业常识和认知；或是医学人文知识，即人文医学主题及相关边缘主题，与医务社会工作专业领域相关的伦理课题，包括借腹生子、脑死亡判断、异性检诊、人工授精、变性手术、安乐死等。这些课题通常又涉及医学哲学、社会医学、医学伦理学、医事法学、人际关系与医患沟通等。上述这些议题是年轻的医务社会工作者在工作中很大可能会遭遇到的，且又将必须面对的难点。如果能有机会提前帮助他们知晓、理解和接受，将在很大程度上帮助被督导者在第一时间对服务对象产生合理的共情，对于帮助其与服务对象建立良好的专业关系不无裨益。

（二）督导本土化过程中的方法技巧

1. 化解非典型场域症候群

很多时候，我国本土的医务社会工作的服务场域呈现非典型特点，并形成困境，对实务过程产生影响。初入职的医务社会工作者会把一切都想得十分理想化，觉得在专业的环境中运用专业的方法提供服务，取得专业的服务效果是顺理成章的事情，医院的环境应该是最好的，医院的规章流程也是最严谨的，所以在医院里开展社会工作是最有保障和基础的。但是，这样的想法随着服务时间的累计而发生改变，原来理想和现实的差距巨大：每次想要和服务对象进行深入交谈时，病房里永远有其他人，不断地插话干扰；每当刚和服务对象之间形成较为理想的专业关系时，往往是服务对象即将出院的前夕。而此类场景往往就是医务社会工作者的日常遭遇，某种程度上，医务社会工作者的工作环境可能比社区社会工作者的工作环境更糟糕，这就是此处所指的非典型场域症候群。最为常见的非典型场域症候群包括：第一，有限的干预（治疗）周期。由于医院受到医保等相关政策的限制，患者在医院里停留的时间一短再短，一般都在一周左右，而传统的社会工作干预（治疗）方法一般都有几个环节组成，如认知治疗的识别自动思维、识别认知错误、真实性检验、去中心化焦虑水平监控等，包括小组工作的形成期、中间期、后期和结束期等[①]。完成这些环节需要相对较长的时间（几周至几月），在此场域中，实施完整的专业干预（治疗）几乎是不可能的。这一困境是医务社会工作者最常遇到的，渐而形成一种实务层面的共性：现在在医院内进行个案工作越来越难，甚至感觉无法进行个案工作。第二，嘈杂、喧闹、没有隐私感的工作场地。就目前阶段而言，我国的绝大多数医疗机构内的社会工作部都没有条件设置相对独立的个案工作室和小组工作活动室。因此，病房里、病床边就是日常个案工作的开展地点，而会议室、活动室就是小组

相比教科书上的描写或要求，我国现阶段各级医疗机构的现状在短期内改善的可能性不大。这就要求医务社会工作的一线从业者必须看到服务硬件的短板，用专业智慧对服务方法、技术、过程加以适当的本土化，使得专业服务能迅速适应当下的环境和文化特点，从而提升服务效果。

---

① 张一奇：《非典型场域医务社会工作实务困境及应对策略》,《中国医务社会工作》2018 年第 3 期。

工作的场地。这样的工作场地充斥着患者及其家属、陪护者的喧闹声，其他人员的交谈声、脚步声，嘈杂而混乱，对于案主而言，很难有隐私感。第三，充满挑战的工作环境。由于工作场地的限制，尤其是个案工作经常在患者病床边进行，常常会受到患者陪护者和同室其他患者或陪护者的干扰，影响到正常访谈和治疗的进行，有的甚至会直接破坏治疗的氛围，让专业干预进程很难继续下去。在这样充满挑战的环境里，干扰和不确定性太多，医务社会工作者很难自如地运用实务技巧和方法，使得原本专业的干预过程显得匆忙而凌乱，无法保证服务的专业性与有效性。

针对这些非典型场域的困境，必须在督导过程中帮助被督导者充分认识到本土现实情况的特殊性和局限性。首先应该帮助被督导者厘清哪些困难是暂时的，在一定时间内有可能解决，哪些困难将会是持续的，在可以预见的时期内无法解决等。在此基础上，对于那些一定时期内无法解决的困难，督导者必须带领被督导者对传统工作方法加以改变来应对，以确保在其专业性不受影响的前提下，充分利用现有非典型场域的有限资源，将非典型场域所造成的负面影响最小化，并使之符合我国现阶段的基本国情。例如，在个案工作过程中强调需求导向，采取短焦等服务手法，突出服务重点，让服务对象感受到医务社会工作的成效和价值；或者把小组工作的服务对象转变为出院患者，以获得足够的服务时间与空间，可以从服务对象的多个层面进行专业干预；或者运用同伴支持方法，把同病房的病友转变为服务对象的同伴和医务社会工作者的助手，在服务过程中和医务社会工作者形成服务同盟等。

2. 化解负面视觉心理冲击

在社会工作实务督导的组成和实施过程中，提供心理情感支持是非常重要的一环。而在医务社会工作场域中，类似的心理情感支持就显得尤为重要了。以医学生为例，整天和病痛、患者打交道的准医学专业人士一旦真正面对死亡和第一次面对尸体时，也必须要有一定的心理建设作准备，而作为社会工作专业学生，更是与疾病和死亡有一定的实际距离。现实工作中，当满怀工作热情的

与医学生相比，医务社会工作者在真正进入医院开展服务前，很少有机会看到各类令人难以接受的画面。但即使是医学生，在进入临床后，也需要相当长的一段时间来适应。所以，这样的适应过程并不是医务社会工作者所特有的。在实践过程中，不用过分将自己标签化，而应该将其普遍化。

医务社会工作者和服务对象之间建立了非常融洽的专业关系，也针对服务对象的具体情况进行了专业的介入，服务对象的情况有了明显改善，正对未来的治疗充满信心时，由于病情突然发生恶化，服务对象骤然离世的情况并不少见。这样突如其来的转变，对年轻医务社会工作者的打击是十分巨大的，也会使其产生职业挫败感。不难想象，当他们第一次遇到自己的服务对象因疾病身处绝望边缘或直面死亡威胁的时候；当眼见一个又一个患者被疾病折磨、痛不欲生，而自己又无能为力的时候；当目睹患者家属因患者的离去悲伤过度、不能自拔的时候；当各种残缺的组织和器官直接暴露在眼前的时候，初入职的医务社会工作者会是一种什么样的心理状态。最令人难受的是，这样的场景会日复一日地无数次重复出现在他们的工作环境中，形成一种令人窒息的压迫感和负向情感诱导，使初入职的医务社会工作者深陷其中，从而情绪极度低落，以至于日渐消沉，更有甚者会对工作环境和工作本身产生恐惧感和抗拒感。

在这样的情况下，督导者必须帮助初入职者明白医疗环境的行业特点，充分知晓疾病和死亡、病痛和残缺在医疗或医务社会工作专业领域中的普遍性和重要意义，帮助其明白面对疾病、病痛和死亡是医务社会工作从业人员日常工作的一部分，要合理运用同理、共情、自我表露、认识疗法等专业技术提供强有力的情感支持和心理支持，使初入职者渐渐摆脱困境，有足够的自信直面各种场景。必要的时候，督导者可以寻找机会和被督导者一起面对困难的场景，并在适当的时候交流处于困难场景中的心得体会，这样可以使被督导者从督导者的感受中获得力量，也能使被督导者的内心负面感受在第一时间普遍化。

（三）督导本土化过程中的伦理实践

历史地看，医疗行业在执业过程、服务过程、理论研究和学科建设等方面，应每时每刻都非常强调价值观和伦理的提纲挈领地位，因为这是其直接面对人和人的健康这一特殊行业的属性。但是长期以来，由于文化传统的影响，这一特点并没有在本土的医疗行业中被特别强调，本土的患者更多还是常常服从于宏观的医疗体制和微观的医疗机构或医护人员。由于职业伦理思维导向，医务社会作者始终觉得，在服务过程中，应该自始至终从服务对象的立场出发，考虑事情、解决问题。但是，在实际服务过程中，那些普遍存在、有悖于伦理而且又一时半会儿解决不了的问题常常出现，譬如门诊处方只能开一周的药量，使患者感觉需要多次往返医院特别麻烦；又如因为平均住院日的限制，患者一般在医院里只能待10天左右，使患者担心出院后自己的日常护理没法解决；或者医师查房时当着其面在整个团队面前讨论病情，令患者很反感；再如当医护人员未征得患者的同意而开具医疗处方的时候，当医院由于宏观政策限制限定患者住院天数的时候，当科研团队并未征求患者意见而将其作为研究对象的时候[①]，等等。可能最初当医务社会工作者遇到这样的服务对象时，总是满怀热情地去协调解决，但是遗憾的是，大部分的努力最终都会无功而返，因为医疗制度是确保医院能正常运行的基础。从一定程度上而言，医务社会工作这一专业和医疗行业有着相似之处，如都服务于人和人的健康，都致力于健康社会的构建等。而且社会工作专业把专业伦理提到一个相当的高度，使得受过较为系统教育训练的社会工作专业人士有着深刻的专业价值观和伦理概念。正源于此，医务社会工作者常常会对某些医疗行为产生质疑，从而对整个医疗行业或体制产生怀疑。

客观地讲，上述状况在我国现行的医疗体制中并不少见。因此，在日常工作中，当医务社会工作者因医疗行业的特殊现象与自己所受的专业价值和伦理教育不一致，甚至于冲突的时候，督导者应帮助其解释上述现象的客观成因、形成过程和预判后果，并在不影响医疗秩序和医疗护理进程的前提下，帮助被督导者一起寻找可能的解决途径。有可能的话，可以充分利用社会工作专业价值观和伦理，寻求机会，积极推动医疗行业价值观和伦理的发展导向，形成积极的引领作用，以求改善医疗行业价值伦理发展滞后的现状，

---

① 许丽英：《过程视角下实习督导实践的探析——以医务社会工作为例》，《社会工作》2010年第23期。

避免使被督导者形成强烈的专业挫败感和在实践过程中产生不理性的冲突行为。

（四）督导本土化过程中的互动合作

我们时常听到医务社会工作学术界和实务界讨论一个焦点问题："如何真正融入医疗团队或医疗场域。"诚然，医院是一个庞杂而繁复的机构，作为一种新生力量，医务社会工作的介入往往需要其载体，也就是医务社会工作者要具备足够的能力。但在现有的学校教学过程中，人际沟通或团队合作的能力往往并不作为常规项目或不被置于非常重要的地位，使得部分学生不具备作为一名合格的医务社会工作者应有的日常独立工作的能力，而这些能力往往是其今后执业的必备条件。很多刚走出校门的医务社会工作者，在对自己的专业能力深信不疑的同时，也坚信自己能和其他人团结合作开展工作。但是，一段时间后，他们就会觉得无论独立工作还是合作工作，都不是自己想象得那样简单。有时看似合情合理的专业介入方案会遭到主治医师的强烈反对，斥责其反而会阻碍医疗护理进程；有时在设计有临床医生加入的病友小组活动时也会和临床医生出现不同的想法。遇到这些情况时，接触临床不久的医务社会工作者就会无从选择，也深深体会到他们的专业思维与医疗领域思维习惯之间的巨大差异。初入职者并不知晓在医疗机构中，社会工作部实际处于非主流的地位；或者在开展个案工作的时候，往往需要和医生、护士保持沟通，和医疗目的保持一致性；或者在开展小组工作的时候，可能需要临床科室与其他行政科室的配合；甚至于在为患者整合社会资源时，需要寻求院内和院外诸多部门的帮助等。

因此，在督导过程中，必须非常注重个人日常工作能力的培养和提升，包括团队工作能力、独立工作能力、人际关系处理能力等。事实上，在临床医疗护理过程中，医护之间、医生之间，或是医护和医院管理之间也会存在立场、观点不一致的局面，而这本身也从另一个角度说明不同专业各自对患者高度负责的态度。因此，必须促使被督导者站在团队其他成员的立场上考虑问题，在可能的

"如何真正融入医疗团队？"这是一个很多同道会遇到或喜欢讨论的问题，也常常仁智各见。笔者以为，真正促使医务社会工作者融入包括医疗团队在内的各种专业团队的，除了个体的性格外，一定是其所具有的专业能力，这是使得医务社会工作者能够与医疗团队其他成员合作并和他们平等对话的关键前提。

情况下，最大限度地和团队成员达成专业共识，并帮助被督导者明白社会工作者部作为一个部门和医院整个运作体系保持一致的重要性，以及社会工作部帮助医院其他部门完成医疗护理任务和助力医院发展的必要性。唯有如此，医务社会工作者的个人能力才能在服务实施过程中转化为成果并被医疗护理团队认可，从而发挥社会工作部在医院运作中的积极作用，并由点及面，进一步推动医务社会工作作为医疗卫生行业一部分的可持续发展。

二、医务社会工作督导的未来展望

（一）构筑层次合理的阶梯式复合型督导模式

医务社会工作在本土的恢复发展已近 20 年，这期间随着专业的兴起和发展，培养造就了一大批专业人才。就上海而言，截至 2018 年底，医务社会工作者总数已接近 600 名。但是，在这支队伍中，个人的专业能力和执业水平是有差别的。其一，医务社会工作者的从业年资不同，有长有短；其二，很大一部分医务社会工作者是从医疗护理或管理岗位转岗而来，专业能力有待提高。其实这一现象是我国现阶段医务社会工作者队伍的普遍现象，尤其是从业者专业背景的差异尤为明显。这就要求在构建督导体系和提供督导的过程中，充分考虑到这一个体差异的现实情况。可以尝试建立一支分层级的督导团队，形成包括以提供医疗场域常识和信息为主的初级督导，以提升各种专业技能为主的中级督导，和以提升实务与科研能力相结合的综合能力为主的高级督导的"初级—中级—高级"阶梯式实务督导模式。目前，我国很多地区的医疗机构已设立了社会工作部，也初步形成了一支具有一定规模的医务社会工作者队伍，区域内的社会工作者协会（社会工作联合会）的医务社会工作专业委员会（以下简称"专委会"）都在适时为区域内的医务社会工作者提供督导服务，以便在实现更具效果的服务的同时，促进医务社会工作者个人的成长。与之同时，当前我国医务社会工作者的身份背景各不相同。这其中既有社会工作专业毕业的科班出身者，也有从原来的医疗、护理和医院管理岗位上转岗而来的；既有从业已超过十年的资深人员，也有刚从学校毕业的学生。由于存在着这些显而易见的差别，各级各类督导服务组织方必须从事实出发，构建分层分类的督导模式。针对科班出身的医务社会工作者，专委会着重提供医疗护理知识和健康保健常识类的教育性督导，为其补充日常工作中必不可少的专业信息；针对从医院内部转岗而来的医务社会工作者，专委会着重从社会工作理论介绍和专业方法训练方面进行督导，使这部分人员能比较有重点地掌握日常服务中最常使用的核心技术。此外，还可以分门别类、针对不同层级的对象设计初级、中级和高级督导课程，如初级、中级课程主要针对入职不久的医务社会工作者，主要提供医疗场域情境模拟、伦理选择、方法技术应用和典型案例分析等，以缓解这部分医务社会工作者对于医疗场域的陌生和对于常见案例介入的生疏；高级课程主要针对有一定年资的从业者，主要围绕专业方法综合运用、社会资源整合、项目设计、团队合作、团队管理、行政策划等方面的督导，以促使其从一个单纯的实务工作者向一名具备管理能力的复合型人才发展。

此外，如前文所述，由于医务社会工作初入职者会受到现实环境中各种负面信息的刺激和冲击，对个人的身心健康产生影响。故而督导的过程并非仅仅聚焦实务能力的培养和提升，更应提供有助于个人成长的情感与心理支持。初入职的医务社会工作者本身也存在着身、心、社、灵各个层面的需求。因此，在实务督导层面，建立一支既能提供实务经验，又能提供情感与心理支持的复合型督导队伍尤为重要。在实际工作中，督导者应敏锐地察觉到被督导者工作困境与心理情感因素的关联性，然后在提供心理情绪支持的前提下，着力解决实务困境[①]。

（二）建立符合本土文化特点的实务督导框架

存在于中国本土文化中的医务社会工作必须符合本土文化的特

---

① 赵静：《社会工作督导实务手册》，中国社会出版社 2019 版，第 111 页。

质，这些特质是长期以来随着我国医疗卫生行业的发展而形成的，是和我国的现行社会制度与民俗民风密不可分的一部分。因此，这些特质可以从整体宏观层面和微观层面得到表现。

从宏观层面上看，由于我国本土医务社会工作一般不属于卫生主管部门的医政条线，而属于宣传条线或党务条线领导，基层医疗机构内设的社会工作部门大部分归口在医院党委条线或下属的精神文明条线。因此，医院社会工作部门的发展必须最大限度地融入医院整体党建工作、精神文明建设和医院的文化建设，与卫生行业和基层医院中心工作目标保持一致。有些刚参加工作的医务社会工作者会质疑，医院社会工作部为何不着力聚焦于个案工作、小组工作等专业服务的开展，而是花很多时间在广场活动、门诊大厅活动的举办上，这似乎脱离医务社会工作的专业初衷。针对这样的疑惑，督导者必须从实际情况进行分析。在我国现阶段开展医院社会工作，医院党政领导的支持是重要的资源，因此，医院的社会工作，必须为医院的中心工作服务。在很多医院可以看到的公益类活动、宣传性活动，虽然在严格意义上来说不属于社会工作专业工作中的任何一类，但是对于促进医院的精神文明工作和文化建设是有极大益处的。因此，必须在配合医院的中心工作上下功夫，才能拓展医务社会工作全面服务于医院各项工作的空间，更加深入地主动融合到医院的发展中去。也有同道提出本土的医务社会工作者必须每天去病房进行住院患者病房探访，在主动向患者介绍医务社会工作时会比较尴尬，国外的经验和教科书上都是患者主动求助的，而病房探访似乎背离了教科书的范式和西方国家的经验。针对这样的疑问，在督导过程中必须阐述这样一个事实，医务社会工作在我国还是一个新生事物和新生理念，民众对于接受这样一个新事物和新理念有一个过程，不可能一蹴而就。督导者应该使被督导者明白，长期以来我国的民众也已经习惯重视躯体治疗而忽视心理情绪健康的模式，因此，像西方社会那样单纯地等着服务对象上门求助是不可取的。而日常的病房探访就是让民众了解、熟悉医务社会工作和医务社会工作者的很好方法，也能够在对话过程中帮助服务对象了解内心深处对于身、心、社、灵各个层面的需求，这样才能够化被动为主动，也能够促使服务对象在短时间内接受我们的专业服务。而且，一旦患者在住院期间接受过专业的医务社会工作服务，将来出院后再参与病友小组和病友俱乐部就有认知基础了。

从现实状况看，督导者必须在宏观意识上有一个总体把握，要使被督导者明白，医务社会工作虽然是一项专业技术工作，是向服务对象传递身、心、社、灵不同层面干预为主的技术型专业服务，但同时也是助力医院服务内涵建设，提升医院服务温度与整体形象的加分项目。追求社会效益最大化，往往是医院推行服务改革和文化建设的终极目标，医务社会工作的发展必须主动涉及、涵盖这两块医院的中心工作，并努力成为其中坚力量与主体。实务督导过程中，必须让实务工作者深刻领会医务社会工作在医院发展与卫生行业整体发展的宏观层面所能起到"锦上添花"的作用。因此，切不可排斥某些看似不那么专业的群体性、文化类活动与公益慈善项目，以过于"洁癖"的眼光来捍卫狭义上的专业发展。

从微观上看，如前文所述，本土医务社会工作的发展受到传统文化和社会制度等多方面的影响，如非典型场域症候群的影响、医疗行业伦理现状的影响等。应认识到这些传统文化或社会制度长期存在的客观性、合理性和必要性，不应过分强调西方医务社会工作发展经验的有效性和通用性。在实际工作中，有些被督导者曾经历过被督导者用书本上西方国家的经验拿来说教的体验，但在实践中却发现其实这些经验未必适合本土的实际情况；也有一些被督导者有过在督导者的鼓励下向现有的医疗体制和医疗运行模式尝试发起挑战的，但最后收获的却是满满的挫败感。这些情况之所以会发生，就是因为督导者本身作为一个非实务工作者犯了形而上学、唯书本为上的错误，用教条的书本经验来指导现实情况，或是作为一个本土从业者，以其他地区的经验来指导本土从业者，其实都是没有很好地认识和尊重本土传统文化和社会制度的结果。因此，在广泛借鉴书本和他人经验的前提下，还必须有一个筛选和提炼的过程，用理性、客观的眼光看待他人的经

过来人的经验往往是最具有说服力的，对于被督导者而言，最直观的感受就是我所遇到的问题你是如何解决的。所以，除了书本上的知识外，督导者应该放眼本土，着眼实务，从实践中获得真知，并结合理论中的各知识点，使之成为行之有效的督导专业过程。

验，并用以对照本土和自身的现实，吸收有益的部分，理解与现实情况相冲突的原因所在，真正促进医务社会工作实践的发展。这才是医务社会工作督导本土化最基本的内涵。

（三）凸显多学科团队合作中专业的引领作用

随着医学的发展，多学科合作的医疗服务形式正成为当下的新型医疗模式代表，多学科团队协作（multiple disciplinary team, MDT）正成为临床上诊疗模式的发展趋势。同样，在社会工作领域，多年来一直在提"多学科合作"或是"跨学科合作"的理念，尤其是在医务社会工作领域，由于医务社会工作者身处多种专业交织的环境中，与其他专业人士开展合作几乎是不可避免的。但是经过多年的发展，真正能做到融入医学团队，并成为其不可或缺的一员，还有很长的路要走。目前来看，很多时候，医务社会工作者是以一个可有可无的状态，或是以几乎边缘化的身份参与临床服务，很难体现专业身份与专业地位，甚至有些医务社会工作者会因此产生专业自卑感，导致专业认同感低下。有些医务社会工作者觉得在病房参与讨论病例时，自己的意见和建议常常被临床医护人员轻视，他们觉得这些意见和建议并不是影响治疗和护理的重点；也有医务社会工作者觉得有无力感，因为医生的一张处方或一台手术，往往就能帮助患者起死回生，而自己的服务很难看到具体的效果，有时候还不被服务对象和临床医护人员理解，感觉很委屈。其实，这是医务社会工作行业内大多数从业者会遇到的现实问题，无法回避。在团队合作过程中，不被理解不代表没有专业价值，合作是一个磨合和相互认识的过程。在一个团队内，总是有主角和配角，不可能人人都是绝对主导者，只有甘当配角，才能从内心实现自我认同。

在上述情境下，督导者应首先充分意识到医学专业发展的前景，认识到多学科合作在医疗行业成为一种专业前途的必然性，科学地引导被督导者以一种恰到好处的身份主动融入医疗护理团队中。有时候，医务社会工作者必须是这个团队的辅助者，以较为从属的地位配合临床的医疗护理工作，以促进患者医疗护理的效果。

例如，当患者在诊疗过程中出现较为明显的抗拒或其他负面情绪而影响到整体治疗效果时。有时候，医务社会工作者则可以成为这个团队中的主要角色，给临床治疗提供社会性意见和建议，引导临床治疗选择更符合患者的利益，或是成为解决特殊问题与困境的主要力量。例如，当讨论患者的治疗方案是否适合患者的经济基础和社会地位时，或当病区内患者自杀自残等某些特殊事件发生时。督导者不但要帮助被督导者区分这两种不同的场景，还要鼓励被督导者勇于接受不同场景下的专业角色，必要时甘当绿叶，有需要时也必须勇挑重担，进退有度地扮演好符合要求的专业团队一员的角色，使医务社会工作者真正融入医疗护理团队，使多学科合作成为可能。

（四）形成跨亚专业多元化督导人才培养体系

从世界范围内看，医务社会工作的发展已脱离单纯的"医院内社会工作"或"社会工作在医院"的概念和模式，而越来越多地向"健康社会工作"或"身心健康社会工作"发展，很多研究中，甚至已经用"健康社会工作"置换"医务社会工作"的概念。这一变化给本土医务社会工作的发展提出一个挑战，那就是随着医务社会工作的快速发展，将来的医务社会工作服务范畴将不再局限在医院内部或医疗机构内部，而是朝向更为开放、广泛的领域延伸，譬如社区等。随之而来的，便是医务社会工作者能力要求上的变化，单纯地只适合在医院提供服务的医务社会工作者将不再适应形势发展的需求[1]。一方面，一线的医务社会工作者有时候并不缺少单纯社会工作技术方法层面的知识和训练，也并不缺乏对于医疗领域的常识性认知，更不匮乏对于医疗信息的掌握；另一方面，一线的医务社会工作者普遍对于在一定群体或场域内实施医务社会工作服务有知识需求，譬如怎样在医院的老年科病房开展有效的、适合长者的社会工作服务，怎样在社区内实施适合女性群体的健康照护类项目，怎样合理地把儿童问题还原到儿童的原生态家庭进行分析，怎样理

---

[1] 吴宗友：《医务社会工作实务教程》，安徽大学出版社第 2017 版，第 28 页。

解患者及其家庭所遇事件的处境等。归纳来讲，年轻的医务社会工作者实际缺乏的是学科交叉状态下的知识体系。针对这一情况，未来的督导设计可以从新兴学科的知识补充入手，着重提供社会热点知识和边缘学科知识的介绍，如社会心理、性别心理、老年行为特征、系统性家庭治疗与结构型家庭治疗等知识体系，还可以从具体议题上引导被督导者进行广泛讨论，如借腹生子、脑死亡判断、人工授精、变性手术、安乐死、异性检诊、医患关系、患者社会属性、患者赋权、医疗服务文化等。此外，为了瞄准国际医务社会工作发展的最前沿，号准国际医务社会工作发展脉搏，还可以通过引入艺术治疗、宠物治疗和情境治疗等世界专业发展最新资讯，弥补现阶段本土医务社会工作者对于学科发展最新状态的脱节，掌握国际上本专业发展的轨迹和未来方向。

事实上，本土医务社会工作也已经逐渐走出医院，并与社会工作专业大范围内的许多亚专业结合，以满足当下社会发展的要求。例如，涉及社区社会工作与医务社会工作的公共健康领域，涉及精神健康社会工作与医务社会工作的精神健康领域，涉及老年社会工作与医务社会工作的老年健康领域等。这些新的复合型领域往往涉及两个或两个以上的社会工作亚专业，这就要求在此领域中服务的社会工作者需同时具备多个亚专业的理论基础和实务经验，而在未能达到这一能力要求前，实务督导就显得尤为重要。

由于医务社会工作在本土的发展历史短暂，因此，此类个人经验能覆盖多个亚专业的多元化督导人才少之又少，但是结合世界发展潮流和社会变迁轨迹，这一多元化发展是未来社会工作领域学科发展的大势所趋，未来更多涉及包括医务社会工作在内的多个亚专业的服务领域会不断出现，如医务社会工作与儿童社会工作、医务社会工作与妇女社会工作、医务社会工作与残疾人社会工作、医务社会工作与企业社会工作等。因此，必须放眼未来，并利用我国社会工作发展的现有条件，因地制宜地创造一个有利于多元化督导人才培养的环境，并形成人才培养的体系，这样才能使本土医务社会工作督导的发展和实务发展相比保持领先一步的优势，能够以有效地、前瞻性的实务督导引领本土医务社会工作的实务发展。

（五）建立"理论—实践—理论"双向督导机制

一般来讲，社会工作督导是指以理论的高度来指导实践的发展，或用比较成熟的实践经验来指导未成熟的实践者。因此，在西方和我国香港和台湾地区的督导课程或教科书中，呈现的都是用理论指导实务的发展，或是资深医务社会工作者对初入职者的专业指导。

从我国医务社会工作的发展现实看，由于历史原因，医务社会工作长期以来在实务机构中得到了很好的发展，而理论教学层面的发展和实务层面相比就不那么充分。因此，不能说我国本土医务社会工作的理论研究者或教育者完全无法对实务界提供有效的督导，但是理论研究者和教育者普遍缺乏实务经验，尤其是缺乏实战经验确是一个不争的事实。正因如此，本土医务社会工作领域，常常出现教育界和研究者纷纷向实务机构寻求实践机会的情况，以积累必要的实践体会与心得。而医务社会工作实务界也常常用自身的丰富临床经验向教育界和学界进行反哺，提升教育和研究的生动性和现实价值基础。我国的高校社会工作专业和一线医疗机构之间正逐步形成良好的合作和互动关系。医疗机构的社会工作部普遍聘请了高校社会工作系教师作为部门的学术督导，从理论层面上为基层医院社会工作部工作的开展提供一定的理论基础，如病友小组的理论框架选择、个案工作介入的技术选择等；也从医院社会工作部的日常性服务中赋予一定的理论解释，提升服务的专业化内涵，如公益项目的社会工作定义、志愿者服务与医务社会工作联动发展模式等。这一过程使得很多医院社会工作部的一些日常工作能在必要的理论轨道上实施，不偏离社会工作的理论框架，也使得基层社会工作部的一些日常工作获得重新定义，使某些看似不具专业内涵的工作成为专业性服务的一部分。与此同时，一些高校社会工作专业的医务社会工作课程也聘请了实务界的资深医务社会工作者担任授课讲师和实务督导，课程结合医务社会工作的理论重点，介绍基层医务社

在医务社会工作领域中，理论与实践的关系既是一个十分迫切的问题，又是一个非常复杂的议题。即便如此，在社会工作领域出现的一些卓有成效的实务模式，如"经验学习模式""行动研究模式"等，都可以为探索本土化的医务社会工作督导机制和专业模式提供重要借鉴。

会工作实际服务的开展，如临床上患者所关注的议题是什么、医护人员对于医务社会工作者的期待等。这既是对书本上知识体系的扩充，也提升了纯理论体系的实践应用操作性，使课堂的知识点变得通俗易懂，并且为学生们进入实务机构做了必要的铺垫。实务界的资深医务社会工作者也从技术方法的运用角度，带领学生们进行实操训练，如同理、自我表露、对质等基础技术的应用，理性情绪疗法和行为疗法的应用等，弥补课堂上专业实践的不足。可以预见，经过一段时间的优势互补后，我国的医务社会工作不仅在实务层面会得到长足的进步，基层的医务社会工作者实践能力得到大大提升，创新性实务品牌层出不穷，而且医务社会工作领域教学和理论研究也必将突飞猛进，取得实践和理论价值兼具的成果，从而推动本土医务社会工作领域学术和实践双向突破。

因此，结合我国医务社会工作的发展过程和实际情况，完全可以构建一种从理论指导实践开始，再从实践去营养反哺理论的"理论—实践—理论"双向督导模式。在条件成熟的前提下，从实务机构中选拔培养一批具有丰富临床经验的医务社会工作者，建立一支实务督导人才队伍，走进课堂，着重对常用的实务方法与技巧、伦理困境的成因及化解等相关议题进行探讨，不仅可以弥补课堂教学中的不足，与理论教学形成各有侧重的教学模式，更可以以实务为导向，引导教学方向的发展，形成教学相长、彼此促进的共赢局面。

（六）尝试符合时代发展要求的新型督导形式

2020 年上半年一场突如其来的新型冠状肺炎疫情给我国的医务社会工作服务和督导提出了新的挑战，也带来了新的思考。在过去三年的实践过程中，一线的督导组反复帮助医务社会服务队厘清基层民众所遇到的问题和现实需求，如对于疾病的认知需求、对于健康的认知需求、对于家庭支持的需求、对于丧亲的哀伤辅导需求等，并进行逐一分类，哪些是社会工作专业范围有能力提供服务去解决的，哪些是可以通过资源链接或转介来解决的，哪些是暂时无法解决，但可以通过政策倡导向有关部门提出建议诉求的。通过督导，很多长期困惑医务社会工作者的问题找到了答案，例如，原先一下子冒出来的众多线上服务并没有很好地甄别服务对象的真正需求，以至于很多线上服务流于形式，或是服务不久就中断了，或是医务社会工作者积极性很高，服务对象接受服务意愿冷淡。同时，针对线上督导的障碍，很多地区的督导团队尝试通过基础技巧的运用来提升督导的效果，如语气和语调的掌控，同理与正强化等技巧的多次重复使用等，使被督导者能感受到来自督导者的心理感应。不仅如此，很多地区的医务社会工作服务团队还普遍建立了督导小组的日常运作机制，使被督导者能感觉在一个规范的、有效的制度框架内接受专业督导，从而避免了因接触不到而产生的随意感，从制度层面提升了整体督导效果。

结合上述，在紧急事件发生后，如何评估服务的需求，甚至在无法到达现场而进行远程评估的情况下，督导如何跟进？也就是在没有接触到实际服务对象时，仅凭宏观背景能否得到确切的需求评估，督导者怎样很好地解决这一困境，帮助被督导者厘清现实需求？由此衍生出来，因为无法达到现场，当线上服务成为某一阶段的主要形式时，督导如何在线上有效进行，并确保线上督导的合理性？线下督导时，社会工作者可以和被督导者面对面交谈，而交谈过程中有很多有助于与被督导者拉近距离的优势，如专业的工作场所、得体的服装、亲切的打扮和丰富的肢体语言等。但在线上，上述这些优势就没有了，随之而来的就是专业督导者能否通过几分钟或十几分钟的线上交流，仅凭娴熟的沟通交流技巧切中要害，捕获到被督导者的心。只有尽可能在短时间内与其建立督导和被督导的专业关系，双方才有可能进入下一阶段的具体督导程序，进而完成整个督导过程，这些都是时代发展给督导带来的新课题。

随着时代的发展，包括医务社会工作在内的整个社会工作也正在顺应潮流的变迁，从服务形式、服务内容上发生着深刻的改变。从国际和国内情况看，社会紧急事件的干预成为未来社会工作专业不可回避的一个挑战，尤其是医务社会工作在其中扮演着关键的专业角色，在此类事件中成为重要的力量。

本章小结

　　医务社会工作本质上源于西方，其在工作理念、方法技术、服务形式和服务途径上难免留有浓重的西方社会特质，因其与中国本土的环境不相一致，从而形成各种冲突，使医务社会工作的发展受到挑战。医务社会工作实务是保证医务社会工作过程规范化、专业化和职业化的关键因素，也是促进医务社会工作者个人不断获得专业素养、持续发展的关键因素，对于整个医务社会工作专业而言尤为重要。在具体实践中，必须充分认识到这些存在的或是可以预见的可能的挑战，并运用科学、合理的策略加以缓解。基于以上诉求，本章讨论了医务社会工作督导的本土化过程，包括督导本土化过程中的价值取向，如督导过程中的实操练习导向和督导过程中的场域适应导向等问题；也阐述了督导本土化过程中的方法技巧，如如何化解非典型场域症候群、如何化解负面环境对于个体视觉心理所造成的冲击等。针对医务社会工作实务操作层面的关系与互动，本章也围绕督导本土化过程中的伦理实践和督导本土化过程中的互动合作展开讨论，以期化解实践过程中的操作难点，使得医务社会工作实务过程中的督导环节能真正符合本土特点，并切实解决各种实务困扰和难点，成为医务社会工作实践中的重要组成部分。

　　医务社会工作必须保持与时俱进的发展态势，主动迎合我国社会工作高质量发展的宏观背景，不断满足我国卫生与健康事业改革发展要求，其督导工作也不例外。着眼未来，必须在构筑层次合理的阶梯式复合型督导模式、建立符合本土文化特点的实务督导框架、凸显多学科团队合作中专业的引领作用、形成跨亚专业多元化督导人才培养体系、建立"理论—实践—理论"双向督导机制和尝试符合时代发展要求的新型督导形式等不同维度上力争突破，形成高效、有力、可持续发展的本土医务社会工作督导新模式，为培养我国医务社会工作高质量、复合型人才队伍打下坚实的基础。

思考题

1. 医务社会工作督导过程中的实操练习导向的具体特质有哪些?

2. 如何督导低年资医务社会工作者化解环境视觉心理冲击?

3. 我国医务社会工作实务层面的伦理实践特点有哪些?

4. 为什么互动合作是本土医务社会工作督导中的重点?

5. 未来的医务社会工作督导发展特点包括哪些?

推荐阅读

陈锦棠:《社会工作督导:经验学习向导》,华东理工大学出版社 2018 年版。

李晓凤:《社会工作督导:理论与实务及本土经验反思》,中国社会出版社 2016 年版。

顾东辉:《社会工作概论》(第二版),复旦大学出版社 2020 年版。

王思斌:《社会工作本土化之路》,北京大学出版社 2010 年版。

郑立羽:《功能视角下的医务社会工作实习联合督导时间》,《福建医科大学学报(社会科学版)》2019 年第 4 期。

徐荣:《日本医务社会工作实习教育对我国的启示》,《社会福利》2018 年第 2 期。

王丽、王志中:《医务社会工作实习督导之困境及其模式创新研究》,《医学与法学》2016 年第 4 期。

Geok Ling Lee, Soon Noi Goh, *Medical Social Work In Singapore: Context And Practice World*, Singapore: Scientific Publishing Company,

2020.

Lister H. Lawrence, Shore A. David, *Human Sexuality in Medical Social Work*, New York: Taylor and Francis, 2012.

主要参考文献

张一奇：《中国文化与医务社会工作实务策略》，《中国医务社会工作》2019 年第 7 期。

孟馥、张一奇：《浅析医务社会工作职前及在职教育中的缺项》，《福建医科大学学报（社科版）》2013 年第 6 期。

石利华、吴燕：《医务社会工作专业实习督导问题与对策》，《卫生职业教育》2020 年第 6 期。

席婷婷、齐少杰：《医务社会工作的基本意涵、角色定位与实务体系》，《中国卫生事业管理》2020 年第 5 期。

黄艳、郑立羽：《功能视角下的医务社会工作实习联合督导实践》，《福建医科大学学报（社会科学版)》2019 年第 4 期。

石礼华、吴燕：《医务社会工作专业实习督导问题与对策》，《卫生职业教育》2020 年第 4 期。

杨慧、杨森：《制度化与非制度化：我国社会工作督导模式的比较研究》，《中央民族大学学报（哲学社会科学版)》2019 年第 3 期。

赵晴：《社会工作督导行政功能研究——Z 市 X 机构和 H 机构督导实践分析》，《黑龙江人力资源和社会保障》2022 年第 5 期。

后　记

　　习近平总书记在二十大报告中指出："要建立健全卫生服务体系，提高民众的获得感、幸福感和安全感。"这是我们进一步实现医务社会工作专业发展的力量源泉和最大动力。当前，在二十大报告具体精神指引下，广大同道在国家《关于加快公立医院高质量发展》要求和建设"健康中国"的国家战略大背景下，努力积极推动我国医务社会工作实现高质量发展。聚焦时代发展的热点，把握专业发展的方向，"医务社会工作分系"丛书之《医务社会工作督导》正是在这样的形势下编撰出版，以期贡献编写者们的浅薄经验，回应读者之需要。

　　本书的编写是一个探索—认识—再探索—再认识的过程。根据"医务社会工作分系"丛书的编写出版要求，也为了将最近几年我国医务社会工作督导领域出现的最新督导态势和宝贵督导经验尽可能地纳入本书框架，在编写过程中对本书的结构进行了若干次较为重大的版块划分和内容调整，尽量做到合理、全面、专业并重，努力将国内医务社会工作督导发展的最新成果体现出来，使本书在出版后的若干年内能保持一定的前瞻性和引领性，力图为医务社会工作督导领域，尤其是服务一线的实务督导提供理论与实践相结合的、具有可操作性的感性理念思维与方法技巧。

　　本书的主编由范明林教授（上海大学）与张一奇主任（复旦大学附属徐汇医院）担任，副主编由付芳副教授（复旦大学）与阎玮婷主任（上海市第六人民医院）担任。承担各章编写任务的是（以章为序）：阎玮婷（上海市第六人民医院）编写第一章；付芳（复旦大学）编写第二章；程明明（上海大学）、庄洁（香港理工大学）、张灵慧（复旦大学附属儿科医院）编写第三章；范明林（上海大学）编写第四章；陈玉婷、张侃、曹庆、陈京之（上海市儿童医学中心）编写第五章；薛莉莉（上海市精神卫生中心）编写第六章；孙振军、梁爽、胡蕙、朱慧敏（上海市第九人民医院）编写第七章；张一奇（复旦大学附属徐汇医院）编写第八章。由范明林、张一奇、付芳、阎玮婷完成最后统稿。

在此过程中，复旦大学社会工作系顾东辉教授、上海儿童医学中心党委季庆英书记、复旦大学出版社宋启立和黄丹老师等对本书的编写给予了极大的关注和有力指导。国内广大医务社会工作界的同道也给予本书的编写以莫大的帮助，尤其是他们的鲜活经验，是本书能得以面世的最大贡献，在此一并表示诚挚的谢意！也敬请广大同道在阅读过程中斧正！

2023 年 2 月 8 日

图书在版编目(CIP)数据

医务社会工作督导/范明林,张一奇主编;付芳,阎玮婷副主编.—上海:复旦大学出版社,
2023.9
(博学.社会工作系列.医务社会工作分系)
ISBN 978-7-309-16618-7

Ⅰ.①医… Ⅱ.①范… ②张… ③付… ④阎… Ⅲ.①医疗卫生服务-社会工作-手册 Ⅳ.①
R197.1-62

中国版本图书馆 CIP 数据核字(2022)第 213680 号

医务社会工作督导
范明林 张一奇 主 编
付 芳 阎玮婷 副主编
责任编辑/黄 丹

复旦大学出版社有限公司出版发行
上海市国权路 579 号 邮编:200433
网址:fupnet@ fudanpress.com http://www.fudanpress.com
门市零售:86-21-65102580 团体订购:86-21-65104505
出版部电话:86-21-65642845
上海四维数字图文有限公司

开本 787×960 1/16 印张 18 字数 328 千
2023 年 9 月第 1 版
2023 年 9 月第 1 版第 1 次印刷

ISBN 978-7-309-16618-7/R · 2015
定价:52.00 元

如有印装质量问题,请向复旦大学出版社有限公司出版部调换。
版权所有 侵权必究